U0388025

Emergency Manual

急症速查手册

写给急诊医生的一本口袋书

（第2版）

主编 刘新民 黄带发 王祖禄 陈会生 刘艳霞 荆全民

辽宁科学技术出版社
LIAONING SCIENCE AND TECHNOLOGY PUBLISHING HOUSE

·沈阳·

图书在版编目（CIP）数据

急症速查手册 / 刘新民等主编. — 2版. — 沈阳：
辽宁科学技术出版社，2019.5
ISBN 978-7-5591-1072-5

Ⅰ.①急…　Ⅱ.①刘…　Ⅲ.①急性病—诊疗—手册
Ⅳ.①R459.7-62

中国版本图书馆CIP数据核字（2019）第027419号

出版发行：辽宁科学技术出版社
　　　　（地址：沈阳市和平区十一纬路25号 邮编：110003）
印　刷　者：辽宁新华印务有限公司
经　销　者：各地新华书店
幅面尺寸：115 mm × 203 mm
印　　张：13.75
字　　数：500千字
出版时间：2016年7月第1版
　　　　　2019年5月第2版
印刷时间：2019年5月第4次印刷
责任编辑：凌　敏　吴兰兰
封面设计：魔杰设计
版式设计：袁　舒
责任校对：栗　勇

书　　号：ISBN 978-7-5591-1072-5
定　　价：49.80元

联系电话：024-23284372，024-23284363
邮购热线：024-23284502
E-mail：lingmin19@163.com
http://www.lnkj.com.cn

编委会

前言

"急救欲普及，图书应先行。"近年来急症医学防治措施迅速发展，对各脏器并发症的认识也不断提高。但老年人群或青壮年心脑血管和呼吸系统疾病突发"猝死"的情况，不论在家中、单位、途中或娱乐场所，都屡有发生。教训多多，防不胜防。这是当今基层医护人员和广大群众最关切的问题。相关的急症丛书和文献报导内容极为丰富，水平颇高，但从多年实践经验得知，携带、阅读方便的"小型急症手册"，更能满足基层中青年医生和广大人民群众的需要。2016年《急症速查手册》曾出过第1版，很受读者欢迎，目前已脱销。应辽宁科学技术出版社之邀，我们组织有经验的临床一线主任级医生及相关人士，编写了第2版《急症速查手册》，与第1版相比，在同样具有科学性、先进性的基础上更加注重实用性。其中又增加了心肺复苏和急危心电图病例等相关内容，对辨别"猝死"征兆、临床急症的诊断和处置会有所帮助。但限于我们水平有限，书中如有不当之处，敬请广大读者指正。

刘新民

2019年5月6日

目 录

目
录

第一章

一般急症

第1节　发热

发热是机体在内、外致热原的作用下或由其他各种原因导致的体温调节中枢功能障碍，体温超出正常范围，一般大于37.3℃，但需排除一些生理性因素。发热本身是症状，而不是一种独立的疾病。

【诊断要点】

（1）热度：低热，37.3～38℃；中等度热，38.1～39℃；高热，39.1～41℃；超高热，41℃以上。热度的高低反映了机体防御的应激能力，临床上并不能以热度来衡量疾病的轻重。

（2）热程：急性发热。病程在2周以内，以感染性疾病最为常见，其中病毒是最主要的病原体，还包括支原体、衣原体、立克次体、螺旋体、细菌、真菌等。长期发热：体温升高持续2～3周以上。包括病因明确的慢性发热和长期不明原因的发热，不明原因的发热中以感染、肿瘤、结缔组织疾病炎症较多见。

（3）发热的病因：多数是感染引起的，85%的患者通过仔细询问病史以及仔细查体即可明确诊断。年轻、既往健康的患者多为局部细菌感染或全身病毒感染，预后较好。老年伴有基础疾病的患者多提示存在严重疾病，感染者的临床症状、体征多不典型，一些细微的改变可能就是重症感染的唯一临床表现，要注意体重变化及虚弱表现。

（4）病史：反复追溯病史至关重要。特别注意既往发热病史、合并症情况、用药史、外科手术史、肿瘤化疗史、输血史、接触史、职业史、业余爱好史及旅游史，注意结合流行病发病季节综合评判。

（5）发热患者的辅助检查：实验室检查应根据具体病例有选择、有目的地进行，必要时应反复送检以提高阳性率，还应结合临床表现分析。血常规、尿常规、便常规、肝肾功能、红细胞沉降率；血、尿的细菌培养以及胸部X线片、腹部B超等检查简单易行，可作为常规检查。如特异性的血清学检查、肿瘤抗原、自身抗体等风湿病指标、CT及MRI、放射性核素、PET/CT、活组织检查等可视病情需要进行。对不明原因发热，一般可依靠非创伤性检查诊断，而更多的患者往往需要一次或多次活组织检查才能明确诊断。当发热患者缺少特异性临床症状及体征时，应做全面的实验室检查，以明确病因。

（6）发热的感染性病因：多见脑膜炎、扁桃体炎、中耳炎、流行性感冒、肺炎、心内膜炎、胆囊炎、胰腺炎、肠道感染、阑尾炎、肾盂肾炎、膀胱炎、蜂窝织炎等；非感染性病因多见于风湿免疫、内分泌疾病、中枢神经系统、溶血、恶性肿瘤、过敏、酒精性肝硬化、其他不明原因发热、药物热、痛风、深静脉血栓形成、手术热等。

【急救措施】

对发热待查患者，如诊断明确，可针对病因进行治疗。但如病因未明时，合理的处理十分重要，尤其应注意以下问题：

（1）退热剂的应用：目前没有对于体温高于正常多少开始退热治疗的建议，因为39℃以下发热与死亡并无显著相关性。体温持续高于41℃的高热会损伤中枢神经系统，需要立即降温治疗，包括物理降温：冰袋、酒精擦浴、冰水浴等，给予非甾体抗炎药物：阿司匹林、对乙酰氨基酚等，4~6h 1次，建议按时给药而不是等待体温升高后再给药。但对于高热中暑、手术后高热、高热谵妄、婴幼儿高热等应采取紧急降温措施。退热剂降温应谨慎，体温骤然下降伴大量出汗时，可导致虚脱或休克。老年人和体弱者尤其应注意。

（2）糖皮质激素的应用：糖皮质激素对包括感染、结缔组织血管性疾病、肿瘤等大多数病因引起的发热都具有良好的退热作用。由于疗效显著，在发热患者中存在滥用激素的现象。激素的滥用不仅改变了原有的热型和临床表现，亦使临床诊断困难，长期应用还将加重原有的感染性疾病或诱发二重感染等并发症。因此，一般情况下我们不主张在病因未明的发热患者中应用激素。

（3）抗菌药物的使用：对急性高热病患者，疑为感染性发热且病情严重时，可在必要的实验室检查和各种培养标本采取后，根据初步临床诊断予以经验性的抗菌治疗，区别院内感染/院外感染、地区细菌流行病学情况选择抗生素。重症患者优选广谱抗生素。局限性细菌感染的患者常选择口服抗生素治疗；老年患者合并慢性基础疾病如糖尿病、慢性阻塞性肺疾病等出现不明原因发热时，建议住院治疗；对于危及生命的发热患者应该尽早确定感染原因，尽快行血、尿细菌培养，腰穿等检查，选用广谱抗生素治疗；体内存在异物如深静脉置管等，应该尽早去除，生命体征不稳定患者及早进入监护病房。

（4）患者如果出现神志改变、呼吸窘迫、血流动力学不稳定等表现时，必须快速、果断处理，立即给予监护、建立静脉通路、补液和氧疗，必要时予以呼吸支持等治疗。

（5）对于诊断性治疗：当病因一时难以明确时，可在不影响进一步检查的情况下，按可能性较大的病因进行诊断性治疗。如结核病、阿米巴性肝脓肿等疾病，明确诊断困难时，可以采用诊断性治疗，但对疑似结核患者进行诊断性治疗时观察时间应足够长，一般以3~4周以上为宜。

（邱瑜 黄带发 王宏 贾春志）

第2节 输液反应

输液反应（infusion reaction）是输液所引起的不良反应的总称，包括药物过敏反应、热原反应、菌污染反应。药物过敏反应（allergic reactions to drugs）是指机体再次接触某一药物相同抗原或半抗原时，发生的一种以机体生理功能紊乱或组织损伤为主的特异性免疫应答。热原反应（pyrogen reaction）是指由致热原引起的反应。菌污染反应（bacteria pollution response）是由于液体或输液器具被细菌污染引起的不良反应。

输液反应是由热原反应引起的，轻者有发冷、寒战、发热、出汗，体温常在38.5℃左右，停止输液后数小时体温恢复正常。严重者体温可达40~42℃，头痛、恶心、呕吐、意识不清、昏迷、低血压休克，有的出现多脏器损害、弥散性血管内凝血、循环呼吸衰竭而死亡。严重输液反应多数非死即残，预后很差，脑损坏致残成痴呆或植物人。临床中应重在防范；一旦发生，判断要准确，处置要果断。

【诊断要点】

在输液后15min至1h内，发生冷感、寒战，发热38℃以上，于停止输液后数小时内体温恢复正常，可伴有恶心、呕吐、头痛、腰部及四肢关节痛、皮肤苍白、湿冷、血压降低、休克甚至死亡。

【急救措施】

（1）发生输液反应，应立即停止输液，并查找原因，必须保留好静脉通道，不要拔掉静脉针头，以备抢救用药，以免错过抢救时机。

（2）更换新的输液器管道及与原液体性质不同的液体，葡萄糖水则换成生理盐水，可暂不加药，待病情稳定后再加药。

（3）五联用药：①高流量吸氧；②静脉注射地塞米松10~15mg［小儿0.5~1mg/（kg·次）］或氢化可的松100mg［小儿5~10mg/（kg·次）］；③肌肉注射或静脉注射苯海拉明20~40mg［小儿0.5~1mg/（kg·次）］；④肌肉注射复方氨基比林2mL［小儿0.1mL/（kg·次）］或口服布洛芬悬液；⑤如

末梢发凉或皮色苍白可肌肉注射或静脉注射654-2 5mg〔小儿0.1~0.5mg/（kg·次）〕。一般在用药30min后汗出热退而平稳下来。

（4）严重输液反应抢救措施：

① 若患者出现寒战、高热、唇紫发绀、大汗淋漓、四肢厥冷、呼吸困难等过敏性休克症状，应立即肌注肾上腺素。若病情未缓解，则每隔15~30min反复用药；同时静滴地塞米松10~20mg，1~3h后重复滴注。

② 补充胶体及晶体液，快速滴注，并在充分扩容的基础上，将间羟胺50~100mg加入5%葡萄糖注射液中静滴，必要时可与多巴胺合用。

③ 对气管持续痉挛并出现呼吸困难者，滴注氨茶碱，喷雾吸入布地奈德或0.5%沙丁胺醇并配合吸氧。喉头水肿致呼吸道梗阻时应紧急行气管切开。

④ 循环负荷过重应注意静注或滴注的速度不宜过快，患者端坐两腿下垂，加压给氧。必要时给予氨茶碱5mg/kg缓慢静滴或呋塞米（速尿）1mg/kg缓慢静注，毛花苷C（西地兰）等强心治疗，甘露醇治疗脑水肿等。

（邱瑜　黄带发　王宏　杨槐松）

第3节　输血反应

输血是临床抢救和治疗出血或贫血患者最有效的方法之一，输血安全和有效是现代临床输血的最终目的。输血反应是指任何与输血相关的不良反应，可在输血时或输血后发生。输血反应可分为急性（24h内发生）与迟发性（24h后发生）两大类，此两大类又可各自分为免疫性和非免疫性两种。

一、发热性输血反应

【诊断要点】

发热多发生在输血的终末或在输血开始后的15~60min。表现为突然发热、寒战、恶心、呕吐，血压多无变化，30min~2h缓解，6~8h体温恢复正常。输血过程中，体温升高1℃以上，伴有发热症状；有多次输血或多次妊娠史，既往有输血反应史或受、供血者血中查到粒细胞、血小板抗体。

【急救措施】

立即停止输血，保暖、解热、镇静。密切观察病情变化，注意体温、血压，高热者可以物理降温。

二、 过敏性输血反应

【诊断要点】

轻度过敏反应：全身皮肤瘙痒、荨麻疹、红斑、血管神经性水肿。重度过敏反应：支气管痉挛、喉头黏膜水肿、呼吸困难、发绀，严重时出现过敏性休克。

【急救措施】

出现反应，应停止输血。重度过敏反应要立即停止输血，给予肾上腺素0.5～1.0mg皮下注射，有喉头水肿时应该切开气管，有休克时抗休克治疗。有过敏反应史的受血者，应在输血前预防性使用抗组胺药，选用洗涤红细胞输注。

三、 溶血性输血反应

【诊断要点】

（1）急性溶血性输血反应（AHTRs）：输血后立即发生或输血后24h内发生，危险性大、病死率高，是临床应注意的重点，是临床最严重的输血反应，多为血管内溶血，但抗体效价较高时也可合并血管外溶血。

（2）迟发性输血反应：对先前存在致敏的抗原，产生回忆应答反应的结果，通常于输血后24 h~1周发生，以血管外溶血为主。

（3）TRALI（输血相关的急性肺损伤）。

【急救措施】

急性溶血性输血反应：应立即停止输血，更换输液器，保持静脉通道，严密观察生命体征和水电解质、肝肾功能和DIC的实验室检查结果。抢救重点在于抗休克，保持肾血流量，防止肾衰竭。可适当补液维持血容量，使用氢化可的松、多巴胺、间羟胺等血管活性药，以治疗低血压及改善肾脏灌注。纠正血容量后适当用20%甘露醇、呋塞米或依他尼酸促进利尿，保持尿量在100mL/h。严重的氮质血症、高血钾等应按急性肾衰竭处理。DIC时可用肝素治疗。

迟发性溶血性输血反应：最常见的临床表现为输血后血红蛋白下降，并由此而诊断。其他临床表现有发热、黄疸，比AHTRs轻得多，偶见血红蛋白血症及血红蛋白尿、肾衰竭、DIC。DHTRs大多无须治疗。为预防DHTRs，不能使用配血时有弱凝或有冷凝集发生的血制品。DHTRs患者如需输血要用抗原阴性的红细胞或输血前用血浆置换去除同种抗体。

四、输血相关性移植物抗宿主病（TA GVHD）

输血相关性移植物抗宿主病是输血最严重的不良反应之一。接受含有免疫活性的淋巴细胞的血液，如果不能防止这些免疫活性的淋巴细胞被激活，就会引起本病，起病急骤，用肾上腺皮质激素或免疫抑制剂无效，病死率高达84%~90%。

【诊断要点】

在输注后的4~30d内发病，为全身性疾病，靶器官主要为皮肤、骨髓细胞、肠和肝。首先在面部、手心、足心出现皮肤红斑、丘疹，然后波及全身，发热，严重者有剥脱性皮炎。恶心、腹泻、肝区疼痛、肝功能异常、全血细胞减少，大多数患者在发病后15d内死于感染。相关检查：皮肤、黏膜活检；染色体检查；白细胞相关抗原（HLA）定型或核糖核酸（DNA）多态性检测。

【急救措施】

（1）治疗：大剂量甲基泼尼松龙、环孢素、甲氨蝶呤、FK506。

（2）预防：TA GVHD几乎是致命性的，临床治疗效果极差，预防显得特别重要。目前我国部分中心血站的血液和血液成分经γ射线照射处理选择性地灭活了血液中有免疫活性的淋巴细胞，这是预防TA GVHD唯一有效并可靠的方法。当然有部分中心血站为滤膜过滤的去白细胞血液，也还有一些未灭活和过滤的血液，故要引起高度重视。

五、输血相关性急性肺损伤（TRALI）

TRALI指输血中或输血后6h内新出现的急性肺损伤，是目前输血相关疾病发病和死亡的首要原因。

【诊断要点】

临床表现类似急性呼吸窘迫综合征，表现为输血后突然发生呼吸困难，泡沫痰，严重肺水肿，心慌，可伴发热。体征包括：发绀，心动过速，呼吸急促，低血压（偶见高血压），肺部听诊可闻及弥漫性啰音。但患者没有颈静脉扩张或奔马律的循环负荷过重表现，胸部X射线检查示双肺弥漫性水肿征象，严重低氧血症。

【急救措施】

治疗以支持为主，立即停止输血，给氧，必要时行气管插管、机械通气，如果低血压持续性存在，可给予升压药物，肾上腺皮质激素可能有效，不必利尿。如能及时诊断与有效治疗，24~96 h内临床症状和病理生理学改变都将明显改善，肺功能完全恢复。

（王　宏　王蓓蓓）

第4节　感染性休克

全身炎性反应综合征（SIRS）是机体对不同严重程度的损伤所产生的全身性炎性反应。这些损伤可以是感染，也可以是非感染性损伤，如严重创伤、烧伤、胰腺炎等。严重感染是指全身性感染伴有器官功能不全、组织灌注不良或低血压。感染性休克是严重感染的一种特殊类型。

【诊断要点】

（1）生命体征异常：中心体温显著升高（＞38.3℃）或降低（＜36℃），且呈持续状态。心率增快＞90次/min，且与体温变化呈正相关。出现体温升高而心率不增加或呈下降趋势（即体温、心率分离）提示感染较重，预后较差；呼吸频率加快＞30次/min导致呼吸性碱中毒，是感染性休克的早期表现。这些代偿性变化的持续时间较为短暂，是处理感染性休克的"黄金时间"，往往被忽视而发展为感染性休克。

（2）感染相关征象：包括白细胞增多（＞12×10^9/L）、减少（＜4×10^9/L）或计数正常，但不成熟白细胞＞10%；c-反应蛋白＞正常人2倍的标准差，降钙素原＞正常人2倍的标准差。糖尿病患者在发生严重感染前首先出现血糖的迅速升高，随后才可见体温、白细胞等变化。非糖尿病患者应激性高血糖与体温等指标的变化基本平行。严重感染可导致淡漠、嗜睡或烦躁不安，严重的呼吸性碱中毒和低磷血症预示感染性休克的存在或即将发生。免疫力严重低下的患者可不出现SIRS症状而直接表现为休克。

（3）器官功能障碍：肺部感染及其他部位感染引起的脓毒血症是引起肺损伤的重要因素；感染导致急性肾功能不全或衰竭往往表明感染未得到控制，急性肾衰竭一旦发生，预后极差；内皮细胞一旦损伤后即可启动凝血功能，随着感染的加重，凝血功能多由高凝状态转为纤溶亢进，甚至有发生DIC的可能；任何部位感染引起的脓毒血症均能引起腹腔内压力升高，甚至发生腹腔间室综合征。肝功能异常，前白蛋白显著降低是肝功能异常最早的表现，次之是高胆红素血症，但需要排除病毒性肝炎和外科性黄疸。如果伴有血清转氨酶水平显著升高，表明感染在持续加重。

【急救措施】

1. 开始复苏

（1）发现低血压或乳酸性酸中毒即刻开始复苏。复苏的前6h要达到以下目标：CVP：8～12mmHg（1mmHg=133.322Pa）；MAP≥65mmHg；尿量≥0.5mL/（kg·h）；SvO_2≥70%。

（2）如果CVP已经达到8～12mmHg而SvO_2没有达到70%，则可以输血，使血细胞比容≥30%，同时或单独给予多巴酚丁胺，最大剂量可以到20μg/（kg·min）。

2. 抗生素治疗

（1）在脓毒血症被诊断并留取标本后，在1h内开始静脉内的抗生素治疗。

（2）开始经验型治疗应尽可能使用广谱抗生素，这些药物能够覆盖所有可能病原体，并具有一定的穿透力而在感染部位中达到足够的药物浓度。

（3）抗菌治疗48～72h后根据细菌学和临床资料对其有效性进行再评估。一旦病原学诊断明确，根据药敏结果更换为敏感抗生素或进行降阶梯治疗选择窄谱抗生素，以减少机体发生超级耐药菌感染的机会。

（4）证明休克是由非感染因素所致时应及时停用抗生素。

3. 感染源的控制

（1）对每个脓毒血症患者进行感染病灶的评估，给予引流、清除或移除处理。

（2）选择控制感染方法时要权衡利弊，采用对生理干扰最小的方法。

（3）对于腹腔脓肿、胃肠道穿孔、肠缺血等形成的感染灶，复苏开始后要尽早处理。

（4）如果血管通路是潜在的感染源，建立另一通路后即刻停止使用此通路。

4. 液体治疗

（1）复苏液体可用天然或人工的胶体或晶体。

（2）在可疑的低容量血症患者给予补液试验，30min以内至少输入晶体液1000mL或胶体300～500mL，视患者的反应和耐受性反复使用。

5. 血管加压剂

（1）恰当补液试验仍不能使血压和器官灌注得到恢复，给予血管加压剂治疗。面临威胁生命的低血压，允许低容量未被完全纠正而暂时使用血管活性药。

（2）去甲肾上腺素和多巴胺是脓毒性休克首选的血管活性药。

（3）接受足够液体复苏和大剂量常用的血管活性药后，仍不能提升血压的顽固性休克，考虑使用血管加压素。

6. 正性肌力药物治疗

接受了足够液体复苏而心排出量仍低的患者可以使用多巴酚丁胺，同时合并低血压则联合使用血管活性药。

7. 激素

（1）对已接受了足够液体复苏，但仍需要用升压药维持血压的脓毒性休克，推荐静脉激素治疗。

（2）无休克不推荐用激素治疗脓毒血症。对有使用激素或内分泌治疗史的患者，继续维持激素治疗或给予应激剂量的激素。

8. 输血指征

（1）当血红蛋白<60g/L，特别是急性失血时须输入红细胞。

（2）血小板计数<50×10^9/L是输血小板的绝对指征。

（3）危重病患者PT超过正常值1.5倍或INR>2.0，或APTT超过正常值2倍可输注新鲜冰冻血浆。纤维蛋白原<0.8~1.0g/L时，可输注冷沉淀。

9. 机械通气

感染性休克患者常伴发急性肺损伤(ARL)/急性呼吸窘迫综合征(ARDS)。这类患者需要气道插管和机械通气以纠正顽固性低氧血症。

10. 控制血糖

（1）当血糖>250mg/L，需给予胰岛素治疗控制血糖。

（2）目前血糖水平建议控制在中等程度目标值7.8~11.1mmol/L（140~200mg/dL）之间。而早期推荐的强化胰岛素治疗把血糖目标值严格控制在4.4~6.1mmol/L，更容易引起医源性低血糖发生，增加死亡率。血糖控制在7.8~11.1mmol/L（140~200mg/dL），与严格的血糖控制相比，降低了严重低血糖的风险和死亡率，减小了血糖波动，改善了ICU患者的预后。

11. 肾替代治疗（CRRT）

CRRT治疗最大的特点是保持血流动力学稳定，治疗中可以维持稳定的平均动脉压、脑灌注压和肾灌注压。对于感染性休克并发的急性肾功能衰竭的患者，最适宜采用CRRT。

12. 碳酸氢盐治疗

低灌注导致的乳酸性酸中毒，如果pH≥7.15不推荐把碳酸氢盐用于改善血流动力学或减少升压药用量的治疗。

13. 预防深静脉血栓

脓毒血症患者应该用普通肝素或低分子肝素预防深静脉血栓。

14.营养支持

（1）血流动力学尚未稳定或存在严重的代谢性酸中毒阶段，不是开始营养支持的安全时机。

（2）一旦重症患者胃肠道可以安全使用时，肠内营养支持应尽早开始。

（3）早期重症患者可达到目标喂养量104.6kJ/（kg·d）（1kcal=1kJ/4.182）。严重脓毒症与感染性休克患者，应密切监测器官功能与营养素的代谢状态，非蛋白质热量：氮可降低至（334.7~543.9）kJ：1g。

（王宏　黄带发　李楠　邱瑜）

第二章

神经系统急症

第1节　昏迷

昏迷是指各种原因导致的脑功能严重抑制的状态，高级神经功能丧失，对内、外环境刺激的反应有不同程度的受损，给予强烈疼痛刺激也不能使患者觉醒，是最严重的意识障碍，也是脑衰竭的主要表现之一。临床上通常将昏迷分为4个阶段：浅昏迷、中昏迷、深昏迷、脑死亡。

【诊断要点】

根据觉醒状态、意识内容以及躯体运动丧失的演变和脑功能受损的程度与广度不同，通常将昏迷分为4个阶段：

（1）浅昏迷：意识完全丧失，仍有较少的无意识自发动作；对周围事物及声、光等刺激全无反应，对强烈疼痛刺激可有回避动作及痛苦表情，但不能觉醒；脑干的反射如吞咽反射、咳嗽反射、角膜反射及瞳孔对光反射仍然存在，眼脑反射亦可存在；生命体征无明显改变。

（2）中昏迷：对外界的正常刺激均无反应，自发动作很少；对强刺激的防御反射、角膜反射和瞳孔对光反射减弱，呼吸节律紊乱，可见周期性呼吸及中枢神经性过度换气，大小便潴留或失禁。

（3）深昏迷：对外界任何刺激均无反应，全身肌肉松弛，无任何自主运动；眼球固定，瞳孔散大，各种反射消失，大小便失禁；生命体征明显改变，呼吸不规则，血压或有下降；脑电图广泛慢波。

（4）脑死亡：表现为无反应性深度昏迷，自主呼吸停止，瞳孔散大固定，脑干反射消失，并伴有体温、血压下降，脑电图直线，脑干听觉诱发电位消失，经颅多普勒超声无血流信号；上述情况持续时间至少12h，经各种抢救无效；需除外急性药物中毒、低温和内分泌代谢疾病等。

【急救措施】

1. 急救治疗

昏迷是一种危急状态，应做紧急检查及处理，立即处理某些会危及生命的情况。与此同时，应努力查明可能的病因。急救处理包括下列措施：

（1）密切观察病情变化：观察患者的意识、瞳孔、体温、脉搏、呼吸和血压等。

（2）保证呼吸道通畅：使患者有良好的换气及血液循环功能，观察呼吸速率、有无发绀。做胸部听诊、动脉血气分析及X线检查，了解肺换气功能。若有呼吸道阻塞，应立即清除阻塞物，置张口器，吸痰，必要时做气管插管或气管切开。有循环障碍者，根据情况合理补液及应用升压药。

（3）昏迷患者通常需插静脉导管。做必要的实验室检查，包括血常规、血糖、凝血酶原时间、电解质及肝肾功能等。

（4）静脉内输液：给予葡萄糖、维生素B_1及纳洛酮。每个昏迷患者均应给予50%葡萄糖50mL，治疗可能存在的低血糖昏迷。在缺乏维生素B_1的患者中，用葡萄糖易诱发或加重Wernick脑病，故应同时静脉给予100mg维生素B_1。若疑为阿片类中毒，需常规应用阿片类拮抗剂纳洛酮，0.4~1.2mg静脉注射。若诊断不清者纳洛酮与葡萄糖都应继续应用。

（5）昏迷伴抽搐者，应给予抗抽搐治疗：持续或反复发作的抽搐伴有昏迷者，需考虑为癫痫持续状态，应做紧急相应处理。

（6）消除脑水肿：最常用20%甘露醇，快速静脉滴注。

（7）促进脑功能恢复：胞磷胆碱、脑活素、能量合剂（ATP、CoA、CytC和大量维生素C等）。

（8）保持有效的低温冬眠疗效：①冬眠合剂：氯丙嗪、哌替啶。②有效标志：镇静好、呼之能应、物理降温无御寒反应，体温控制在预定范围。③头部深低温28℃，全身浅低温，肛温33℃。④降温要求：早、低、足、稳、缓。

（9）有外伤史并可能累及颈椎者，颈部应制动。做放射学检查，除外颈椎损伤。

2. 病因治疗

在急救处理昏迷的过程中，应积极寻找一切可能的病因。一旦病因明确，应迅速给予患者有效的相应治疗。例如由颅内占位病变引起的，应尽早做外科手术治疗。由细菌性脑膜炎等颅内感染引起的，应迅速给予大量有效的抗生素治疗。各种全身性疾病，例如高血压、糖尿病、低血糖、肝衰竭、肾衰竭、药物、毒品或某些化学品中毒者，均应给予相应的积极治疗。

3. 预防并发症

口腔护理预防真菌感染；翻身拍背、湿化气道预防吸入性肺炎；定时翻身、按摩，用气圈或海绵垫预防压疮；留置导尿管以防泌尿系统感染。

第2节　头痛

头痛是一种常见的临床症状，一般指头颅上半部（眉弓、耳郭上部和枕外隆突连线以上）的疼痛。根据头痛的发生病因，国际头痛协会将头痛分为三大类：①原发性头痛，包括偏头痛、紧张性头痛、丛集性头痛等；②继发性头痛，包括头颈部外伤、颅颈部血管性因素、颅内非血管性疾病、感染、药物戒断、精神性因素等多种原因所致的头痛；③脑神经痛、中枢性和原发性面痛。

【诊断要点】

1. 头痛的起病方式

突发性剧烈头痛，首先应怀疑蛛网膜下腔出血和脑出血。其他急性起病的头痛有头部外伤、颅内感染、高血压性头痛、腰椎穿刺后头痛、青光眼和中耳炎等。亚急性头痛多见于脑肿瘤、慢性硬膜下血肿、慢性脑膜炎（真菌性、结核性、癌性脑膜病）、颞动脉炎和鼻旁窦炎等。慢性或反复发作性头痛多见于紧张性头痛、偏头痛、丛集性头痛等。

2. 头痛的部位

头痛按头部的神经和血管分布有一定的规律性。头痛如果是发作性且为偏侧性，则应首先怀疑偏头痛。双侧头痛伴有枕、项和肩部发生僵硬时，以紧张性头痛的可能性大。额部疼痛，必须除外额窦炎、筛窦炎和青光眼。急剧上眼眶痛及眼痛，伴有复视和同侧眼周围感觉减退时，首先要考虑海绵窦动脉瘤或动静脉瘘。青光眼引起的头痛，多位于眼周围或眼睛上部（额眶部）。一侧枕大神经病变时，疼痛主要位于该侧枕颈部。小脑幕以上的病变，头痛多位于病变同侧，以额部为主，常向颞部放射。小脑幕以下病变，头痛多位于后枕部。垂体瘤或蝶鞍附近的肿瘤所引起的头痛多发生于双颞部。颅内感染、出血性病变（蛛网膜下腔出血等）和颅外感染性疾病多为全头痛，呈弥散性，很少呈放射性。颈肌纤维组织炎时头痛多位于枕颈部，且与头颈部活动有密切关系。

3. 头痛的病程

头痛若发生快，且为持续性，无类似发作，又伴有部分体征者，常见于动脉瘤或血管畸形等所致的颅内出血；头痛发生快，但持续时间短而无体征，又是反复发作多次者，多为血管性头痛；慢性持续性头痛，以器质性病变引起者居多，往往伴有神经系统局灶性体征，如脑瘤、颅内血肿、颅内压增高等。持续数日者，可见于耳源性头痛、鼻源性头痛、牙源性头痛或腰椎穿刺后的引流性头痛。

4. 头痛的性质

搏动性头痛为血管源性头痛的特征。头重感、戴帽感和头紧箍感等持续性疼痛是紧张性头痛的特征。尖锐针刺样的持续数秒至数十秒的电击样痛是神经痛的特征，脑肿瘤等颅内占位病变伴有的头痛具有低头、愤怒和咳嗽等使头痛加重的特点。

5. 头痛的伴随症状

（1）恶心、呕吐、颈项强直：常为颅内压增高及脑膜刺激征的表现，多见于肿瘤、脑膜炎、蛛网膜下腔出血、脑出血等。而突发性头痛伴出汗、恶心、呕吐，吐出后头痛缓解者可见于偏头痛发作。

（2）眩晕：提示颅后窝病变，如小脑肿瘤、小脑脑桥角肿瘤、椎-基底动脉供血不足、椎动脉型的颈椎病等。

（3）体位变化时头痛加重：脑室系统病变和后颅窝病变常有强迫头位，低颅压性头痛常于卧位时头痛消失。

（4）视力障碍及其他眼部症状：眼源性头痛中的青光眼可伴有虹视，椎-基底动脉供血不足引起的头痛可伴有一过性黑蒙，典型偏头痛发作时有视觉先兆如闪光性暗点、偏盲等。

（5）精神症状：病变早期就出现表情淡漠或欣快等，可能为额叶肿瘤或神经性梅毒。

（6）自主神经系统功能紊乱的症状：如冷汗、血压波动、恶心、呕吐以及腹泻等症状，多见于偏头痛和不典型梅尼埃病等。

6. 辅助检查

影像学检查（CT、MRI和PET），相关辅助检查，如经颅多普勒超声及电生理检查（脑电图、肌电图和视觉诱发电位等）。

【急救措施】

（1）应积极预防和治疗各种原发病，针对头痛的发生机制进行治疗。

（2）对症治疗可使用吗啡类以外的止痛药物，如各种解热镇痛剂，严重者可少量服用可待因、罗通定或二氢埃托啡等。

（3）针对头痛的发生机制进行选择：①纠正颅内压：高颅压者可给予20%甘露醇125～250mL静脉滴注，每6～8h 1次，可同时应用呋塞米20～40mg，静脉或肌肉注射，两者交替使用。甘油果糖500mL静脉滴注，1～2次/d，适用于肾功能不全患者。低颅压者应静脉给予低渗液。②收缩扩张的血管：如偏头痛发作时应及早使用麦角碱类药物，对非偏头痛类血管性头痛则常用含有咖啡因的复方解热镇痛药。③松弛收缩的肌肉：适用于肌紧张性头痛，如按摩、热疗和痛点封闭等，也可服用地西泮等镇痛药。④封闭神经：用于脑神经痛，如三叉神经痛等。

第3节　眩晕

眩晕是机体空间定向和平衡功能失调所产生的一种运动性幻

觉，临床上分为周围性眩晕、中枢性眩晕及其他原因引起的眩晕。

【诊断要点】

1. 周围性眩晕

眼球震颤多有固定方向，阵发的、偶发的或严重的眩晕发作，间歇期无异常。单侧耳聋伴耳鸣是周围神经病变的可靠标志。位置性眩晕，患者头部处于一定位置时出现眩晕及眼震，多不伴耳鸣及听力减退。梅尼埃病以发作性眩晕伴耳鸣、听力减退及眼球震颤为主。迷路炎症状同梅尼埃，但多由中耳炎并发，检查可见鼓膜穿孔。耳源性中毒多有用药史。前庭神经元炎多在发热或呼吸道感染后突然眩晕，痊愈后很少复发。

2. 中枢性眩晕

眼球震颤方向不固定，持续的眩晕或失平衡状态，伴有步态障碍。需要强调的是，垂直性眼震、非共轭性眼震仅见于中枢性病变，无疲劳的位置性眼震常提示中枢性病变。

（1）椎–基底动脉系统的TIA：症状刻板样反复发作，发作间期无异常，磁共振弥散加权像扫描无新鲜梗死病灶。

（2）锁骨下动脉盗血综合征：临床表现往往为两种情况：一种为眩晕、视力障碍或小脑性共济失调，另一种为患侧上肢无力、桡动脉搏动减弱和收缩压较健侧下降20mmHg。

（3）小脑或脑干梗死：病初可出现发作性眩晕，常合并延髓性麻痹、复视、面瘫、面部感觉障碍等表现，影像学检查，尤其是发病早期DWI扫描证实脑组织梗死。

（4）肿瘤：往往是亚急性或慢性起病，出现典型症状和体征时影像学多能明确诊断。

（5）感染：急性起病，伴有发热等全身炎症反应，常有上呼吸道感染或腹泻等前驱感染史，腰椎穿刺有助于诊断。

【急救措施】

周围性眩晕主要通过药物或物理的方法抑制健侧前庭功能或恢复病侧前庭功能以及增强前庭代偿作用而消除或减轻症状。中枢性眩晕主要是消除病因。由于眩晕患者恶心、呕吐明显和担心症状再发而精神特别紧张，故还需用药减轻眩晕伴随症状。

1. 一般治疗

眩晕患者宜安静休息，避免声光刺激，应减少头位变化以免加重症状。对于伴随症状，可辅以精神安慰和耐心解释工作。

2. 体位疗法

主要用于良性发作性位置性眩晕的治疗，如Brant疗法等，注意老年、体弱、心肺功能差等患者慎用体位疗法。

3. 手术治疗

中枢性眩晕中诊断为颅内占位如可行手术，则可择期手术。梅尼埃病眩晕严重，发作时间超过3个月，或频繁发作而严重影响患者的工作和生活，或眩晕虽不顽固但伴有迅速的进行性听力下降，使听力丧失至少在30dB以上，语言辨别率少于50%，用药物等保守治疗1年以上无效者，应采用手术治疗。

4. 药物治疗

（1）首先是减轻眩晕发作的对症治疗药物。分抗组胺药：苯海拉明、异丙嗪、倍他司汀；钙拮抗药：氟桂利嗪；抗胆碱能药物：东莨菪碱；拟交感神经药：麻黄碱；抗多巴胺能药物：吩噻嗪衍生物等；其他还有地西泮类药物、乙酰亮氨酸和银杏制剂等。

（2）其次是针对引起眩晕的不同原因进行治疗。例如对前庭神经元炎可加用类固醇激素治疗；对椎-基底动脉供血不足，可用钙拮抗药尼莫地平或氟桂利嗪治疗；颈性眩晕可给予颈部牵引、理疗和按摩治疗，颅内感染可针对病原菌给予抗感染治疗等。

5. 急救

（1）眩晕发作时，立即卧床安静休息，松开患者的衣服纽扣、腰带。可口服地西泮5mg，3次/d。

（2）不要摇动患者的头部，以免眩晕加重。可在患者头部放冰袋或冷水毛巾。原因不明者请医生来治疗。

（3）患者应保持心情舒畅，医生应多做解释工作以消除患者的紧张情绪及顾虑。

（4）发作时应卧床休息，室内宜安静，空气要通畅，光线尽量暗些。避免刺激性食物及烟酒，饮食宜少盐。

（5）发作间歇期不宜单独外出，以防事故。

第4节　晕厥

晕厥又称昏厥，是由于一时性广泛性脑供血不足所致的短暂意识丧失状态，发作时患者因肌张力消失不能保持正常姿势而倒地。一般为突然发作，迅速恢复，很少有后遗症。

【诊断要点】

（1）临床表现：①晕厥前期：自主神经症状明显；②晕厥期：肌张力消失、跌倒在地、血压下降、瞳孔散大对光反射减弱、腱反射消失、尿失禁，持续几秒；③晕厥后期：意识恢复初期可有短暂意识混乱，面色苍白，全身酸软无力，不愿讲话或活动，有时有恶心、呕吐、便意等。

（2）临床诊断：①借助脑电图可与癫痫相鉴别。②借助各种影像学检查和脑源性晕厥相鉴别。③大便隐血试验有助于了解有无胃肠道出血，对直立性晕厥的原因鉴别有意义。④血常规检查对出血患者可能有帮助；低糖血症、低钠血症、低钙血症或肾衰竭可见少数晕厥患者。⑤自主神经功能试验有时有助于检出直立性低血压的神经病因，如比较卧位与直立位时血清儿茶酚胺、多巴胺-羟化酶水平，如无变化则提示特发性直立性低血压或自主神经性病变。⑥心电图对诊断心律失常、心肌缺血有重要价值。⑦超声心动图能发现各种心脏结构异常。

【急救措施】

1. 处理原则

（1）保护脑功能：一旦患者发生晕厥，应该立即将患者置于平卧位，并保持患者所在的场所通风，最大限度地保持大脑的血液和氧的供应，避免脑组织缺血过度而产生脑功能损伤。

（2）处理原发病：突然发生晕厥后，应尽可能地识别和处理原发病。首先要及时诊断是否为严重的心血管疾病，如果诊断确立，应及时采取相应措施，如完全性房室传导阻滞所致的晕厥应及时进行人工心脏起搏治疗，避免发生心源性猝死。

（3）防治并发症：有些晕厥患者可发生严重并发症，如外伤等，应注意防治。

2. 治疗

（1）一般措施：当患者发生晕厥时，既要控制发作，又要确定有无任何威胁患者生命的问题。在患者发生晕厥时，基本的处理措施应该包括以下几项：①将患者置于头低足高位，保证脑组织有尽可能多的血液供应量；②立即确定气道是否通畅，并测定呼吸和脉搏等；③放松紧领的衣服；④如果患者的意识迅速恢复，应该再休息几分钟后起立，并且在起立后再观察几分钟；⑤如果患者在住院情况下出现晕厥，应该采血检查血细胞比容、电解质和血糖；⑥对晕厥后跌倒的患者，应该仔细检查有无外伤等体征；⑦检查有无威胁患者生命的原发病，如急性出血或致命性心律失常的表现。

（2）原发病的治疗：患者发生晕厥后，应该尽可能及时地确定原发病，积极地给予相应的处理和治疗。

3. 预防晕厥反复发作

尽量积极地确定并消除晕厥的原因，但许多患者仍然有晕厥的反复发作，因此，应该注意预防晕厥的复发。主要措施应该包括：

（1）消除诱因：许多患者的晕厥发作具有一定的诱因，如较长时间的站立、情绪波动、睡眠不足等，应予以避免。

（2）积极治疗原发病：如病态窦房结综合征患者反复发生晕厥者，应该植入永久性人工心脏起搏器等。

（3）改变高危环境：如避免高空作业、驾驶交通工具等。

第5节　神经痛

神经痛也称神经病理性疼痛，是指由躯体感觉系统病变或疾病所直接导致的疼痛。可分为周围性及中枢性神经病理性疼痛。包括三叉神经痛、带状疱疹后神经痛（PHN）、糖尿病周围神经病变（DPN）、酒精性神经痛等，也可见于脑卒中后、各类脊髓病变、各类周围神经病、帕金森病（PD）及多发性硬化（MS）等疾病。

【诊断要点】

（1）神经病理性疼痛的诊断主要依靠详细的病史询问、全面细致的体格检查，特别是包括感觉系统在内的神经系统检查以及必要的辅助检查。

（2）神经病理性疼痛可分为自发性和（或）诱发性疼痛。自发性疼痛常被描述为持续的灼热感，也可为间断的刺痛、触电样疼痛或表现为感觉迟钝、感觉异常。诱发性疼痛由机械、温度或化学的刺激所引发。

（3）神经病理性疼痛其异常感觉区域应该符合神经解剖的分布，与确定的损伤部位一致。对于疑似神经病理性疼痛，应该对感觉、运动和自主神经功能进行详细的检查。神经病理性疼痛的病因较复杂，应选择性地进行一些实验室检查以明确病因。神经电生理检查如神经传导速度和体感诱发电位等常规的电生理检查，对证实、定位和量化中枢及周围感觉传导损害方面很有帮助。

【急救措施】

对于神经病理性疼痛首先应尽可能探明病因，进行有效地对因治疗。对于疼痛的治疗，应强调综合治疗包括药物治疗、针灸、理疗、心理治疗以及康复治疗等。首先选择无创治疗特别是药物治疗，结合针灸等非药物治疗手段。必要时可进行其他微创或手术治疗。

1. 药物治疗

（1）抗抑郁药：①三环类抗抑郁药：如阿米替林、氯丙咪嗪、地昔帕明、丙咪嗪等，为中枢性神经病理性疼痛的首选药物。通过抑制再摄取而增加突触间隙去甲肾上腺素和5-羟色胺水平。起始量10mg/d，睡前服用，以后每5~7d增量10mg/d或25mg/d，直至见效或出现不良反应或达到75~150mg/d。不良反应常见轻度认知障碍、视力模糊、心动过速、直立性低血压等。禁忌包括窄角性青光眼、急性心肌梗死。②度洛西汀、文拉法辛：为5-羟色胺和去甲肾上腺素双重再摄取抑制剂。

（2）抗癫痫药：①加巴喷丁：可明显减轻疱疹后神经痛、糖尿病周围神经病变。起始量为300mg/d，每3~7d增量1次，直至疼痛缓解或出现不可耐受的不良反应或用量＞6000mg/d。②普瑞巴林：与加巴喷丁类似，起始量150mg/d，1~2周后剂量可增至300mg/d。③卡马西平：为钠通道拮抗剂，治疗三叉神经痛最有效，有效量为200~400mg，3次/d。

（3）阿片类镇痛剂：如羟考酮、曲马多、美沙酮、芬太尼等。适应于GBS、中枢性疼痛、带状疱疹后神经痛、神经损伤性疼痛等。低剂量即有效，如美沙酮1.0~1.5mg/d，长效氧可酮30~60mg/d。曲马多为μ-阿片受体激动剂及去甲肾上腺素和5-羟色胺双重再摄取抑制剂。

2. 物理疗法

（1）红外线疗法：使用红外线照射局部痛处，使之温度提高，血管扩张，血液循环加快。一般每日照射1次，每次10~20min。

（2）短波疗法：通过输送高频电流经过人体组织时，所产生的热量及特殊的生物学作用治疗神经痛。一般每日1次，每次15~20min，15~20次为1个疗程。

（3）电疗法：以电流刺激机体组织，产生兴奋而起到镇痛效果。

（4）X线疗法：小剂量X线不仅可使白细胞增加，增强抵抗力，还能扩张血管，促进局部血液循环，因而起到缓解疼痛、增加组织活力的作用。

3. 针灸疗法

从中医传统的观点看，针灸治痛通过3个方面来实现：第一，病因治疗，纠正和消除导致气血瘀滞、运行障碍的因素；第二，病机治疗；第三，症状治疗。

4. 封闭疗法

神经痛在常用药物治疗和（或）针灸治疗等方法治疗后效果不好时，常采取封闭方法进行治疗。

（1）压痛点封闭：颈部、肩部、背部、腰部以及腿部有疼痛的患者，常在病变部位有压痛，药效不良者需做压痛点封闭。常用药物有普鲁卡因、利多卡因、醋酸强泼尼龙等。

（2）神经阻滞封闭：临床常用的有三叉神经阻滞、肋间神经阻滞、椎旁神经节阻滞以及坐骨神经和闭孔神经阻滞等。

（3）蛛网膜下腔和硬膜外阻滞封闭：适用于恶性肿瘤引起的神经痛或非恶性肿瘤但伴有持续性节段性疼痛的患者。镇痛时间可延续到3～6个月。

5. 手术治疗

对于有顽固性疼痛或使用其他治疗方法均告失败的患者，可考虑手术。目前较常用的手术方法有：感觉神经根切断术、经皮脊髓束切断术及丘脑破坏术等。

6. 心理疗法

心理疗法的目的是降低交感神经兴奋性，增加躯体活动，改善姿势和躯体力学，恢复睡眠，稳定情感和预防医源性损害。方法包括松弛技术、催眠、应激处理和家庭及职业的应激咨询等。

第6节 颅内压增高综合征

颅内压增高综合征是指由多种致病因素引起颅内容积增加，侧卧位腰椎穿刺所测得的脑脊液压力超过1.92kPa（200mmH$_2$O），且出现头痛、呕吐、视力障碍及视盘水肿等一系列临床表现。

【诊断要点】

1. 脑脊液压力增大

侧卧位腰椎穿刺所测得的脑脊液压力超过1.92kPa（200mmH$_2$O）

2. 颅内压增高引起的神经系统缺损症状

（1）头痛：部位不定，进行性加重。

（2）呕吐：可为喷射性呕吐。

（3）视盘水肿：可伴火焰状出血与渗出。

（4）展神经麻痹伴复视。

（5）癫痫样发作：高颅压后期或昏迷时可出现局限性或全身性抽搐。

（6）生命体征变化：①脉搏：急性高颅压时可产生缓脉，颅内压增高愈快，缓脉愈明显；②呼吸：急性高颅压时，最初呼吸深而慢，至延髓衰竭时，转为呼吸浅、慢而不规则呼吸或叹息样呼吸，最后可突然停止；③血压：高颅压增高愈快，反射性地引起血压上升愈高，至晚期延髓衰竭时血压下降，出现脑性休克；④意识：因高颅压和脑水肿，使大脑皮质及脑干网状结构缺血、缺氧，可引起不同程度的意识障碍。慢性高颅压可先出现躁动不安，再出现嗜睡至昏迷。高颅压与意识障碍不一定成正比，应视部位而定，如丘脑下部肿瘤或脑干挫伤意识障碍可很重，颅内压不一定很高；⑤瞳孔：早期忽大忽小或缩小，如一侧散大，光反应消失说明形成了颞叶钩回疝。

3. 耳鸣、眩晕

高颅压可使迷路、前庭受刺激以及内耳充血，部分患者可出现耳鸣和眩晕。主要临床表现为"三主征"：头痛、恶心呕吐、眼底视盘水肿。其他常见表现为意识障碍、视力减退、复视、抽搐及去皮质强直。有些可表现为情绪不稳、易于激怒或哭泣或情绪淡漠、反应迟钝、动作和思维缓慢等精神症状。

【急救措施】

（1）病因治疗：就是针对引起颅内压增高的病因进行合理的治疗。对于颅内占位或颅内血肿等应采取手术治疗，有脑积水者可行脑脊液分流术，针对颅内感染或寄生虫给予抗感染或抗寄生虫治疗等。同时注意保持呼吸道通畅，改善脑缺氧及脑代谢障碍，给氧及纠正水、电解质及酸碱平衡紊乱，以阻断引起脑水肿的恶性循环。

（2）降低颅内压和抗脑水肿：常用药物：20%的甘露醇250mL，快速静脉滴注，每4~6h 1次；呋塞米20~40mg，每天静脉推注2~4次，常与甘露醇交替使用；甘果糖（甘油果糖）注射液250~500mL，静脉滴注，2~3次/d；地塞米松5~10mg，静脉或肌肉注射，2~3次/d，或氢化可的松100mg，静脉滴注，1~2次/d；20%人血白蛋白10~20g或浓缩干血浆等大分子的胶体静脉输入；近期新药七叶皂苷钠具有类固醇激素样作用，适用于颅内压增高不严重者，每次20~40mg，2~3次/d。如颅内压增高不严重，也可口服50%的甘油盐水、氢氯噻嗪（双氢克尿噻）及氨苯喋啶等。若药物治疗无效或颅内压增高症状不断恶化，可行脑室穿刺引流术或施行颞肌下减压术、大骨瓣减压术等。

（3）控制液体入量，防止快速输液：每天液体入量限制在2000mL左右，应根据患者对脱水药物的反应、尿量多少、中心静脉压及电解质的变化等因素综合考虑液体的入量及输液速度。

（4）监护病情变化：严密观察患者的主诉、意识状态、瞳孔大小及生命体征的变化，有条件者可进行持续颅内压监护。

（5）其他：如冬眠低温治疗，可通过降低脑组织的代谢活动，减少耗氧量，防止脑水肿的发生与发展，起到降低颅内压的作用。但它的效果不明显，目前已很少采用。

第7节　低颅压综合征

低颅压综合征是指由于各种原因引起的侧卧位腰部蛛网膜下腔的脑脊液压力在0.59kPa（60mmH$_2$O）以下，其主要临床表现为体位性头痛，坐位或站位时加重，卧位时有所减轻和消失，可伴有恶心、呕吐、眩晕、耳鸣、视力障碍、颈项强直、精神症状等。临床上极易误诊为脑膜炎、蛛网膜下腔出血、脑供血不足、颈椎病、血管性头痛等。临床分为原发性低颅压综合征和继发性低颅压综合征。

【诊断要点】

（1）随体位变化的头痛：即坐立时头痛加剧、平卧时减轻；头痛常局限于枕颈部，常伴有恶心、呕吐和眩晕等症状。

（2）直立位时心搏徐缓（每分钟较平时心率减慢10次以上）。

（3）在正常呼吸下，侧卧位腰穿脑脊液压力低于0.59kPa（60mmH$_2$O），腰穿后症状加重。

（4）临床上排除因小脑扁桃体疝阻塞、枕骨大孔或椎管阻塞导致腰穿时的脑脊液压力减低。

（5）除颈抵抗外，神经系统及眼底常无异常。

（6）由腰穿、脑外伤手术感染、中毒、失水、低血压脊膜膨出伴脑脊液漏等原因造成颅内低压，则诊断为症状性颅内低压；无原因则为原发性颅内低压。

（7）头颅MRI：平扫时，可发现双侧脑室稍偏窄，脑组织轻度肿胀，双侧纵裂池，脑表面均匀线条状等T1长T2，等FLAIR信号影，小脑幕增厚，硬膜下积液，额部脑组织下移，小脑下垂等；增强时，显示广泛性弥散性脑膜增厚。

【急救措施】

1. 一般治疗

应采取头低足高位，诊断确立后，避免腰穿，多饮水，镇静止痛，采取止恶心、止吐措施，静脉补液，每天1000～3000mL，可用低渗或等渗盐水，也可静脉滴注注射用水10～20mL，1～2次/d。

2. 药物治疗

（1）糖皮质激素有助于减轻水钠潴留，减轻脑脊液中细胞及蛋白渗出后所致的炎症反应，减少血管渗漏，以暂时缓解症状。

（2）蒸馏水缓慢静脉注射20～40mL，可反射性引起脑脊液分泌增加，使颅内压恢复正常，每日或隔日1次。此方法作用快，不良反应少，但须注意电解质紊乱及溶血反应。

（3）咖啡因及茶碱双盲对照显示，一次静脉用苯甲酸咖啡因500mg，75%的患者有效，若无效在2h后再给1次，有效率增加至85%。与咖啡因药理作用相似的茶碱亦有效，300mg/次，3次/d。

（4）硬膜外注射生理盐水：采用颈部硬膜外注射生理盐水，治疗因硬膜外注药治疗腰椎间盘脱出而引起的低颅压综合征，但颈部硬膜外穿刺技术的缺点是难度大，操作时易穿破硬脊膜腔，可造成全脊髓麻醉或高位脊髓损伤。

（5）硬膜外血补片疗法：硬膜外自体血补片疗法是通过腿或脊髓造影后薄层CT扫描，明确了脑脊液漏的位置，将10～20mL自体血注入靠近漏出部位的硬膜外腔。

（6）脑脊液漏补术：诊断为低颅压综合征后无论有无CSF漏均可先行硬膜外血补片疗法，效果不佳者可做放射性核素脑池造影或CTM，确定CSF漏的部位后再行手术修补。

第8节　癫痫及癫痫持续状态

癫痫发作是指脑神经元异常和过度地超同步化放电所造成的临床现象。其特征是突然和一过性症状，由于异常放电的神经元在大脑中的部位不同而有多种多样的表现，可以是运动、感觉、精神或自主神经的，伴有或不伴有意识或警觉程度的变化。对临床上确实无症状而仅在脑电图上出现异常放电者，不称之为癫痫发作。癫痫持续状态是指超过大多数癫痫发作类型患者的发作持续时间后，发作仍然没有停止的临床征象或反复的癫痫发作，在发作间期中枢神经系统的功能没有恢复到正常基线。

【诊断要点】

（1）至少一次癫痫发作：至少有一次无固定诱因的癫痫发作是诊断癫痫的基本条件，单次或者单簇的癫痫发作如难以证实和确定在脑部存在慢性的功能障碍，诊断必须谨慎。

（2）能够增加将来出现发作可能性的脑部持久性改变：即具有反复癫痫发作的倾向，癫痫是慢性疾病，存在脑内慢性的功能障碍，这种脑功能障碍的表现是可能出现反复癫痫发作的基础。

（3）相伴随的状态：慢性脑功能障碍是癫痫的发病基础，除了会造成反复的癫痫发作以外，还会对脑的其他功能产生不良影响，同时长期的癫痫发作也会对患者的躯体、认知、精神心理和社会功能等诸多方面产生不良影响。

（4）脑电图上的痫样放电。

【急救措施】

1. 一般治疗措施

70%～80%新诊断的癫痫患者可以通过服用单一AEDs使发作得到控制，根据发作类型和综合征分类选择药物是癫痫治疗的基本原则。

（1）卡马西平、丙戊酸钠、拉莫三嗪、托吡酯、苯巴比妥、左乙拉西坦、唑尼沙胺、加巴喷丁、奥卡西平可用于部分性发作的单药治疗。苯妥英钠已经逐渐退出部分性发作治疗的一线药物。

（2）丙戊酸钠、托吡酯、拉莫三嗪、左乙拉西坦可用于各种类型的全面性发作的单药治疗。卡马西平、苯巴比妥、苯妥英钠、奥卡西平可用于全面性强直阵挛发作的单药治疗。

（3）丙戊酸钠、拉莫三嗪、托吡酯、左乙拉西坦是广谱的AEDs，对部分性发作和全面性发作均有效，可作为发作分类不确定时的选择。

（4）所有的新型AEDs都可以作为部分性癫痫的添加治疗。

2. 癫痫持续状态的急救措施

（1）一般措施：

1）保持呼吸道通畅。

2）给氧。

3）监护生命体征：呼吸、心脏功能、血压、血氧等。

4）建立大静脉输液通路。

5）对症治疗，维持生命体征和内环境的稳定。

6）根据具体情况进行实验室检查，如全血细胞计数、尿常规、肝功能、血糖、血钙、凝血、血气分析、AEDs血药浓度监测等。

（2）30min内终止发作的治疗：

1）地西泮（安定）：为首选药物。其优点是作用快，1～3min即可生效。缺点是作用持续时间较短。其主要副作用是呼吸抑制。如在巴比妥类、水合氯醛、副醛等药物应用之后，再用地西泮，副作用会更加明显。具体用法：儿童地西泮0.2～0.5mg/kg，最大剂量不超过10mg。或按（岁数+1）mg计算，如1岁2mg，2岁3mg，以此类推。以1～2mg/min的速度缓慢静脉注射。成人首次静脉注射10～20mg，注射速度<2～5mg/min，如癫痫持续或复发可于15min后重复给药，或用100～200mg地西泮溶于5%葡萄糖溶液中，于12h内缓慢静脉滴注。

2）劳拉西泮（氯羟安定）：静脉注射成人推荐用药剂量

4mg，缓慢注射，注射速度＜2mg/min，如果癫痫持续或复发可于10~15min后按相同剂量重复给药；如再经10~15min后仍无效，需采取其他措施。12h内用量一般不超过8mg。12岁以下小儿的安全性与剂量尚未确定。18岁以下的患者不推荐静脉注射本药。抗癫痫作用维持时间比安定长。

3）苯妥英钠：成人静脉注射每次150~250mg，注射速度＜50mg/min，需要时30min后可再次静脉注射100~150mg，一日总量不超过500mg。静脉滴注用量（16.4±2.7）mg/kg。小儿常用量：静脉注射5mg/kg或按体表面积250mg/m²，1次或分2次注射。

4）磷苯妥英：是苯妥英钠的前体药，药理特性与苯妥英钠相同，应用剂量相等。水溶性，局部刺激小。

5）苯巴比妥：成人静脉注射每次200~250mg，注射速度＜60mg/min，必要时6h重复1次。剂量每次250mg，每日500mg。

6）丙戊酸钠：丙戊酸钠注射液15~30mg/kg静脉推注后，以1mg/（kg·h）速度静脉滴注维持。

7）水合氯醛：10%水合氯醛20~30mL加等量植物油保留灌肠。

8）利多卡因：主要用于地西泮静脉注射无效者。用量2~4mg/kg，加入10%葡萄糖内，以50mg/（kg·h）速度静脉滴注。心脏传导阻滞及心律过缓者慎用，必要时进行心电监测。

（3）超过30min终止发作的治疗：

1）请专科医师会诊、治疗，如有条件进入癫痫加强单元或ICU治疗。

2）可酌情选用下列药物：如咪达唑仑、丙泊酚、硫喷妥、戊巴比妥等，必要时请麻醉科协助治疗。

3）有条件者进行EEG监测。

（4）维持治疗：在应用上述方法控制发作后，应立即应用长效AEDs苯巴比妥0.1~0.2g肌肉注射，每8h 1次，巩固和维持疗效。同时，根据发作类型选用口服AEDs，必要时可鼻饲给药，达有效血药浓度后逐渐停止肌肉注射苯巴比妥。

3. 病因治疗

确定病因和进行病因治疗。

第9节　重症肌无力

重症肌无力（MG）是指乙酰胆碱受体（AChR）抗体介导、细胞免疫依赖、补体参与、主要累及神经肌肉接头突触后膜AChR的获得性自身免疫性疾病。其发病原因包括自身免疫（胸腺异常）、被动免疫（暂时性新生儿MG）、遗传性（先天性肌无力综合征）及药源性（D-青霉胺等）因素等。

【诊断要点】

1. 临床表现

（1）发病年龄段呈现双峰现象，在40岁之前女性多发，在50岁之后男性发病率略高于女性。

（2）多隐袭起病，呈进展性或缓解与复发交替性发展，病程长短不一。骨骼肌易疲劳或肌无力呈波动性，晨轻暮重，持续活动后加重，休息后缓解。

（3）眼外肌无力所致非对称性上睑下垂和双眼复视是常见的首发症状。常从一组肌群无力开始，逐步累及其他肌群，直到全身骨骼肌。面肌无力可致鼓腮漏气、眼睑闭合不全、鼻唇沟变浅、苦笑或面具样面容。咀嚼肌无力可致咀嚼困难。咽喉肌无力可致构音障碍、吞咽困难、鼻音、饮水呛咳及声音嘶哑。颈部肌无力可致抬头困难。肢体各组肌群均可出现肌无力症状，以近端显著。

（4）发病早期迅速恶化或进展过程中突然加重，出现呼吸肌的受累，以致不能维持正常的换气功能时，称为重症肌无力危象，是本病致死的直接原因。

（5）首次采用抗胆碱酯酶药物治疗有明显的效果是本病的特点。

2. 临床诊断

（1）疲劳试验：如嘱患者用力眨眼30次后，眼裂明显变小；两臂持续平举后出现上臂下垂，休息后恢复；起蹲10～20次后不能继续。

（2）新斯的明试验：皮下注射甲基硫酸新斯的明1.0～1.5mg，10～20min后症状明显减轻者为阳性。同时注射阿托品0.5mg可消除其M胆碱样不良反应。

（3）神经肌肉电生理检查：①低频重复神经电刺激（RNS）：常规检查面神经、副神经、腋神经和尺神经。持续时间3s，当第4波或第5波比第1波的波幅衰竭10%或15%以上时为异常，称为波幅递减；②单纤维肌电图（SFEMG）检查：使用特殊的单纤维针电极，通过测定"颤抖"研究神经–肌肉传递功能，"颤抖"通常为15～35μs；超过55μs为"颤抖增宽"，出现阻滞（block）也判断为异常。

（4）血清学检查：①AChR抗体：30%～50%的单纯眼肌型MG患者可检测到AChR抗体，80%～90%的全身型MG患者可检测到AChR抗体；②抗骨骼肌特异性受体酪氨酸激酶（抗–MuSK）抗体：部分AChR抗体阴性的全身型MG患者可检测到抗–MuSK抗体；③抗横纹肌抗体：包括抗titin抗体、抗RyR抗体等。伴有胸腺瘤或病情较重且对治疗不敏感的MG患者中此类抗体阳性率较高。

（5）胸腺影像学检查：约15%的MG患者同时伴有胸腺瘤，约60%的MG患者同时伴有胸腺增生。

【急救措施】

1. 药物治疗

（1）胆碱酯酶抑制剂治疗：溴吡斯的明最常用，成人每次口服60～120mg，3～4次/d。可在进餐前30min服用。作用时间为6～8h。溴化新斯的明，成人每次口服15～30mg，3～4次/d。可在进餐前30min服用，作用时间为3～4h。

（2）肾上腺皮质激素：主要通过抑制AChR抗体的生成，达到治疗效果。醋酸泼尼松使用方法：从0.5～1mg/（kg·d）晨起顿服开始，视病情变化情况调整。如病情稳定并趋好转，可维持4～16周后逐渐减量，每2～4周减5～10mg，至20mg后每4～8周减5mg，直至隔日服用最低有效剂量。如病情危重，可使用糖皮质激素冲击治疗，其间须严密观察病情变化，因糖皮质激素治疗的4～10d内可导致肌无力症状一过性加重并有可能促发肌无力危象。其使用方法为：甲泼尼松1000mg/d，静脉注射3d，然后改为500mg/d，静脉注射2d；或地塞米松10～20mg/d，静脉注射1周；冲击治疗后改为醋酸泼尼松1mg/（kg·d）晨起顿服。症状缓解后，维持4～16周后逐渐减量，每2～4周减5～10mg，至20mg后每4～8周减5mg，直至隔日服用最低有效剂量。

（3）免疫抑制剂：适用于对肾上腺皮质激素不耐受或疗效不佳者。硫唑嘌呤，每次口服50～100mg，1次/d，可长期应用。环磷酰胺，每次口服50mg，2～3次/d。环孢素A，口服6mg/（kg·d）。

（4）胸腺治疗：主要用于伴有胸腺肿瘤、胸腺增生、药物治疗困难者，包括胸腺切除和胸腺放射治疗。

（5）静脉注射用丙种球蛋白：主要用于病情急性进展的MG患者、胸腺切除术前准备以及作为辅助用药。其使用方法为，按体重400mg/（kg·d）静脉注射5d，作用可持续2个月左右。

（6）血浆置换：使用适应证同丙种球蛋白。血浆置换第1周隔日1次，共3次，其后每周1次。交换量每次用健康人血浆1500mL和羟甲淀粉（706代血浆）500mL，作用可持续1～3个月。

2. 危象的处理

一旦发生呼吸肌瘫痪，应立即进行气管插管或切开，并加大新斯的明用量。此外，还需进行控制感染等基本处理。

第10节　急性脑出血

急性脑出血是指原发性非外伤性脑实质内出血，也称自发脑出血，占全部脑卒中的10%～30%。

【诊断要点】

（1）起病年龄多在50岁以上，多有高血压病史。

（2）突然起病，多有诱因（如体力活动或情绪激动）。

（3）发病时多伴有头痛、呕吐，可伴有意识障碍、偏瘫或四肢瘫、血压明显升高。

（4）CT提示出血灶呈现高密度影。

【急救措施】

基本治疗原则：脱水降颅压，减轻脑水肿；调整血压；防止继续出血；减轻脑水肿造成的继发性损害；促进神经功能恢复；防治并发症。

1. 一般治疗

（1）卧床休息：一般应卧床休息2～4周，避免情绪激动及血压升高。

（2）保持呼吸道通畅：昏迷者应将头歪向一侧，以利于口腔分泌物及呕吐物流出，并可防止舌根后坠阻塞呼吸道，随时吸出口腔分泌物和呕吐物，必要时行气管切开。

（3）吸氧：有意识障碍、血氧饱和度下降或有缺氧现象（$PaO_2 < 60mmHg$或$PaCO_2 > 50mmHg$）的患者应给予吸氧。

（4）鼻饲：昏迷或有吞咽困难者在发病第2～3天即应鼻饲。

（5）对症治疗：过度烦躁不安的患者可适量用镇静药，便秘可选用缓泻剂。

（6）预防感染：加强口腔护理，及时吸痰，保持呼吸道通畅；留置导尿管时应做膀胱冲洗；昏迷患者可酌情使用抗生素预防感染。

（7）观察病情：严密注意患者的意识、瞳孔大小、血压、呼吸等改变，有条件时对昏迷患者进行监护。

2. 给药途径与液体选择

（1）给药途径：①静脉给药：首选肘部静脉，1～2min建立静脉通道，药物到达大动脉高峰时间为1.5～3min；②口服给药：药物疗法常用的给药方式，药物经胃肠道黏膜吸收，给药方式简便，不直接损伤皮肤或黏膜；③雾化吸入：在雾化吸入器内注入药液，接上氧气，进入呼吸道，可稀化痰液，帮助祛痰，如氨溴索。

（2）液体选择：脱水降压、调控血压及其他脑保护，治疗时选用生理盐水，不宜用糖水。因糖水可在缺氧条件下代谢成乳酸而加重酸中毒；盐水可使浓缩的血液稀释，有利于循环重建。

3. 药物应用

（1）脱水降颅压，减轻脑水肿：脑出血后3～5d，脑水肿达到高峰。颅内压升高是脑出血患者死亡的主要原因，因此降低颅内压为治疗脑出血的首要任务。脑出血的降压治疗首先以高渗脱水药为主，渗透性脱水剂甘露醇是最重要的降颅压药物。20%甘露醇注射液125mL，快速静脉续滴，每8h 1次，使血浆渗透压维持在310～320mOsm/kg，时间不宜过长，建议用5～7d。同时应用托拉塞米注射液10mg，静脉注射，每8h 1次；甘油果糖氯化钠注射液250mL，静脉输液，每12h 1次；三者交替使用，维持渗透梯度。

（2）调控血压：脑出血患者不要急于降血压，因为脑出血后的血压升高是对颅内压升高的一种反射性自我调节，应先降颅内压后，再根据血压情况决定是否进行降血压治疗。急性期收缩压>180mmHg或舒张压>100mmHg，在降颅压的同时应慎重平稳进行降血压治疗，给予注射乌拉地尔50mg，静脉泵注入，并严密观察血压变化，每隔5～15min进行1次血压监测，目标血压宜在160/90mmHg。

（3）升压治疗：血压过低者应进行升压治疗，给予羟乙基淀粉500mL，静脉输液，1次/d，扩容升压，维持脑灌注压。

（4）止血：给予止血药二乙酰氨乙酸乙二胺氯化钠注射液100mL，静脉输液，止血治疗。

（5）亚低温治疗：局部亚低温治疗是脑出血的一种新的辅助治疗方法，能够减轻脑水肿，减少自由基生成，促进神经功能缺损的恢复，改善患者的预后。

（6）脑保护治疗：依达拉奉注射液30mg，静脉续滴，2次/d，抗氧化剂和清除脑自由基；奥拉西坦注射液4g，静脉续滴，1次/d，活化神经；出现意识障碍，给予醒脑静注射液20mL，静脉输液，1次/d，促醒。

（7）并发症的防治：肺部感染是脑出血的常见并发症，可给予哌拉西林钠他唑巴坦4.5g，静脉输液，每8h 1次，抗感染治疗，再根据药敏结果调整相应抗生素；为防治脑胃综合征，给予泮托拉唑钠40mg，静脉输液，1次/d，抑制胃酸，依卡倍特钠颗粒1g，口服，2次/d，保护胃黏膜；氨溴索注射液30mg，静脉注射及雾化吸入，每8h 1次，化痰；谷氨酰胺颗粒10g，口服，3次/d，增强免疫营养；出现中枢性高热，体温迅速上升，达39～40℃以上，物理降温治疗。

4. 外科治疗

对于大多数脑出血患者，外科治疗的效果不确切。以下为一些特殊情况：小脑出血直径＞3cm者，如神经功能继续恶化、脑干受压、脑室梗阻引起脑积水，应尽快手术清除血肿，推荐单纯进行脑室引流，同时应该进行外科血肿清除；脑叶血肿距离脑表面1cm内且出血体积＞30mL者，可以考虑用标准开颅术清除幕上脑出血；目前没有足够的证据表明，超早期开颅术能改善功能结局或降低死亡率，极早期开颅术可能使再出血的风险加大，72h内的中等量至较大量基底节脑出血可以考虑微创血肿粉碎清除术。

第11节　急性脑梗死

急性脑梗死又称缺血性脑卒中，是指因脑部血液循环障碍、缺血、缺氧所致的局限性脑组织的缺血性坏死或软化。TOAST病因分型，将缺血性脑卒中分为：大动脉粥样硬化型、心源性栓塞型、小动脉闭塞型、其他明确病因型和不明原因型等5型。

【诊断要点】

（1）突然起病，多有脑血管病危险因素。

（2）有局灶的神经症状和体征，如失语、偏瘫或四肢瘫、病理征阳性等。

（3）症状和体征持续数小时以上。

（4）严重患者意识清楚或可有轻度意识障碍。

（5）CT脑实质未见高密度病灶；头颅MRI可见长T1、长T2信号，超早期DWI呈现高信号。

（6）脑CT或MRI显示有梗死病灶。

【急救措施】

1. 一般处理

（1）呼吸支持：保持呼吸道通畅，防止因呼吸道阻塞而引起窒息。

（2）吸氧：有意识障碍、血氧饱和度下降（血氧饱和度低于92%）或血气分析提示缺氧（PaO_2＜60mmHg或$PaCO_2$＞50mmHg）的患者应给予吸氧。

（3）心脏监测与心脏病变处理：脑梗死后24h内应常规进行

心电图检查，必要时进行心电监护。

（4）鼻饲：昏迷或有吞咽困难者应给予鼻饲。

（5）对症治疗：对体温>38℃的患者应给予退热措施。过度烦躁不安的患者可适量用镇静药。便秘者可选用缓泻剂。

（6）预防感染：加强口腔护理，及时吸痰，保持呼吸道通畅；留置导尿管时应做膀胱冲洗。

（7）观察病情：严密注意患者的意识、瞳孔大小、血压、呼吸等改变，有条件时对昏迷患者进行监护。

2. 给药途径与液体选择

（1）给药途径：分为3种方式：静脉给药、口服给药、雾化吸入。

（2）液体选择：脱水降压、调控血压及其他脑保护，治疗时选用生理盐水，不宜用糖水。

3. 药物应用

（1）一般治疗：①控制血压：准备溶栓者，应使收缩压<180mmHg、舒张压<100mmHg；缺血性脑卒中后24h内血压升高的患者应谨慎处理。必要时给予注射用乌拉地尔50mg静脉输液，缓慢降压，将血压控制在180/100mmHg以下；有高血压病史且正在服用降压药者，如病情平稳，可于脑卒中24h后开始恢复使用降压药物；②血糖控制：高血糖：目前公认应对脑卒中后高血糖进行控制，一般给予长效胰岛素及短效胰岛素联合降糖；低血糖：患者血糖<3.3mmol/L时，给予10%~20%葡萄糖口服或注射治疗。

（2）特异性治疗：近年研究热点为改善脑血液循环的多种措施（如溶栓、抗血小板、抗凝、降纤、扩容等方法）及神经保护的多种药物。

1）改善血液循环：溶栓治疗，符合溶栓条件，无明显溶栓禁忌者可予溶栓治疗。溶栓药物治疗方法：发病4.5h内，给予rt-PA 0.9mg/kg（最大剂量为90mg）静脉滴注，其中10%在最初1min内静脉推注，其余持续滴注1h；发病6h内的缺血性脑卒中患者，如不能使用rt-PA，可考虑静脉给予尿激酶，应根据适应证严格选择患者。使用方法：尿激酶100万~150万IU，溶于生理盐水100~200mL，持续静脉滴注30min。

2）抗血小板聚集治疗：溶栓患者24h后复查头CT，若提示无出血，应给予抗血小板聚集治疗；不符合溶栓适应证且无禁忌证的缺血性脑卒中患者应在发病后尽早给予口服阿司匹林150~300mg/d，急性期后改为预防剂量50~325mg/d；对不能耐受阿司匹林者，可考虑选用氯吡格雷75mg/d抗血小板聚集治疗。

3）抗凝治疗：少数特殊患者的抗凝治疗，可在谨慎评估风险、效益比后慎重选择；特殊情况下溶栓后还需抗凝治疗的患者，应在24h后使用抗凝剂。

4）降纤治疗：常用的药物包括降纤酶、巴曲酶、安克洛酶及蚓激酶等。

5）扩容治疗：对于低血压或脑血流低灌注所致的急性脑梗死如为分水岭梗死可考虑扩容治疗，给予羟乙基淀粉注射液500mL，静脉输液，每天1次扩容。

6）神经保护治疗：

A. 单唾液酸四己糖神经节苷脂钠80mg，静脉输液，1次/d，营养神经细胞。

B. 依达拉奉注射液30mg，静脉输液，2次/d，抗氧自由基。

C. 胞磷胆碱0.2g，口服，3次/d，营养神经。

D. 高压氧和亚低温治疗。

7）其他疗法：

A. 阿托伐他汀钙片20mg，口服，1次/晚，稳定斑块。

B. 疏血通注射液6mL，静脉输液，1次/d，活血化瘀。

C. 尤瑞克林0.15pna，静脉输液，1次/d，改善侧支循环。

D. 丁苯酞软胶囊0.2g，口服，3次/d，保护线粒体。

E. 谷氨酰胺10mg，口服，3次/d，增强免疫营养。

8）中医中药治疗：醒脑静脉注射液20mL，静脉输液，促醒。

A. 注意急性期并发症的防治，如脑水肿与颅内压增高、出血转化、癫痫、深静脉血栓形成和肺栓塞等。

B. 外科或介入治疗：对大脑半球的大面积脑梗死，可施行开颅减压术和（或）部分脑组织切除术。较大的小脑梗死，尤其是影响到脑干功能或引起脑脊液循环阻塞的，可行后颅窝开颅减压或（和）直接切除部分梗死的小脑，以解除脑干压迫，伴有脑积水或具有脑积水危险的患者应行脑室引流。脑梗死后出血量大时如无禁忌可手术治疗。颈动脉狭窄超过70%的患者可考虑颈动脉内膜切除术或血管成形术治疗。

（陈会生　李晓秋　刘方彩　杨树叶　张楠楠　孙卓然　徐　杰）

第12节　周期性瘫痪

周期性瘫痪（periodic paralysis），又称周期性麻痹，是以反复发作的骨骼肌迟缓性瘫痪为特征的一组肌病。发作时肌无力可持续数小时或数天，发作间歇期肌力完全正常。根据发作时血清钾浓度，分为低钾型、高钾型和正常钾型3类，以低钾型多见。部分周期性瘫痪为继发性，多因甲状腺功能亢进、肾小管酸中毒、肾衰竭或代谢性疾病引起。

【诊断要点】

1. 低钾型周期性瘫痪

（1）常染色体显性遗传或散发的疾病，我国以散发多见。临床表现为发作性肌无力、血清钾降低、补钾后能迅速缓解，是周期性瘫痪中最常见的类型。

（2）任何年龄均可发病，20~40岁男性多见，随年龄增长而发作次数减少。疲劳、饱餐、寒冷、酗酒和精神刺激等是常见发作诱因。发作前可有肢体疼痛、感觉异常、口渴、多汗、少尿、潮红、嗜睡、恶心等。

（3）常于夜间睡眠或清晨起床时，出现对称性肢体无力或完全瘫痪，且下肢重于上肢、近端重于远端，少数可从下肢逐渐累及上肢，数小时至1~2d内达高峰。

（4）发病期主要体征是肢体不同程度瘫痪，肌张力低下，腱反射减弱或消失，但无病理反射。个别出现呼吸肌麻痹、心动过速或过缓、室性心律失常，甚至室颤致死。

（5）心电图呈典型低钾性改变，u波出现，T波低平或倒置、P–R间期和Q–T间期延长，ST段下降，QRS波增宽。

（6）发作一般经数小时至数日后逐渐恢复，最先受累的肌肉最先恢复。发作频率不等，发作间期一切正常。

2. 高钾型周期性瘫痪

（1）又称强直性周期性瘫痪，为常染色体显性遗传，较少见。多在10岁前起病，男性居多，饥饿、寒冷、剧烈运动和钾摄入可诱发肌无力发作。

（2）肌无力从下肢近端开始，然后影响到上肢，甚至颈部肌肉，脑神经支配肌肉和呼吸肌偶可累及，瘫痪程度一般较轻，但常伴有肌肉痛性痉挛。部分患者伴有手肌、舌肌的强直发作，肢体放入冷水中易出现肌肉僵硬，肌电图可见强直电位。

（3）发作时血清钾和尿钾含量升高，血清钙降低，心电图T波高尖。每次发作持续时间短，约数分钟到1h。

（4）多数病例在30岁左右趋于好转，逐渐停止发作。

3. 正常钾型周期性瘫痪

（1）又称钠反应性正常血钾性周期性瘫痪，为常染色体显性遗传，较少见。多在10岁前发病，常于夜间或清晨醒来时发现四肢或部分肌肉瘫痪，甚至发音不清、呼吸困难等。

（2）发作持续时间常在10d以上，限制钠盐摄入或补充钾盐均可诱发，补钠后好转。

（3）血清钾水平正常。

【急救措施】

1. 低钾性周期性瘫痪

（1）正在发作时，若症状不严重，可给予10%氯化钾或10%枸橼酸钾40～50mL顿服，24h内再分次口服，一日总量为10g。症状较重时，直接静脉滴注氯化钾溶液以纠正低血钾状态。

（2）若出现呼吸肌麻痹，应予辅助呼吸，严重心律失常者应积极救治。伴有甲亢或肾小管酸中毒患者，应进行相应治疗，以防止复发。

（3）发作频繁者在发作期间可给予长期口服钾盐1g，3次/d。如口服无效，可口服乙酰唑胺250mg，4次/d；或螺内酯200mg，口服，2次/d。低钠高钾饮食也有助于减少发作。

（4）应避免各种诱因，平时少食多餐，忌浓缩高碳水化合物饮食，并限制钠盐。避免受冻及精神刺激。

2. 高钾型周期性瘫痪

（1）发作时可用10%葡萄糖酸钙静注，或10%葡萄糖500mL加胰岛素10～20U静脉滴入以降低血钾。也可用呋塞米排钾。

（2）间歇期可给予高碳水化合物饮食，勿过度劳累，避免寒冷刺激，或口服氢氯噻嗪等药帮助排钾。

3. 正常钾型周期性瘫痪

（1）大量生理盐水静脉滴入。

（2）10%葡萄糖酸钙10mL，静脉注射，2次/d；或钙片每天0.6～1.2g，分1～2次口服。

（3）每天服食盐10～15g，必要时用氯化钠静脉点滴。

（4）乙酰唑胺0.25g，口服，2次/d。

（5）间歇期可给予氟氢可的松和乙酰唑胺。另外，避免进食含钾多的食物，如肉类、香蕉、菠菜、薯类。防止过劳或过度肌肉活动，注意寒冷或暑热的影响。

（李晓秋）

第13节 短暂性脑缺血发作

短暂性脑缺血发作（TIA）是由局灶性脑、脊髓或视网膜缺血所致的短暂可逆性神经功能障碍，发作时仅持续数分钟，多在30 min内完全恢复，TIA频发会导致缺血性脑卒中，甚至出现不可逆性神经功能损害。目前认为TIA的发病机制为:在颈内动脉、椎基底动脉粥样硬化基础上,微栓塞及血流动力学、血液黏稠度、血液凝固性改变导致脑、脊髓、视网膜等部位局灶性缺血,继而出现短暂性神经功能缺损。

【诊断要点】

(1)为短暂的、可逆的、局部的脑、脊髓、视网膜血流循环障碍,可反复发作。

(2)颈内动脉系统TIA可表现为对侧肢体和(或)面部的无力、瘫痪、笨拙、麻木、感觉障碍、构音障碍、同侧单眼失明或对侧同向性偏盲、失语等。

(3)椎-基底动脉系统TIA表现为单侧或双侧肢体、面部运动或感觉障碍,单侧或双侧同向性偏盲、眩晕、共济失调、复视、构音障碍、吞咽困难等。

(4)每次发作持续时间通常在数分钟至1 h之内,症状和体征在24 h内消失。

【急救措施】

(1)一般处理同急性脑梗死。

(2)药物治疗。

1)抗血小板聚集治疗。

推荐使用ABCD2等危险分层工具,尽快识别TIA高危患者,尽早启动如血管评价、抗栓、稳定斑块和血压管理等综合干预措施。

具有高卒中复发风险(ABCD2评分≥4分)的急性非心源性TIA(根据24 h时间定义)应尽早给予氯吡格雷联合阿司匹林治疗21 d(氯吡格雷首剂负荷量300 mg),随后氯吡格雷单药治疗(75 mg/d),总疗程为90 d。此后,氯吡格雷、阿司匹林均可作为长期二级预防一线用药。

2)抗凝、扩容、降纤治疗同急性脑梗死。

注:对于颅内外脑动脉狭窄的患者可考虑外科或介入治疗。

(李晓秋)

第三章

心血管系统急症

第1节　心源性猝死

心源性猝死（sudden cardiac death，SCD）是心脏原因所致的突然的心脏骤停，常以突然意识丧失为主要表现，患者在症状出现后1h内死亡。心源性猝死中冠状动脉粥样硬化及其并发症所致者高达80%以上。猝死的诱发机制中，室性纤颤占65%～80%，室性心动过速占7%～10%、心电机械分离占20%～30%。病理解剖可以发现不可逆的心肌纤维样变性水肿、坏死和细胞浸润。

【诊断要点】

1. 猝死发生时临床表现

（1）心脏停搏>10s，出现晕厥。

（2）心脏停搏>15s，出现昏迷和抽搐。

（3）心脏停搏>45s，出现瞳孔散大，对光反射消失。

（4）心脏停搏>1～2min，瞳孔固定。

2. 临死前症状

有些患者可发出异常鼾声，有些在睡眠中安静地死去。

3. 心电图表现

急性期可出现导联广泛ST段抬高或压低伴有T波电交替、QRS时限延长、QTc间期延长者，心肌梗死后心率变异性明显降低或心肌梗死后持续QRS波群低电压，心肌梗死存活者伴有心室晚电位阳性，心肌梗死后左心功能不全者，有宽大畸形的低振幅室性早搏或频发多源性室性早搏者易出现心脏骤停。

4. 心脏超声或心肌核素检查

有心脏增大、心肌节段性收缩异常或反向运动（室壁瘤形成），左室功能减低者（EF≤30%）。

5. 冠状动脉造影

广泛严重冠状动脉狭窄、钙化的冠心病，如冠状动脉左主干或左主干等同病变或多支病变，尤其是伴有心、脑、肾功能不全者。

6. 心源性猝死的检查

（1）意识：拍打、呼叫对方、观察无反应，确定意识丧失，无呼吸监测时，不主张听呼吸音和心音，不要通过触摸体表动脉搏动及感知呼吸气息确定循环呼吸停止。

（2）心电图：及时进行心电图检查可出现以下3种表现：①室颤（或扑动）波型；②心室停搏，心电图直线或仅有心房波；③心电机械分离，心电图呈缓慢畸形的QRS波，不产生有效的心肌机械收缩。

【急救措施】

发现患者突然意识丧失确定为心脏骤停后，立即施行心脏复苏处理。

基础生命支持（BLS），包括迅速建立有效的人工循环，为心、脑、肾等重要脏器供应氧合血液而使其得到保护。主要措施包括人工胸外按压、畅通气道、人工呼吸，先行胸外按压，再通畅气道、行人工呼吸。

（1）胸外按压：是建立人工循环的主要方法，即有节律地挤压患者胸骨，位置在两乳头连线中点，按压频率>100次/min，按压深度>5cm。

（2）畅通气道：意识丧失患者常舌后坠而堵塞气道，心肺复苏时必须先设法畅通气道。

（3）人工呼吸：患者自主呼吸已停止，应迅速做有效的人工通气，与胸外按压比例是30∶2。

高级生命支持（ACLS），进一步支持基本生命活动，恢复患者的自主心搏和呼吸。包括维持有效的通气和换气，转复心律达血流动力学的稳定以及恢复脏器的灌注。具体措施包括：①气管插管；②抱球呼吸或呼吸机辅助呼吸；③除颤复律和（或）起搏；电极位置：前面电极板放在胸骨右缘第2肋间，侧面电极板放在乳房下方；④及时行大静脉穿刺，保证药物速达心脏，肾上腺素，1mg，IV，每3~5min重复1次，可稳定心跳、增加除颤成功率，低钾、低镁者补钾和镁；⑤心脏复苏成功后需继续维持有效循环和呼吸，防治脑缺氧和脑水肿，维持水和电解质平衡，防治急性肾衰竭及继发感染。

（王　宏　王蓓蓓　张　坡）

第2节　心源性休克

心源性休克是心脏功能极度减退，心排出量显著减少，导致重要脏器和组织供血严重不足，引起急性周围循环衰竭的一种急症。以急性心肌梗死最多见，重度心肌炎、心肌病、心包填塞、严重心律失常或心力衰竭终末期均可导致本症。本病死亡率极高，国内报道为70%~100%。

【诊断要点】

1. 按休克严重程度划分

按休克严重程度大致可分为轻、中、重和极重度休克。

（1）轻度休克：神志尚清、烦躁不安、面色苍白、口干、出汗，心率＞100次/min，脉搏有力且四肢尚温暖，但肢体稍发绀，收缩压≥80mmHg，尿量略减少，脉压＜30mmHg。

（2）中度休克：面色苍白、表情淡漠、四肢发冷、肢端发绀，收缩压在60～80mmHg，脉压＜20mmHg，尿量明显减少（＜17mL/h）。

（3）重度休克：意识模糊、反应迟钝、面色苍白或发绀、四肢厥冷、皮肤大理石样改变，心率＞120次/min，心音低钝，脉细弱无力或稍加压后即消失。收缩压降至40～60mmHg，尿量明显减少或无尿。

（4）极重度休克：神志不清、昏迷、呼吸浅而不规则，口唇、皮肤发绀，四肢厥冷，脉搏极弱或扪不到，心音低钝或呈单音心律，收缩压＜40mmHg，无尿，可有广泛皮下黏膜及内脏出血，并出现多器官衰竭征象。

2. 休克的其他临床征象

心源性休克的病因不同，临床表现各异，以急性心肌梗死为例，常有心前区剧痛，持续数小时，伴恶心、呕吐、大汗、严重心律失常和心功能不全，甚至因脑组织急性供血不足出现脑卒中征象。体征包括心浊音界轻至中度扩大，第一心音低钝，可有第3或第4心音奔马律；若并发乳头肌功能不全或腱索断裂，在心尖区可出现粗糙的收缩期反流性杂音；并发室间隔穿孔者在胸骨左缘第3、第4肋间出现响亮的收缩期杂音，双肺底可闻及湿啰音。

3. 休克的临床诊断

（1）严重的基础心脏病：广泛心肌梗死、心肌炎、心包填塞、心律失常、机械瓣失灵等。

（2）休克的典型临床表现：低血压、少尿、意识改变等。

（3）经积极扩容治疗后低血压及临床症状无改善或反而恶化。

（4）血流动力学指标符合以下典型特征：①平均动脉压＜60mmHg；②中心静脉压正常或偏高；③左室舒张末期充盈压或肺毛细血管楔压升高；④心排出量极度低下。

【急救措施】

1. 治疗原则

（1）绝对卧床休息：立即吸氧，有效镇痛，尽快建立静脉给药通道，迅速给予心电监护和建立血流动力学监测，留置导尿管以观察尿量，积极对症治疗和加强支持疗法。

（2）低血容量状态先扩充血容量：合并代谢性酸中毒及时给予5%碳酸氢钠150～300mL，纠正水、电解质紊乱。根据心功能和血流动力学监测估计输液量和速度，每天补液总量宜控制在1500~2000mL。

（3）补足血容量后若休克仍未解除，可使用血管活性药物，常用多巴胺、多巴酚丁胺、间羟胺、去甲肾上腺素。

（4）缩小心肌梗死范围，挽救濒死和严重缺血心肌，措施包括静脉和（或）冠脉内溶血栓、经皮冠脉腔内成形术（PTCA）和冠脉搭桥术。

（5）积极治疗并发症：纠正心律失常和防治脑、肺、肝、肾等重要脏器功能衰竭，机械辅助循环包括主动脉内气囊反搏术、左室辅助泵或双室辅助泵。

2. 一般治疗

心源性休克的一般治疗包括绝对卧床休息，采用休克卧位、镇静、止痛、供氧、扩充血容量，对症处理和支持疗法，立即建立血流动力学监测：

（1）镇痛：吗啡5~10mg，皮下、肌肉注射或静脉注射，2~4h后可重复给药或哌替啶100mg，肌肉注射。

（2）供氧：常规吸氧和保持呼吸道通畅，以纠正低氧血症，维持正常或接近正常的氧分压。

3. 血管活性药物和正性肌力药物的应用

（1）血管活性药物：主要有血管扩张药和血管收缩药两大类：一个使血管扩张，一个使血管收缩，作用迥然不同，均广泛用于治疗休克。

（2）正性肌力药物：可选用儿茶酚胺类、洋地黄类及磷酸二酯酶抑制剂。

（3）洋地黄类强心剂在心机梗死第一个24h内，尤其是6h内应避免使用。

4. 药物治疗休克的若干进展

（1）纳洛酮（naloxone）：神经肽介导多种休克的心血管反应，休克时血中β–内啡肽水平增高，通过中枢阿片受体抑制心血管功能，血压下降；而纳洛酮属于阿片受体阻滞药，可逆转休克状态。

（2）1，6–二磷酸果糖：是葡萄糖代谢过程中的重要中间产物，有促进细胞内高能基团重建作用，用于心源性休克的辅助治疗。

5. 防治并发症和重要脏器功能衰竭

急性心肌梗死合并心源性休克是常见并发症，有心律失常、室间隔穿孔、乳头肌坏死或功能不全所致二尖瓣关闭不全、心室壁瘤形成等，视情况可选择药物治疗、内科介入治疗或外科手术治疗。

（王　宏　黄志远　张　坡　刘艳霞）

第3节　高血压急症

高血压急症是原发性或继发性高血压患者在某些诱因的作用下，血压突然和显著升高（一般超过180/120mmHg），同时伴心、脑、肾等重要靶器官功能急性损害的一种严重危及生命的临床综合征。高血压急症包括高血压脑病、颅内出血（脑出血和蛛网膜下腔出血）、脑梗死、急性心力衰竭、肺水肿、急性冠脉综合征、主动脉夹层、子痫等。

【诊断要点】

突然起病，病情凶险。通常表现为剧烈头痛，伴有恶心、呕吐、视力障碍和精神及神经方面异常改变。

1. 血压显著增高

收缩压180mmHg以上和/或舒张压120mmHg以上。

2. 自主神经功能失调征象

面色苍白、烦躁不安、多汗、心悸、心率增快＞100次/min、手足震颤、尿频等。

3. 靶器官急性损害的表现

（1）眼底改变：视物模糊，视力丧失，视网膜出血，渗出，视盘水肿。

（2）充血性心力衰竭：胸闷、心绞痛、心悸、气急、咳嗽，甚至咳泡沫痰。

（3）进行性肾功能不全：少尿、无尿、蛋白尿，血浆肌酐和尿素氮增高。

（4）脑血管意外：一过性感觉障碍，偏瘫，失语，严重者烦躁不安或嗜睡。

（5）高血压脑病：剧烈头痛、恶心和呕吐，可出现神经精神症状。

4. 血压急剧升高伴有以下任何一种疾病即诊断高血压急症

（1）高血压脑病。

（2）急性冠脉综合征：不稳定型心绞痛、心肌梗死。

（3）急性左心功能不全。

（4）急性主动脉夹层。

（5）急性肾衰竭。

（6）急性颅内血管意外：脑出血、脑梗死、急性蛛网膜下腔出血。

（7）高儿茶酚胺状态：嗜铬细胞瘤危象。

（8）突然停用抗高血压药物。

5.血压水平高低与急性靶器官损害程度并非成正比

一部分高血压急症并不伴有特别高的血压值，并发急性肺水肿、主动脉夹层动脉瘤、心肌梗死，即使血压仅为中度升高，也应视为高血压急症。

【急救措施】

（1）保护靶器官：高血压急症需立即进行降压治疗，严密监测血压、尿量和生命体征，严密观察靶器官功能状况、神经系统症状和体征的变化、胸痛是否加重。过快或过度降压容易导致组织灌注压降低，诱发缺血事件。起始降压目标并非是使血压正常，而是渐进地将血压降至安全水平，最大限度减轻心、脑、肾等靶器官的损害。

（2）降压目标：初始阶段（数分钟到1h内）静脉注药（表3-3-1），平均动脉压降幅不超过25%。随后2~6h内将血压降至较安全水平，160/100mmHg左右，可耐受这样的血压水平，临床情况稳定，24~48h逐步降低血压达到正常水平。充分考虑患者年龄、病程、血压升高的程度、靶器官损害和合并的临床状况，急性冠脉综合征或没有高血压病史的高血压脑病（如急性肾小球肾炎、子痫所致等），初始目标血压水平可适当降低。主动脉夹层动脉瘤，可以耐受情况下，降压目标应该低至收缩压100~110mmHg。

表3-3-1　高血压急症静脉注射用降压药

降压药	剂量	起效	持续	不良反应
尼卡地平	5~15mg /（kg·min），Ⅳ	5~10min	1~4h	心动过速、头痛
乌拉地尔	10~50mg，Ⅳ	15min	2~8h	头痛、恶心、疲倦
硝普钠	0.25~10μg /（kg·min），Ⅳ	立即	1~2min	恶心、肌颤、出汗
硝酸甘油	5~100μg /（kg·min），Ⅳ	2~5min	5~10min	头痛、呕吐

（张　坡　王　宏　史　丽）

第4节　心脏压塞

心脏压塞是心包腔内液体增长速度过快或积液量过大时，压迫心脏而限制心室舒张及血液充盈的现象。心脏压塞的常见病因有急性心包炎、结核、心肌梗死、尿毒症、肿瘤、心导管操作、胸部挫伤或钝器伤也可引起心脏压塞。典型临床表现为急性循环衰竭，动脉压下降、脉压变小甚至休克。慢性心脏压塞症状不典型，表现为体循环静脉压增高，如颈静脉怒张、奇脉等。

根据心包腔内液体量增长速度可分为急性心脏压塞和慢性心脏压塞。急性心脏压塞可见于急性心包炎、心包积血（心肌梗死后、主动脉瘤或夹层动脉瘤破裂）、胸部创伤（穿透性）及肿瘤。慢性心脏压塞见于特发性心包积液、结核性心包积液、心脏和心包肿瘤、黏液性水肿、心肌梗死后综合征、结缔组织病、胸部放射治疗。

【诊断要点】

1. 临床征象

急性心脏压塞的主要表现为心排血量显著减少，亚急性或慢性心脏压塞的主要表现为静脉系统瘀血，两者的血流动力学改变有所不同，临床表现有较大的差别。急性心脏压塞的患者突发胸闷、呼吸困难、全身冷汗、极度烦躁、面色苍白或发绀、神志不清、呈现休克或休克前状态。亚急性心脏压塞患者有胸部压迫感或胸痛、呼吸困难、恶心、腹痛或腹胀。

2. 主要体征

急性心脏压塞时的典型征象为Beck三联征：动脉压下降、静脉压上升和心音遥远。在亚急性心脏压塞时，则表现为另一三联征：心包积液、奇脉与颈静脉怒张。

（1）脉搏细弱可触及奇脉：血压极低者，可触不到奇脉。亚急性心脏压塞患者中奇脉发生率为77%。但应与梗阻性肺部疾病、缩窄性心包炎、限制型心肌病和肺栓塞相鉴别。

（2）动脉压下降尤其是收缩压下降，是心脏压塞的主要表现或唯一早期表现。动脉血压持续下降，脉压<30mmHg，呈现休克表现，原因不明的低血压或休克者均应考虑心脏压塞的可能。

（3）体循环静脉压增高出现颈静脉怒张，呈现Kussmaul征象；肝脏大，肝-颈静脉回流征阳性，腹水及下肢水肿等。急性心脏压塞尤其是伴低血容量者或肥胖患者，上述表现可不明显，易漏诊。

（4）心脏听诊表现为心率增快、心音遥远。少数患者早期可因出现迷走神经反射而表现为窦性心动过缓或停搏。

3. 辅助检查

（1）超声心动图：心脏压塞首选检查方法，少量心包积液（50～100mL）亦能做出诊断。主要特征为：①心包膜脏、壁层之间出现无回声区。②右心室显著受压，右心室流出道变窄。③吸气时右心室内径增大，左心室内径减少，室间隔向左心室偏移，呼气时则相反；右心室前壁可出现舒张期塌陷，右心房壁可出现收缩期塌陷征象。④主动脉瓣开放时间缩短，心脏每搏排出量减少。⑤二尖瓣、三尖瓣与肝静脉多普勒血流频谱亦有相应的改变。

（2）X线检查：X线透视心脏搏动普遍减弱，X线摄片心包积液量超过250mL，可见心影向两侧扩大；积液量超过1000mL，心影普遍增加，正常轮廓消失呈烧瓶样，且心影随体位而变化。

（3）心电图：心电图检查缺乏特异性，77%的心脏压塞为窦性心动过速。少数有P波、QRS波和T波的电交替，此与心脏跳动时左、右心室充盈量发生交替有关。QRS波群电压降低，以肢体导联最为明显。

【急救措施】

1. 改善血流动力学

（1）快速静脉输注生理盐水，目的是扩充血容量，增加中心静脉压与回心血量，以维持一定的心室充盈压。可在心包腔内减压前或减压的同时快速静脉输注500mL生理盐水（液体复苏），其后输液总量视补液后患者的血流动力学状态而定。

（2）正性肌力药首选多巴酚丁胺：多巴酚丁胺在增加心肌收缩力的同时不会导致心脏后负荷增加。心脏压塞时多巴胺与去甲肾上腺素可增加心脏后负荷，导致心排出量减少，应避免使用。

2. 降低心包腔内压

（1）心包穿刺术：确诊急性心脏压塞，立即行心包穿刺术，迅速排出积液，可留置导管至心包腔行持续引流。

（2）心包切开引流术：即外科行心包切开。

（王　宏　郭玲玲）

第5节　急性感染性心内膜炎

急性感染性心内膜炎（acute infective endocarditis，AIE）是由细菌等病原微生物引起心脏瓣膜和心脏血管内膜的感染，其特征病损为赘生物形成。多为无心脏病史患者。严重感染时，数天至数周可引起心脏瓣膜破坏，短期内出现心脏杂音或原有杂音性质改变，可迅速进展为急性充血性心力衰竭。主要由致病力强的化脓菌（如金黄色葡萄球菌、溶血性链球菌、肺炎球菌等）引起。局部化脓性炎症导致败血症，引起心内膜炎，多发生在原来正常的心内膜上，常单独侵犯主动脉瓣或二尖瓣。

【诊断要点】

（1）病前常有感染病灶或近期有手术或器械检查史，病原菌以草绿色链球菌为主要的致病菌。其次为金黄色葡萄球菌，其他有溶血性链球菌、肺炎球菌、革兰阴性杆菌、真菌等。

（2）败血症的表现：起病急骤，进展迅速，全身症状严重，高热伴寒战，肌肉关节疼痛，进行性贫血等。

（3）心脏改变：心脏瓣膜和腱索的急性损害，可在短期内新出现高调心脏杂音或原有心脏杂音性质改变。且可迅速进展为急性充血性心力衰竭，甚至死亡。患者可出现心律失常。静脉内药物滥用者的右心感染性心内膜炎也多为急性感染性心内膜炎。

（4）栓塞及转移性脓肿：在受累的心内膜上可附着大而脆的赘生物，脱落的菌栓可引起栓塞和转移性脓肿，可有心肌脓肿、脑脓肿及化脓性脑膜炎等。若右心感染性心内膜炎赘生物脱落，可出现肺炎、肺动脉栓塞和肺脓肿等。

（5）实验室检查：血白细胞明显增加，核左移，血培养阳性可明确致病病原菌。

（6）超声心动图：可发现异常的瓣膜，如瓣膜重度反流，瓣膜上有随血流摆动的赘生物等。

NYHA心功能分级Ⅲ～Ⅳ级、恶性感染、赘生物直径≥1cm、栓塞事件是住院病死率的独立预测因素。

【急救措施】

1. 抗生素的应用

（1）应用抗生素的原则：早期应用、足量用药、静脉用药为主。青霉素敏感链球菌，青霉素G（800万U，VD，q8h，4周），青霉素过敏者，选用头孢曲松（2g，qd，4周），万古霉素（15mg/kg，VD，q12h，4周）；青霉素耐药链球菌，头孢曲松（2g，qd，6周），同时联合应用庆大霉素（3mg/kg，VD，单一剂量，2周）；也可单独应用万古霉素（15mg/kg，VD，q12h，4周）。

（2）肠球菌，青霉素G（800万U，VD，q8h），联合庆大霉素（1mg/kg，VD，q8h，4～6周），如青霉素过敏，则可用万古霉素（15mg/kg，VD，q12h），联合庆大霉素（1mg/kg，VD，q8h，4～6周）。硫酸阿米卡星（7.5mg/kg，VD，q12h，10d）或硫酸异帕米星（200mg，VD，q12h，2周）。氨基糖苷不应每日1次治疗肠球菌，应分为每日3次应用，30min内静脉滴注完成。

（3）葡萄球菌，对甲氧西林敏感自体瓣膜，头孢唑啉（2g，q8h，4～6周），青霉素过敏者，选万古霉素（15mg/kg，VD，q12h，4～6周）。对甲氧西林敏感人工瓣膜，头孢唑啉（2g，q8h，4～6周），联合庆大霉素（1mg/kg，IV，q8h，2周），同时联合利福平（450mg，PO，qd，6～8周），利福平拮抗华法林，需增加华法林用量。甲氧西林耐药自体瓣膜，万古霉素（15mg/kg，IV，q8～12h，4～6周）。甲氧西林耐药人工瓣膜，选万古霉素（15mg/kg，IV，q12h，6～8周），联合庆大霉素（1mg/kg，IM或IV，q8h，2周），同时联合利福平（450mg，PO，qd，6～8周）。

病原微生物不明时，选用针对金黄色葡萄球菌、链球菌和革兰阴性杆菌均有效的广谱抗生素，如头孢曲松：生理盐水100mL+头孢曲松2.0g，静脉滴注，1次/d。

2. 手术治疗

下述情况需考虑手术治疗：①瓣膜穿孔、破裂，腱索离断，发生难治性急性心力衰竭；②人工瓣膜置换术后感染，内科治疗不能控制；③并发性栓塞或化脓性并发症，如化脓性心包炎、心肌脓肿等；④其他药物不能控制的感染，尤其是真菌性和抗生素耐药的革兰阴性杆菌心内膜炎；⑤心脏起搏器感染性心内膜炎主张手术取出感染的电极导线。

第6节　急性心力衰竭

急性心力衰竭在临床上以急性左心衰竭最为常见。各种可以导致左心收缩、舒张功能障碍或者左室前后负荷压力增加的因素，使心排出量在短时间内急剧下降，一方面导致肺静脉和肺毛细血管压力突然明显增高，发生急性肺水肿；另一方面左心室排出量严重下降可导致低血压、心源性休克、晕厥、心脏骤停等，如未及时处理，可能导致死亡。急性右心力衰竭多继发于急性左心力衰竭，具体表现为右心收缩、舒张功能障碍或者右室前后负荷压力增加，使右室心排出量在短时间内急剧下降，出现肺循环灌注不足和体循环瘀血。急性心力衰竭常危及生命，必须紧急施救和治疗。

【诊断要点】

（1）基础心脏病史：大多数患者有各种心脏病的病史，存在引起急性心力衰竭的各种病因。老年人中的主要病因为冠心病、高血压和老年性退行性心瓣膜病，而在年轻人中多由风湿性心瓣膜病、扩张型心肌病、急性重症心肌炎等所致。

（2）心力衰竭的临床表现：原来心功能正常的患者出现原因不明的疲乏或运动耐力明显减低以及心率增加15~20次/min，可能是左心功能降低的最早期征兆。继续发展可出现劳力性呼吸困难、夜间阵发性呼吸困难、睡觉需用枕头抬高头部等；检查可发现左心室增大、闻及舒张早期或中期奔马律、P₂亢进、两肺尤其是肺底部有湿啰音，还可有干啰音和哮鸣音。重者表现为急性肺水肿和心源性休克。

（3）心电图改变：可出现心肌缺血性改变、ST段抬高或非ST段抬高、心肌梗死以及陈旧性心肌梗死的病理性Q波等。还可检测出心肌肥厚、心房和（或）心室扩大、束支传导阻滞、不同严重程度的心律失常如各种房性或室性心律失常（房颤、房扑伴快速性心室率、室速）、QT间期延长等。

（4）胸部X线检查改变：可显示肺瘀血的程度和肺水肿，如出现肺门血管影模糊、蝶形肺门，甚至弥散性肺内大片阴影等。还可根据心影增大及其形态改变，评估基础的或伴发的心脏和（或）肺部疾病以及气胸等。

（5）血气分析异常：常伴低氧血症，肺瘀血明显者可影响肺泡氧气交换。

（6）常规实验室检查：包括血常规和血生化检查，如电解质、肝肾功能、血糖、血脂、白蛋白、高敏C反应蛋白（hs-CRP）、心肌酶及肌钙蛋白。

（7）BNP/NT-proBNP：如BNP<100ng/L或NT-proBNP<300ng/L为排除急性心衰的临界点。应注意测定值与年龄、性别和体质量等有关。诊断急性心衰时NT-proBNP水平应根据年龄和肾功能不全分层：50岁以下的成人血浆NT-proBNP>450ng/L，50岁以上>900ng/L，75岁以上>1800ng/L，肾功能不全（肾小球滤过率<60mL/ming）时应>1200ng/L。另外，NT-proBNP>5000ng/L提示心衰患者短期死亡风险较高；>1000ng/L提示长期死亡风险较高。

【急救措施】

1. 急性左心衰竭的一般处理

（1）体位：静息时明显呼吸困难者应取半卧位或端坐位，双腿下垂以减少回心血量，降低心脏前负荷。

（2）四肢交换加压：四肢轮流绑扎止血带或血压计袖带，通常同一时间只绑扎三肢，每隔15~20min轮流放松一肢。此法可降低前负荷，减轻肺瘀血和肺水肿。

（3）吸氧：适用于低氧血症和呼吸困难明显者，尤其指端血氧饱和度<90的患者。无低氧血症患者不应常规应用，这可能导致血管收缩和心输出量下降。可采用鼻导管和面罩吸氧，必要时还可采用无创性或气管插管、呼吸机辅助通气治疗。

（4）做好救治的准备工作：至少开放2根静脉通道，必要时可采用深静脉穿刺置管。固定和维护好各种导管和监护设备等。

（5）饮食：进食易消化食物，可少量多餐（6~8次/d）。应用袢利尿剂情况下不要过分限制钠盐摄入量，以避免引起低钠血症和低血压。

（6）出入量管理：对无明显低血容量因素者的每天摄入液体量一般宜在1500mL以内，不要超过2000mL。保持每天水出入量负平衡约500mL/d，以减少水钠潴留和缓解症状。3~5d后，如瘀血、水肿明显消退，应减少水负平衡，逐渐过渡到出入水量平衡。

2. 急性左心衰竭的药物治疗

（1）镇静剂：主要应用吗啡，用法为2.5~5.0mg静脉缓慢注射，亦可皮下或肌肉注射。伴明显和持续低血压、休克、意识障碍、COPD、CO_2潴留等患者禁用。老年患者慎用或减量。亦可应用哌替啶50~100mg肌肉注射。

（2）支气管解痉剂：一般应用氨茶碱0.125~0.25g，以葡萄糖水稀释后静脉推注（10min），4~6h后可重复1次；或以0.25~0.5mg/（kg·h）静脉滴注。此类药物不宜用于冠心病如急性心肌梗死或不稳定型心绞痛所致的急性心力衰竭患者和伴心动过速或心律失常的患者。

（3）利尿剂：应采用静脉利尿制剂，首选呋塞米，先静脉注射20~40mg，继以静脉滴注5~40mg/h，其总剂量在起初6h不超过80mg，起初24h不超过160mg。亦可应用托拉塞米10~20mg静脉注射。应用利尿剂效果不佳、加大剂量仍未见良好反应以及容量负荷过重的急性心力衰竭患者，应加用噻嗪类和（或）醛固酮受体拮抗剂：氢氯噻嗪25~50mg，2次/d，或螺内酯20~40mg，1次/d。如出现明显稀释性低钠血症，可加用ADH受体拮抗剂托伐普坦，7.5~15mg，口服，1次/d，疗效欠佳者逐渐加量至30mg/d，直至血钠正常。

（4）血管扩张药物：此类药物可应用于急性心力衰竭早期阶段。收缩压>110mmHg的急性心力衰竭患者通常可以安全使用；收缩压在90~110mmHg的患者应谨慎使用；而收缩压<90mmHg的患者则禁忌使用。

1）硝酸酯类药物：硝酸甘油静脉滴注起始剂量5~10μg/min，最大剂量100~200μg/min；亦可舌下含服0.3~0.6mg/次。硝酸异山梨酯的静脉滴注剂量5~10mg/h，亦可舌下含服2.5mg/次。

2）硝普钠：小剂量10μg/min开始，可酌情逐渐增加剂量至50~250μg/min，静脉滴注，疗程不要超过72h。

3）重组人脑利钠肽（rhBNP）：先给予负荷剂量1.5μg/kg，静脉缓慢推注，继以0.0075~0.0150μg/（kg·min）静脉滴注；也可不用负荷剂量而直接静脉滴注。疗程一般3d，不超过7d。

4）乌拉地尔：通常静脉滴注100~400μg/min，可逐渐增加剂量，并根据血压和临床状况予以调整。伴严重高血压者可缓慢静脉注射12.5~25.0mg。

5）血管紧张素转换酶抑制剂（ACEI）：急性心肌梗死后的急性心力衰竭可以试用，口服起始剂量宜小。在急性期病情稳定48h后逐渐加量，症状缓解后长期服用，不能耐受ACEI者可以应用血管紧张素受体阻滞剂（ARB）。

（5）正性肌力药物：适用于低心排出量综合征，如症状性低血压或心排出量降低伴有循环瘀血的患者，可缓解组织低灌注所致的症状。血压较低和对血管扩张药物及利尿剂不耐受或反应不佳的患者尤其有效。药物种类和用法如下：

1）洋地黄类：一般应用毛花苷C 0.2~0.4mg缓慢静脉注射，2~4h后可以再用0.2mg，伴快速心室率的房颤患者可酌情适当增加剂量。

2）儿茶酚胺类：

多巴胺：小剂量（< 3mg·kg^{-1}·min^{-1}）应用有选择性扩张肾动脉、促进利尿的作用；大剂量（>75mg·kg^{-1}·min^{-1}）。此药应用的个体差异较大，一般从小剂量开始，逐渐增加剂量，短期应用，心室率快者慎用。可引起低氧血症，应监测SaO$_2$，必要时给氧。

多巴酚丁胺：2~20μg·kg^{-1}·min^{-1}静脉滴注。

磷酸二酯酶抑制剂：米力农，首剂25~75μg/kg，静脉注射（>10min），继以0.375~0.750μg/（kg·min）静脉滴注。常见不良反应有低血压和心律失常。

左西孟旦：一种钙增敏剂，首剂6~12μg/kg静脉注射（>10min），继以0.1μg/（kg·min）静脉滴注，可酌情减半或加倍。对于收缩压< 100mmHg的患者，不需要负荷剂量，可直接用维持剂量，其副作用为低血压。

3. 急性右心衰竭的治疗

（1）右心室梗死伴急性右心衰竭：①积极行冠状动脉血运重建。没有左心衰竭和肺水肿，首先扩容治疗，快速补液直至右心房压升高而心输出量不增加，或PCWP≥18mmμg。②扩容治疗：如存在心源性休克，在检测中心静脉压的基础上首要治疗是大量补液，可应用羟甲淀粉（706代血浆）、低分子右旋糖酐或牛理盐水20mL/min静脉滴注。24h的输液量在3500~5000mL。对于充分扩容而血压仍低者，可给予多巴酚丁胺或多巴胺；③禁用利尿剂、吗啡和硝酸甘油等血管扩张剂，以避免进一步降低右心室充盈压；④如右心室梗死同时合并广泛左心室梗死，则不宜盲目扩容，防止造成急性肺水肿。如存在严重左心室功能障碍和肺毛细血管楔压（PCWP）升高，不宜使用硝普钠，应考虑主动脉内球囊反搏（IABP）治疗。

（2）急性大块肺栓塞所致急性右心衰竭：①止痛：吗啡或哌替啶；②吸氧：鼻导管或面罩给氧6~8L/min；③溶栓治疗：常用尿激酶或人重组组织型纤溶酶原激活剂（rt-PA）。停药后应继续肝素治疗，持续滴注5~7d，停药后改用华法林口服数月；④经内科治疗无效的危重患者（如休克），若经肺动脉造影证实为肺总动脉或其较大分支内栓塞，可做介入治疗，必要时可在体外循环下紧急早期切开肺动脉摘除栓子。

（3）右侧心瓣膜病所致急性右心衰竭：右心衰竭的治疗主要是应用利尿剂，以减轻水肿；对基础心脏病如肺动脉高压、肺动脉狭窄以及合并肺动脉瓣或三尖瓣关闭不全、感染性心内膜炎等，按相应的指南予以治疗。

4. 非药物治疗

（1）IABP治疗：这是一种有效改善心肌灌注同时又降低心肌耗氧量和增加心排出量（CO）的治疗手段。

（2）机械通气：出现心跳呼吸骤停而进行心肺复苏和合并Ⅰ型或Ⅱ型呼吸衰竭的急性心力衰竭患者需机械通气。

（3）血液超滤治疗：此法不仅可维持水、电解质和酸碱平衡，稳定内环境，还可清除尿毒症毒素（肌酐、尿素、尿酸等）、细胞因子、炎症介质以及心脏抑制因子等。

（4）心室机械辅助装置：急性心力衰竭经常规药物治疗无明显改善时可应用此技术。此类装置有：体外模式人工肺氧合器心室辅助泵（ECMO）。

（5）手术：不稳定型心绞痛或ST段抬高心肌梗死并发心源性休克、心肌梗死后机械并发症、心瓣膜疾病、急性主动脉夹层、主动脉窦瘤破裂、心脏内肿瘤（如左心房黏液瘤）以及心脏内巨大血栓形成等均会造成瓣膜反流或流出道梗阻，可引起急性心力衰竭，需要立即手术。

第7节　急性心肌梗死

急性心肌梗死（AMI）是由于原发的冠状动脉事件（如斑块

破裂）、继发的心肌供氧和耗氧不平衡所导致的心肌缺血（如冠状动脉痉挛、贫血、心律失常或低血压）而引起的心肌缺血、肌钙蛋白（如不能检测肌钙蛋白时，可测CK-MB）升高，伴有缺血症状、心电图改变（新发缺血表现或病理性Q波）、影像学检测中有室壁运动的缺失等上述任一项的临床综合征。

【诊断要点】

1. AMI的诊断标准：必须至少具备下列3条标准中的2条

（1）缺血性胸痛的临床病史。

（2）心电图的动态演变。

（3）心肌坏死的血清心肌标志物浓度的动态改变。

2. 部分心肌梗死患者的心电图不表现ST段抬高，因此血清心肌标志物浓度的测定对诊断心肌梗死有重要价值

（1）AST、CK、CK-MB为传统的诊断AMI的血清标志物，但应注意到一些疾病可能导致假阳性，如肝脏疾病（通常ALT>AST）、心肌病、心肌炎、骨骼肌创伤、肺动脉栓塞、休克及糖尿病等疾病均可影响其特异性。

（2）肌红蛋白可迅速从梗死心肌释放而作为早期心肌标志物，但骨骼肌损伤可能影响其特异性，故早期检出肌红蛋白后，应再测定CK-MB、肌钙蛋白I（cTnI）或肌钙蛋白T（cTnT）等更具心脏特异性的标志物予以证实。

（3）肌钙蛋白的特异性及敏感性均高于其他酶学指标。通常在STEMI症状发生后2~4h开始升高，10~24h达到峰值，并可持续升高7~14d。

（4）CK-MB和总CK作为诊断依据时，其诊断标准值至少应是正常上限值的2倍。

3. 心电图表现可诊断AMI

在血清标志物检测结果报告前即可开始紧急处理。如果心电图表现无决定性诊断意义，早期血液化验结果为阴性，但临床表现高度可疑，则应以血清心肌标志物监测AMI。推荐于入院即刻、2~4h、6~9h、12~24h采血，要求尽早报告结果。

【急救措施】

1. 急诊处理

医师应迅速做出诊断并尽早给予再灌注治疗。力争10~20min内完成病史采集、临床检查和记录1份18导联心电图以明确诊断。对ST段抬高的AMI患者，应在30min内收住冠心病监护病房（CCU）开始溶栓，或在90min内开始行急诊经皮冠状动脉腔内血管成形术（PTCA）治疗。

2. ST段抬高或伴左束支传导阻滞的AMI住院治疗

一般治疗：AMI患者来院后应立即开始一般治疗，并与其诊断同时进行，重点是监测和防治AMI的不良事件或并发症。①监测：持续心电、血压和血氧饱和度监测；②卧床休息：对血流动力学稳定且无并发症的AMI患者一般卧床休息1~3d，对病情不稳定及高危患者卧床时间应适当延长；③建立静脉通道：保持给药途径畅通；④镇痛：应迅速给予有效镇痛剂，可给予吗啡3mg静脉注射，必要时每5min重复1次，总量不宜超过15mg；⑤吸氧；⑥硝酸甘油：AMI患者只要无禁忌证通常使用硝酸甘油静脉滴注24~48h，然后改用口服硝酸酯制剂；⑦阿司匹林：所有AMI患者只要无禁忌证均应立即口服嚼服肠溶阿司匹林300mg；⑧纠正水、电解质及酸碱平衡失调；⑨阿托品：主要用于AMI特别是下壁AMI伴有窦性心动过缓／心室停搏和房室传导阻滞患者，可给予阿托品0.5~1.0mg静脉注射，必要时每3~5min可重复使用，总量应<2.5mg；⑩饮食和通便：AMI患者需禁食至胸痛消失，然后给予流质、半流食，逐步过渡到普通饮食。所有AMI患者均应使用缓泻剂。

3. 再灌注治疗

（1）溶栓治疗：

1）溶栓治疗适应证：持续性胸痛>0.5h，2个或2个以上相邻导联ST段抬高（胸导联≥0.2mV、肢体导联≥0.1mV），或提示AMI病史伴左束支传导阻滞（影响ST段分析），发病≤6h者。若患者来院时已经是发病后6~12h，心电图ST段抬高明显伴有或不伴有严重胸痛者仍可溶栓。

2）溶栓治疗的禁忌证及注意事项：既往任何时间发生过出血性脑卒中；3个月内发生过缺血性脑卒中（不包括4.5h内急性缺血性座中）；颅内急性肿瘤；近期（2~4周）活动性内脏出血（月经除外）；可疑主动脉夹层；入院时严重且未控制的高血压（>180/110mmHg）或慢性严重高血压病史；目前正在使用治疗剂量的抗凝药（国际标准化比率2~3），已知有出血倾向；近期（2~4周）创伤史，包括头部外伤、创伤性心肺复苏或较长时间（>10min）的心肺复苏；近期（<3周）外科大手术；近期（<2周）在不能压迫部位的大血管穿刺；曾使用链激酶（尤其5d至2年内使用者）或对其过敏的患者，不能重复使用链激酶；妊娠；活动性消化性溃疡。

溶栓剂的使用方法：

A. 尿激酶：目前建议剂量为100万~150万U，于30min内静脉滴注，溶栓结束后12h皮下注射普通肝类7500U或低分子肝素，共

3～5d。

B. 重组组织型纤溶酶原激活剂（rt-PA）：50 mg rt-PA（8mg），静脉注射，42mg在90min内静脉滴注，配合肝素静脉应用（方法同上）。

（2）介入治疗：

1）直接PTCA：在ST段抬高和新出现或怀疑新出现左束支传导阻滞的AMI患者，在有适宜条件的导管室于发病12h内或虽超过12h但缺血症状仍持续时，对梗死相关动脉进行PTCA。

2）补救性PTCA：溶栓治疗后临床提示未再通者，应尽快进行急诊冠脉造影，若TIMI血流0~2级，应立即行补救性PTCA。尤其对发病12h内、广泛前壁心肌梗死、再次梗死及血流动力学不稳定的高危患者意义更大。

3）溶栓治疗再通者PTCA的选择：建议对溶栓治疗成功的患者，若无缺血复发，应在7~10d后进行择期冠脉造影，若病变适宜可行PTCA。

4. 药物治疗

（1）硝酸酯类药物：硝酸甘油，静脉滴注5~10μg/min开始，每5~10min递增5~10μg/min，持续静脉滴注24~48h。

（2）抗血小板治疗：阿司匹林（初始剂量300mg/d，以后剂量100mg/d维持，PCI患者1个月后改为100mg维持），氯吡格雷（初始剂量300mg，以后剂量75mg/d维持）。

（3）抗凝治疗：普通肝素、低分子量肝素（100U/kg，皮下注射，每12h 1次）。建议可用低分子量肝素代替普通肝素。

（4）β-受体阻滞剂：在无该药禁忌证的情况下应及早常规应用。常用的β-受体阻滞剂为美托洛尔，常用剂量为25~50mg，2次/d或3次/d；阿替洛尔，6.25~25mg，2次/d。在较急的情况下，如前壁AMI伴剧烈胸痛或高血压者，β-受体阻滞剂亦可静脉使用，美托洛尔静脉注射剂量为5mg/次，间隔5min后可再给予1~2次，继口服剂量维持。

（5）ACEI：AMI早期ACEI应从低剂量开始逐渐增加剂量，例如初始给予卡托普利6.25mg作为试验剂量，第1天内可加至12.5mg或25mg，次日加至12.5~25mg，2次/d或3次/d。

（6）钙拮抗剂：AMI常规治疗中钙拮抗剂被视为不宜使用的药物。

（7）洋地黄制剂：AMI 24h之内一般不使用洋地黄制剂。对于AMI左心衰竭并发快速心房颤动的患者，使用洋地黄制剂较为适合，可首次静脉注射毛花苷C 0.4mg，此后根据情况追加

0.2~0.4mg，然后口服地高辛维持。

5. 非ST段抬高的心肌梗死处理

患者的最初药物治疗除了避免大剂量溶栓治疗外，其他治疗与ST段抬高的患者相同。

第8节　不稳定型心绞痛

不稳定型心绞痛是指介于稳定型心绞痛和急性心肌梗死（AMI）之间的一组临床心绞痛综合征，包括初发劳力型心绞痛、恶化劳力型心绞痛、静息心绞痛、梗死后心绞痛、变异型心绞痛。UA与稳定型、劳力性心绞痛的差别主要在于冠脉内不稳定的粥样斑块继发病理改变，使局部心肌血流量明显下降，如斑块内出血、斑块纤维帽出现裂隙、表面血小板聚集及刺激冠状动脉痉挛，导致缺血加重。虽然也可因劳力负荷诱发但劳力负荷终止后胸痛并不能缓解。

【诊断要点】

（1）UA的诊断应根据心绞痛发作的性质、特点、发作时体征和发作时心电图改变以及冠心病危险因素等，结合临床综合判断，以提高诊断的准确性。

（2）动态ST段水平型或下斜型压低≥1mm或ST段抬高（肢体导联≥1mm，胸导联≥2mm）有诊断意义。若发作时倒置的T波呈伪性改变（假正常化），发作后T波恢复原倒置状态；或以前心电图正常者近期内出现心前区多导联T波深倒，在排除非Q波性AMI后结合临床也应考虑UA的诊断。当发作时心电图显示ST段压低≥0.5mm但<1mm时，仍需高度怀疑患本病。

UA急性期应避免做任何形式的负荷试验，这些检查宜放在病情稳定后进行。

【急救措施】

1. 一般内科治疗

急性期卧床休息1～3d，吸氧，持续心电监测。

2. 药物治疗

（1）抗血小板治疗：阿司匹林为首选药物。急性期剂量应为300mg/d，3d后可改为100mg/d维持治疗，对于阿司匹林禁忌的患者，可采用氯吡格雷替代治疗。

（2）抗凝治疗：静脉普通肝素或低分子肝素治疗，常采用先静脉注射5000U肝素，然后以1000U/h维持静脉滴注。静脉肝素治疗2~5d为宜，后可改为皮下肝素7500U，每12h 1次，再治疗1~2d。可采用低分子量肝素（100U/kg，皮下注射，每12h 1次）

替代普通肝素，但肾功能不全者禁忌低分子肝素。

（3）硝酸酯类药物：心绞痛发作时应口含硝酸甘油，若连续含硝酸甘油3~4片仍未缓解疼痛，需应用强镇痛剂，并随即采用硝酸甘油或硝酸异山梨酯静脉滴注。

（4）β-受体阻滞剂：对无禁忌证的UA患者主张常规服用。首选具有心脏选择性的药物，如阿替洛尔、美托洛尔和比索洛尔等。

（5）钙拮抗剂：以控制心肌缺血的发作为主要目的。①硝苯地平：为变异性心绞痛的首选用药，一般剂量为10~20mg，每6h 1次，若仍不能有效控制症状还可与地尔硫草合用，当病情稳定后可改为缓释和控释制剂；②短效二氢吡啶类药物也可用于治疗UA合并高血压，但应与β-受体阻滞剂合用，该类药物的不利方面是加重左心功能不全，造成低血压和反射性心率加快，使用时需注意左心功能情况；③地尔硫草有减慢心率、降低心肌收缩力的作用，故较硝苯地平更常用于控制心绞痛的发作。一般使用剂量为30~60mg，3~4次/d。对于静脉滴注硝酸甘油不能控制的患者，也可试用短期静脉滴注，使用方法为5~15μg/（kg·min），可持续静脉滴注24~48h，窦性心动过缓和左心功能不全的患者应禁用此药；④维拉帕米一般不能与β-受体阻滞剂配伍，多用于心绞痛合并支气管哮喘不能使用β-受体阻滞剂的患者。

（6）不稳定型心绞痛的介入性治疗和外科手术治疗：在高危险组患者中，如果存在以下情况之一，则应考虑行紧急介入性治疗或冠状动脉旁路移植术（CABG）：①虽经内科加强治疗，心绞痛仍反复发作；②心绞痛发作时间明显延长超过1h，药物治疗不能有效缓解上述缺血发作；③心绞痛发作时伴有血流动力学不稳定，如出现低血压、急性左心功能不全或伴有严重心律不齐等。

第9节　急性心律失常

心律失常多发于各种心血管疾病，但也见于心脏结构无异常者。需要紧急处理的心律失常包括：室上性心动过速、伴快速心室率的房扑/房颤；室性心动过速、室扑/室颤；显著窦缓、窦性停搏。

一、室上性心动过速

室上性心动过速是心脏心室以上的病因所致的心动过速，简称室上速。发病机制包括原位或异位起搏点的自律性增高；触发活动异常及折返机制。绝大多数室上性心动过速的机制为折返，一般认为形成折返激动需要同时存在以下条件：至少存在有2条或以上功能性（或解剖上）的传导途径，并在近端和远端形成闭合环；其中1条具有单向传导阻滞；有足够长的传导时间，使得单向传导阻滞的路径不应期得以恢复其应激性。

【诊断要点】

1. 临床特点

阵发性室上性心动过速多见于无器质性心脏病的中青年，突发突止，易反复发作。

2. 心电图特点

（1）异位P波分辨不清，或是房性，或为交界性。有的无P波，有的有逆行P波。

（2）心室率常在160~250次/min，按脉搏或心脏听诊都无法测算到。

（3）在心电图上R-R间期均匀整齐。

（4）QRS波群形态和正常窦性的QRS波型一样，间期<0.10s。

（5）有ST-T改变，表现为心肌缺血的改变。

【急救措施】

1. 一般发作期的处理

首先可采用刺激迷走神经方法。深吸气后屏气同时用力做呼气动作（Valsalva法），或用压舌板等刺激咽喉部产生恶心感，可终止发作。此方法仅在发作早期使用，效果较好。压迫眼球或按摩颈动脉窦现已少用。

2. 药物治疗

（1）推荐首选维拉帕米和普罗帕酮。维拉帕米5mg稀释到20mL后10min内缓慢静脉注射。无效者15~30min后可再注射1次。普罗帕酮70mg，稀释到20mL后10min内缓慢静脉注射。无效者10~15min后可重复1次，总量不宜超过210mg。室上速终止后上述两药即停止注射，使用时应注意避免低血压、心动过缓。

（2）腺苷具有起效快、作用消除迅速的特点。6mg加入2~5mL葡萄糖快速静脉注射，无效可在数分钟后给予12mg快速静脉注射。对有冠心病、严重支气管哮喘、预激综合征的患者不宜选用。

（3）地尔硫䓬、β-受体阻滞剂也有效，但应用较少。地尔硫䓬，15~25mg，IV，2min以上，如有必要，15min后可加用20~25mg，IV，静脉输注维持量为5~15mg/h（根据心率调整）；维拉帕米，2.5~5mg，IV，2min以上，可15~30min重复，5~15mg。艾司洛尔，负荷量0.5~1mg/kg，IV，大于1min，接着0.5mg/（kg·min）输注。胺碘酮，150mg，IV，>10min，然后1mg/min输注6h，接着0.5mg/min输注，24h总量不超过2.2g。

在上述方法无效，或伴有器质性心脏病，尤其存在心力衰竭时，或存在上述药物的禁忌时可应用胺碘酮、洋地黄类药物。

食管心房调搏可用于所有室上性心动过速患者，特别适用于因各种原因无法用药者，如有心动过缓病史。

（4）电复律，血流动力学不稳定者，需立即电复律。50～100J，如初次失败，应逐步增加能量。儿童室上速的复律，使用起始能量0.5J/kg（0.5～1J），如初次失败，应增加到2J/kg。

二、心房颤动和心房扑动

心房颤动和心房扑动是发生于心房内的、冲动频率较房性心动过速更快的心律失常。其发病机制主要有异常自律性或多处微型折返两种学说。多数学者认为，上述两种可能都不能单独圆满解释房颤的发生机制。最可能的原因是，心房内一个或几个异位起搏点产生的冲动，在心房内传布过程中发生多处微型折返所致。也有认为在心房的任何部位有多源的大折返环分裂成子环，不规则传向心室所致。

【诊断要点】

心房颤动的主要体征是心律绝对不规则，心音强弱不等，患者脉搏次数显著少于心搏数，称为脉搏短绌。心房扑动时心律可规则或不规则，视心房与心室传导比例而定，若规则按比例传导如3∶1或6∶1等，则心室律规则。

心电图特点：

（1）心房扑动：①P波消失，代以形态、间距及振幅绝对规则，呈锯齿样的心房扑动波（F波）。频率250~350次/min。②最常见的房室传导比例为2∶1，产生150次/min左右快而规则的心室律。有时房室传导比例不恒定，引起不规则的心室律。③QRS波群形态多与窦性心律相同，也可有心室内差异性传导。

（2）心房颤动：①P波消失，代以形态、间距及振幅均绝对不规则的心房颤动波（F波），频率350~600次/min；②QRS波群间距绝对不规则，其形态和振幅可常有不等；③QRS波群形态正常，当有室内差异传导时QRS波群变宽。

【急救措施】

心房颤动急性发作期的治疗目的：评价血栓栓塞风险并确定是否给予抗凝治疗、维持血流动力学稳定、减轻心房颤动所致的症状。

1. 急性期的抗凝治疗（血栓预防）

（1）预防血栓栓塞是心房颤动急性发作期治疗的首要措施。以下心房颤动急性发作期患者需要抗凝：准备进行药物或电复律、可能自行转律（如新发心房颤动或阵发心房颤动）、瓣膜病伴心房颤动、具有血栓栓塞危险因素的非瓣膜病患者应根据血栓栓塞危险因素评估（CHA_2DS_2评分）决定抗凝治疗。评分≥1分者均应抗凝治疗；有其他抗凝指征的心房颤动患者，如合并体循环栓塞、肺栓塞、机械瓣置换术后等。

（2）抗凝药物选择：①低分子肝素急性期使用（100U/kg，皮下注射，每12h 1次，1周）；②华法林，2.5mg，口服，1次/d，根据INR调整剂量，INR控制在2～3之间；③达比加群酯，150mg，2次/d，口服，≥75岁老年人建议110mg，2次/d，重度肾功能不全（肌酐消除率30mL/min）禁忌。④利伐沙班15～20mg，1次/d，口服，严重肝硬化或肌酐消除率<15mL/min禁忌。80岁以上患者10mg，1次/d。

2. 心房颤动心室率控制

对于大多数血流动力学稳定的心房颤动患者都应控制心室率。

（1）心房颤动急性发作期心室率控制的目标为80～100次/min。

（2）不伴心力衰竭、低血压或预激综合征的患者，可选择静脉β-受体阻滞剂（美托洛尔、艾司洛尔），也可选非二氢吡啶类钙离子拮抗剂（地尔硫䓬或维拉帕米）控制心室率。

（3）对于合并心功能不全、低血压者应给予胺碘酮或洋地黄类药物。

（4）合并急性冠状动脉综合征的心房颤动患者，控制心室率首选静脉胺碘酮或β-受体阻滞剂，伴心力衰竭可用洋地黄。

3. 心房颤动的复律治疗

急性复律的指征为伴有血流动力学障碍的心房颤动；血流动力学稳定但症状不能耐受的初发或阵发心房颤动（持续时间<48h），如没有转复的禁忌证，也可复律。

（1）电复律：用于血流动力学不稳定的心房颤动或血流动力学稳定的心房颤动在药物复律无效或不适用时，或患者自愿选择电复律。①复律前应取血查电解质，但紧急复律不需等待结果。②神志清醒者应给予静脉注射镇静剂（如地西泮、咪达唑仑等），直至意识蒙眬状态后进行电复律。③推荐复律前给予胺碘酮。但若血流动力学状态不允许，不应等待用药，应即刻复律。在转复后应根据病情决定持续用药时间。④电复律应采用同步方式。起始电量双相波100～200J，单相波200J。一次复律无效，应紧接进行再次复律（最多3次）。再次复律应增加电量，最大可用到双相波200J，单相波300J。

（2）药物复律：①对于血流动力学稳定但症状明显的患者可使用药物复律；②药物复律前必须评价患者有无器质性心脏病，据此确定复律的药物选择，选择时将用药安全性置于首位；③对于新发无器质性心脏病者，推荐静脉普罗帕酮。可考虑单次口服普罗帕酮450~600mg转复。应在严密监控下应用；④新发心房颤动无明显器质性心脏病，不伴有低血压及明显左室肥厚（室壁厚度＞1.4cm），血电解质和QTc间期正常，可使用伊布利特。开始给药至给药后4h必须持续严密心电图监护，防止发生药物所致的促心律失常（如尖端扭转性室性心动过速）；⑤有器质性心脏病的新发心房颤动患者，推荐静脉应用胺碘酮。静脉胺碘酮的推荐剂量是150mg，然后，胺碘酮静脉点滴1mg/min，维持6h，然后以0.5mg/min维持18~24h；⑥不推荐使用洋地黄类药物、维拉帕米、索他洛尔、美托洛尔用于心房颤动的转复。

4. 心房扑动的总体治疗原则和措施与心房颤动相同

包括抗凝。心房扑动电复律所需的能量可小于心房颤动，可从双相波50J开始，最大100J。

三、室性心动过速

室性心动过速（VT）是指发生在希氏束分叉以下的束支、心肌传导纤维、心室肌的快速性心律失常。包括单形非持续性和持续性室性心动过速以及多形室性心动过速。室速大多数见于各种类型的器质性心脏病，尤其是心肌病变广泛而严重的患者。室速的电生理机制大多为折返，其折返环大多位于心室，束支折返少见。少数属异常自律性或后除极继发激动，这类室速通常不能为电生理的程序刺激所终止。

【诊断要点】

（1）非持续性室速的患者通常无症状，持续性室速常伴有明显血流动力学障碍与心肌缺血症状。临床症状包括心悸、低血压、晕厥、气促、心绞痛等。体检发现心率增快，常在150次/min以上，节律整齐，心音可有强弱不等现象。

（2）心电图特征：3个或以上的室性期前收缩连续出现；QRS波群形态畸形，时限超过0.12s，ST-T波方向与QRS波群主方向相反；心室率通常为100~250次/min，心律规则，但亦可不规则。心房独立活动与QRS波群无固定关系，形成室房分离；偶尔个别或者所有心室激动逆传夺获心房；通常发作突然开始；心室夺获与室性融合波的存在对确立室性心动过速诊断提供重要依据。

【急救措施】

1. 室性心动过速的药物治疗

（1）对于稳定的单形性室速，可选用胺碘酮、普罗帕酮、普鲁卡因胺、索他洛尔。对血流动力学稳定的多形性室速［尖端扭转型室速（TdP）除外］，在无电转复设备或电转复无效时，用胺碘酮治疗可能有效，但利多卡因无效。而对于QT间期延长的尖端扭转型室速，静脉镁制剂能有效终止室速发作，可静脉内给予硫酸镁1~2g，IV，15min以上。

（2）胺碘酮：对心脏急症如室速，静脉胺碘酮的推荐剂量是150mg；对于心脏停搏如持续性室颤，静脉胺碘酮的推荐剂量是300mg，可再加用150mg。然后，胺碘酮静脉点滴1~2mg/min，维持6h，接着以0.5mg/min维持18~24h。

（3）利多卡因：对于难治性室颤和无脉搏室速的患者，如无胺碘酮，也可以先静脉给利多卡因1~1.5mg/kg，如需要的话，可再给予0.50~0.75mg/kg，最大剂量3mg/kg。

（4）肾上腺素：心室颤动是心脏停搏的最主要心律失常，其最有效的治疗措施是心肺复苏加electron除颤。参见"心肺复苏"部分。

2. 室性心动过速的非药物治疗

（1）直流电复律在室性心动过速伴有急性血流动力学障碍或严重心绞痛发作时应该作为首选措施。成人有脉搏的单形性室速（规则波型和心率），初始能量100J，如初次失败，应逐步增加能量。儿童室性心动过速（有脉性），起始能量0.5J/kg（0.5~1J），如初次失败，应增加到2J/kg。虽然治疗规则的室性心律首选同步电复律，但是对于有些心律失常同步不可能。形态多样的QRS波和不规则心律，如多形性室性心动过速，很难或无法可靠地与QRS波同步。如果患者血流动力学不稳定，不要因详细的节律分析而拖延电击，应给予高能量非同步电击（除颤能量）。

（2）射频消融术目前主要用于治疗特发性室速、束支折返性室速等，手术并发症少，并可以根治室速。对于心肌梗死后的室性心动过速，射频消融治疗有一定效果。

（3）植入埋藏式心脏复律除颤器能立即有效地终止室性心动过速的发作，而且是迄今为止降低心脏性猝死的最有效手段。

（4）对于一些顽固性室性心动过速可行外科手术治疗，如室壁瘤切除术，部分切除扩大的左心室等。

四、心室扑动/心室颤动

心室扑动与心室颤动是严重的异位心律，心室丧失有效的整体收缩能力，而被各部心肌快而不协调的颤动所代替。两者的血流动力学的影响均相当于心室停搏。

【诊断要点】

（1）临床表现为：意识丧失、抽搐，即阿-斯综合征；面色苍白或青紫，脉搏消失，心音听不到，血压为零；如不及时抢救，随之呼吸、心跳停止。

（2）室扑的心电图特点是：连续、匀齐的波动，波形类似房扑的F波，无法分辨QRS波群及ST段和T波，频率＞200bpm；室颤的心电图特点是：连续、不规则且振幅较小的波动，QRS波群和T波完全消失，细颤的波幅＜0.5mV，频率250~500bpm。

【急救措施】

（1）尽早进行规范的心肺复苏（CPR）。高质量的CPR是抢救成功的重要保障，参见"心肺复苏"部分。

（2）尽早电复律。一旦取得除颤器，立即予以最大能量（双相波200J，单相波360J）非同步直流电复律，电复律后立即重新恢复CPR，参见"心肺复苏"部分。

（3）在CPR和电复律后，可开始建立静脉通道，考虑药物治疗，参见"心肺复苏"部分。①实行至少1次电复律和2minCPR后心室颤动/无脉室性心动过速仍持续时，可静脉应用肾上腺素，之后再次电复律；②对CPR、电复律和肾上腺素无效时，可快速静脉注射胺碘酮；③在无胺碘酮或不适用时，可用利多卡因；④心脏骤停为TdP所致时，可静脉注射硫酸镁；⑤心室颤动或室性心动过速终止后，应进行复苏后处理，并处理心脏骤停的病因及诱因。

五、缓慢性心律失常

需紧急处理的缓慢性心律失常有病态窦房结综合征、高度房室传导阻滞。病态窦房结综合征是由于窦房结或其周围组织的器质性病变导致功能障碍，从而产生多种心律失常和多种症状的综合征，主要特点是心动过缓，当合并快速性室上性心律失常反复发作时称为心动过缓-心动过速综合征。房室传导阻滞是指心房向心室方向传导阻滞或心室向心房方向传导阻滞。

【诊断要点】

1. 病态窦房结综合征

（1）多见于老年人，多考虑冠心病、心脏传导系统的退行性纤维化；年轻人多考虑炎症性疾病，如心肌炎和心包炎。

（2）心电图特点有持续窦性心动过缓、窦房阻滞、窦性停搏、房室阻滞、规则或不规则的快速性心律失常与缓慢心室率相交替。

2. 房室传导阻滞

（1）常见于各种心肌炎、传导系统的纤维化如Lev病、冠心病、心肌病、电解质紊乱等。

（2）高度房室阻滞，有2次或2次以上（即3∶1或更高程度的Ⅱ度房室传导阻滞）连续的房性激动不能下传，可以是莫氏Ⅰ型或Ⅱ型，往往是完全房室传导阻滞的先兆，可有交界性或室性逸搏。

（3）完全性房室阻滞时，交界性逸搏心律时，QRS波群不宽，频率40~60bpm；室性逸搏心律时，QRS波群宽大畸形，频率25~40bpm。

【急救措施】

（1）积极寻找并治疗可逆性诱因，停用或减少减慢心率的药物，如地高辛、β-受体阻滞剂、钙通道拮抗剂。

（2）阿托品：可用于窦性心动过缓、窦性停搏、Ⅱ度Ⅰ型房室传导阻滞。不宜用于Ⅱ度Ⅱ型房室传导阻滞、Ⅲ度房室传导阻滞伴室性逸搏心律的患者。首剂量至少0.5mg，然后每隔3~5min再给0.5mg，最大剂量3.0mg。

（3）对于急性冠脉综合征的患者应慎重，因加快心率可加重心肌缺血或使心肌梗死面积扩大。对症状性心动过缓者也可选用二线药物，如异丙肾上腺素1mg，加入50mL生理盐水中，5mL/h泵入，根据患者心率，调整速度，也可选用多巴胺，3×体重（kg）mg，加入生理盐水配成总量50mL，2~10mL/h开始输注，根据心率调整速度。也可选肾上腺素（合并低血压者首选）。

（4）心脏起搏：对阿托品无效的患者，应尽快准备起搏。对症状严重的患者亦推荐心脏起搏，特别是阻滞发生在希浦系统水平或以下者。对于完全性心脏阻滞的患者，是永久性起搏器的适应证。

（5）心室停搏或无脉性电活动为无灌注节律，药物和临时起搏不能发挥作用。

（刘艳霞　黄带发　张　坡）

第10节　急性心包炎

急性心包炎（acute pericarditis）是心包膜脏层和壁层的急性炎症，可以同时合并心肌炎和心内膜炎，也可以作为唯一的心脏病损而出现。急性心包炎时常伴有胸痛和心包渗液。

【诊断要点】

（1）心包摩擦音。

（2）心电图典型的变化：窦性心律，P-R段偏移（急性心包炎早期心电图的特征性改变，P-R段偏移的出现可早于ST段抬高）。

（3）超声心动图显示有心包积液与心包填塞表现。

（4）血液检查：ESR、CPR等炎症标志物增高。

（5）心包积液检查确定病因。

【急救措施】

（1）对症治疗：患者宜卧床休息，直至胸痛消失与体温消退。胸痛时可给予非甾体类抗炎药（NSAID）如阿司匹林（325～650mg，3次/d，口服）、吲哚美辛（25～50mg，3次/d，口服）或布洛芬（300～800mg，每6～8h 1次，口服）等镇痛剂。

（2）病因治疗：风湿性心包炎时应加强抗风湿治疗；结核性心包炎时应尽早开始抗结核治疗，并给予足够的剂量和较长的疗程，直到结核活动停止后1年左右再停药；化脓性心包炎时应选用足量对致病菌有效的抗生素。

（3）解除心脏压塞：进行心包穿刺引流；如渗液继续产生或有心包缩窄表现，应及时做心包切除，以防止发展为缩窄性心包炎。

第11节　急性心肌炎

急性心肌炎（acute myocarditis）是指由各种原因引起的心肌的急性局限性或弥散性炎症，常继发于急性免疫反应或急性感染性疾病，如病毒、细菌、真菌等病原体感染。部分理化因素亦可引起心肌炎，如药物。

【诊断要点】

（1）常发生于风湿热活动期或继发于其他感染性疾病及化学药物中毒等。

（2）有心悸、气促、胸闷及胸痛等临床表现。

（3）体检可有心率加快、心脏扩大，第一心音减弱，舒张期奔马律及各瓣膜区可闻及收缩期杂音，重者则发生心力衰竭或心源性休克。

（4）化验检查时可有：①白细胞计数可增高；②血沉加快；③谷草转氨酶、乳酸脱氢酶、磷酸肌酸激酶及肌钙蛋白增高。

（5）X线检查可有心脏扩大，以向左扩大为主。

（6）心电图变化可有各种心律失常。传导阻滞及非特异性ST段抬高、T波倒置及QT间期延长等。

【急救措施】

（1）绝对卧床休息，给予高蛋白、多维生素及易消化性食物饮食，以减轻组织损伤，病变加速恢复。

（2）有心律失常，应卧床休息2~4周，然后逐渐增加活动量，严重心肌炎伴有心脏扩大者，应休息6个月至1年，直到临床症状完全消失，心脏大小恢复正常。心力衰竭者可用利尿剂、血管扩张剂、强心剂等药物。心律失常者同一般心律失常的治疗。

（3）免疫抑制剂：激素的应用尚有争论，但重症心肌炎伴有房室传导阻滞、心源性休克、心功能不全者均可应用激素。常用泼尼松，40~60mg/d，病情好转后逐渐减量，6周1个疗程。必要时亦可用氢化可的松或地塞米松，静脉给药。

第12节 甲状腺功能减退性心脏病

甲状腺功能减退性心脏病（hypothyroidism heart disease）是由于甲状腺素合成、分泌不足或生物效应不足而引起心脏能量供应及耗氧量减少、心肌及其间质黏液性水肿、心肌酶活性受抑制、儿茶酚胺受体减少、对儿茶酚胺敏感性降低等，致心肌假性肥大、心脏扩大、心肌收缩力减弱、心排出量和外周血流量减少等一系列症状和体征的一种内分泌紊乱性心脏病。

【诊断要点】

（1）符合甲状腺功能减退的诊断标准。

（2）有心脏增大、心包积液、心力衰竭的临床表现，心电图示低电压、窦性心动过缓、T波低平或倒置，偶有PR间期延长及QRS波时限增加。

（3）除外其他原因所致的心脏病。

（4）经甲状腺激素替代治疗后明显好转甚至恢复。

【急救措施】

1. 甲状腺素替代治疗

目的是纠正甲状腺功能减退，改善心肌代谢障碍，使心脏病变得以恢复，永久性甲状腺功能减退者需终身替代治疗。甲状腺激素制剂有干燥甲状腺粉（片）、左甲状腺素（L-T4）、左旋三碘甲状腺原氨酸（L-T3）。甲状腺粉（片）：从小剂量开始，以免增加心脏负担。每晨15~30mg，以后每2~3周缓慢递增15~30mg，直至奏效，通常剂量为90~120mg/d。左甲状腺素片：开始作用时间约4d，持续时间约10d。开始剂量为20~25μg，7~14d后增加25~50μg，其后每4周增加25~50μg，临床症状缓解后维持其剂量长期应用。维持剂量一般为100~200μg/d。

2. 心血管病变的治疗

（1）心绞痛：可用硝酸酯类药物。硝酸甘油舌下含服0.3～0.6mg，继以静脉点滴，开始5～10μg/min，每5～10min增加5～10μg，直至症状缓解或平均压降低10%，但收缩压不低于90mmHg，症状消失24h后改口服。亦可口服长效硝酸酯制剂及β-受体阻滞剂。

（2）心力衰竭：可在应用甲状腺素替代治疗的同时加用洋地黄制剂。洋地黄在体内半衰期延长，加之心肌纤维黏液水肿，故需小量慎用。可给予地高辛片0.125mg/d，7d可达稳态血药浓度，酌情调整剂量，警惕不良反应的发生。

（3）心包积液：因临床症状多不明显，极少发生心包填塞症状，且用甲状腺素替代治疗后大多数能吸收消退，故一般不需穿刺抽液。对填塞症状明显或甲状腺功能已改善而心包积液仍多者，可行心包穿刺抽液或做心包切开引流术。

（4）高血压：开始治疗阶段慎用降压药，据报道单用甲状腺素治疗可使1/3患者血压恢复正常。在甲状腺功能恢复正常后血压仍高者，才考虑使用降压药治疗。

经有效治疗者，临床症状能明显改善。治疗1个月后，心脏可明显缩小，心电图可在4～6周内恢复正常。

第13节　甲状腺功能亢进性心脏病

甲状腺功能亢进性心脏病（hyperthyroid heart disease，简称甲亢）是指在甲状腺功能亢进时，过多的甲状腺素直接刺激心肌细胞，同时增强儿茶酚胺的作用，使心脏做功增多，导致心脏扩大、心房纤颤、心肌梗死、心力衰竭、病态窦房结综合征和心肌病等一系列心血管症状和体征的一种内分泌代谢紊乱性心脏病。

【诊断要点】

（1）临床确诊为甲亢。

（2）甲亢伴有1项或1项以上的心脏异常（包括心律失常、心脏增大、充血性心力衰竭、二尖瓣脱垂伴心脏病理性杂音）。

（3）心电图可有Ⅱ、Ⅲ导联P波改变，左室高电压，ST-T改变，P-Q间期延长，及Q-T间期延长等表现。

（4）排除其他原因引起的心脏病。

（5）正规抗甲亢治疗后，心血管症状和体征基本消失。

【急救措施】

1. 控制甲亢

（1）抗甲状腺药物：常用的药物有甲巯咪唑（他巴唑）、

丙硫氧嘧啶，一般选用其中的一种。他巴唑起始剂量30mg/d，可酌情调整剂量为15～40mg/d，每日最大剂量60mg，分次口服，病情控制后逐渐减量，每日维持量5～15mg/d。丙硫氧嘧啶起始剂量300mg/d，可酌情调整剂量为150～400mg/d，每日最大剂量600mg，分次口服，病情控制后逐渐减量，每日维持量50～150mg/d。疗程一般12～18个月。

（2）放射性碘治疗：对甲亢性心脏病，尤其是伴有器质性心脏病的甲亢，主张用放射性碘治疗；对老年患者，当抗甲状腺药物治疗不佳时，可选用^{131}I治疗；对曾一次或数次行甲状腺切除术，而甲亢复发的患者，放射碘治疗更为合适。而年龄较小，尤以20岁以下的患者以及孕妇或有甲状腺癌可能者，则不宜使用。

（3）外科手术：一般采用甲状腺次全切除术。凡疑合并甲状腺癌者应施行手术。此外，向胸腔扩展的甲状腺肿（胸骨后甲状腺肿）和有压迫症状者，也应考虑手术治疗。手术前患者应先服用抗甲状腺药物，以改善临床症状。施行手术前还可根据需要给予碘/碘化钾（复方碘溶液）或普萘洛尔等药物。

2. 治疗心脏病

（1）甲亢合并心力衰竭：一般原则是减轻心脏负荷、增加心肌收缩力、减少水钠潴留。首先应卧床休息，限制钠盐和水的摄入，间断吸氧。同时给予利尿、扩血管（药物用法参见"急性心肌炎"一节）及抗甲状腺药物。必要时选用强心苷类药物，如间断毛花苷C 0.2mg缓慢静脉注射，后改地高辛0.125mg/d口服。心律失常者同一般心律失常的治疗。若应用利尿剂、血管扩张剂、强心苷等药物，心力衰竭控制不满意或病情较重时，可加用肾上腺皮质激素，口服泼尼松30mg/d，必要时可静脉滴注氢化可的松。一般心力衰竭不用普萘洛尔，如是窦性心动过速加重心力衰竭，则可慎用。

（2）甲亢合并心律失常：应在控制甲亢治疗的基础上，酌情选择抗心律失常药。因胺碘酮可导致碘甲亢，甲亢合并心房纤颤药物转复窦性心律时不推荐此药，可用奎尼丁、维拉帕米、普萘洛尔等。对甲亢控制后持久顽固的房颤，可行电击转复。如原来应用洋地黄，电转复前须停用。

（3）甲亢性心脏病发生心绞痛：在有效治疗甲亢的基础上，按缺血性心脏病的一般原则进行治疗。

（张　岩　黄带发）

第四章

呼吸系统急症

第1节　休克性肺炎

休克性肺炎指以周围循环衰竭为主要表现的一种重症肺炎，即肺炎合并感染性休克。

【诊断要点】

1. 症状和体征

常见症状为咳嗽、咳痰或原有呼吸道症状加重，并出现脓性痰或铁锈色痰或血痰、伴或不伴有胸痛。病变范围大者可有呼吸困难、呼吸窘迫。大多数患者发热。

患者呼吸频率增快、鼻翼翕动、发绀。肺实变时有典型的体征，如叩诊浊音、触觉语颤增强和支气管呼吸音等，也可闻及湿性啰音。并发胸腔积液者，患侧胸部叩诊浊音、触觉语颤减弱、呼吸音减弱。

2. 化验检查

细菌性肺炎外周血白细胞计数常升高，中性粒细胞多在80%以上，并伴有核左移，细胞内可见中毒颗粒。老年体弱、酗酒、免疫功能低下者白细胞计数可不增高，但中性粒细胞的百分比仍高。军团菌肺炎可有肝酶升高、血钠降低。重症肺炎患者降钙素原（PCT）升高，尤其是合并脓毒症者。

3. 胸部影像学

典型的细菌性肺炎的X线表现为大片炎症浸润阴影或实变影，在实变阴影中可见到支气管充气征。金黄色葡萄球菌感染的表现为肺段或小叶状的浸润，其中有单个或多个液气囊腔，而且具有易变性。

根据以上临床表现可确立肺炎的诊断，符合以下标准的可以诊断为休克性肺炎：①有全身炎症反应；②收缩压低于90mmHg或较原来基础值下降40mmHg，经液体复苏后1h不能恢复或需血管活性药维持；③伴有器官组织的低灌注，如尿量<30mL/h或有急性意识障碍等；④血培养可能有致病微生物生长。

【急救措施】

（1）治疗原则：引起休克的病因不同，但均存在有效循环血量减少、微循环障碍、组织氧债，因此，休克的治疗原则包括尽早去除休克病因，尽快恢复有效循环血量、纠正微循环障碍、纠正组织缺氧和组织氧债，防止发生多器官功能障碍综合征（MODS）。

（2）治疗方法：分为病因治疗和支持治疗。病因治疗是休克治疗的基础。如果病因不能去除，单纯的支持性治疗不能收到良好的结果。抗感染治疗是肺炎治疗最主要的病因治疗。休克性肺炎首先应选择广谱的强力抗菌药物，并遵循早期、足量、联合等要点。选用的抗菌药物通常包括亚胺培南（或美罗培南）、万古霉素和氟康唑等。

（3）液体复苏治疗：在支持治疗中，需要强调"休克复苏"的理念。复苏治疗中液体复苏是最重要的。感染性休克患者应以什么速度进行液体复苏需要根据患者的病情综合判断。对于疑有低容量状态的严重感染患者，应行快速补液试验，即在30min内输入500~1000mL晶体或300~500mL胶体液，同时根据患者的反应性（血压升高和尿量增加）和耐受性（血管内容量负荷过多）来决定是否再次快速补液试验。

（4）血流动力学监测：有条件时应对患者进行血流动力学监测，用以确定液体复苏的目标。

（5）糖皮质激素的应用：临床不应推荐大剂量糖皮质激素治疗感染性休克。对于经足够的液体复苏仍需升压药来维持血压的感染性休克患者，推荐静脉使用糖皮质激素，氢化可的松200~300mg/d，分3~4次或持续给药，持续7d。

（6）其他治疗：除了血流动力学管理，还需要同时联合其他有效的治疗，确诊感染性休克的早期6h又被称为"黄金6h"，完成6h早期集束化治疗目标后，24h内应完成集束化治疗的其他内容有：①积极的血糖控制；②糖皮质激素的应用；③机械通气患者平台压<2.94kPa（30cmH$_2$O）。

（张志远）

第2节　急性上气道梗阻

呼吸道梗阻的病因多种多样。按部位以声门为界分为上下呼吸道梗阻。上气道梗阻多见于学龄前儿童，尤以婴幼儿最为多见，其次是重症或昏迷患者，特别是脑血管疾病患者由于吞咽反射减弱或消失，也常将呕吐物、血液、食物、牙齿等呛入气管。

【诊断要点】

（1）病史及临床表现：异物吸入或接触史对诊断至关重要；发病急骤，呈吸气性呼吸困难，吸气时出现三凹征，并可出现呛咳、口唇及颜面发绀或苍白、肺部呼吸音消失。

（2）X线检查：金属异物可直接显影；气管异物透视时可有心脏反常改变；支气管异物有梗阻性气肿、肺不张的X线表现。

（3）喉镜及支气管镜检查：成人喉部异物间接喉镜可见；儿童喉异物需要经直接喉镜诊断。气管支气管异物的确切诊断常需依靠支气管镜检查。

【急救措施】

1. 一般方法

考虑为气道异物，首先行海姆立克法（HeimLich法）或胸部冲击法解除气道阻塞。若无效，及时行喉镜或气管镜操作取出异物。

海姆立克法是一种简便有效地解除气道异物阻塞的急救方法，又称为腹部冲击法。其原理是在上腹部猛推，以抬高膈肌而使得空气由肺内压出，如此产生人工咳嗽，将阻塞气道的异物排出。为了清除气道内的异物，必要时多次重复这个推动的动作。

胸部冲击法适用于不方便使用腹部冲击法进行急救的气道异物阻塞患者，例如妊娠后期、明显肥胖的患者。操作方法：

（1）患者立位或坐位的胸部猛推法：救助者站在患者后方，双臂由腋下抱胸，一只手握拳并将拇指侧置于患者胸骨中部，注意避开剑突肋骨缘，另一只手抓住拳头，向后猛推，直到把异物排出。

（2）患者卧位时的胸部冲击法：患者仰卧位，救助者贴近患者侧面并跪下，手的位置与心肺复苏时的胸外心脏按压的位置相同，即：手掌根部置于胸部下部的一半，每一次猛推应慢而有节奏地进行，以保证将气道内的异物排出。

2. 小儿气道异物阻塞的急救方法

对儿童推荐使用减小的腹部冲击法，对婴儿完全型气道异物阻塞，推荐使用胸部推击法和背部拍击法。

3. 在声门或声门以下梗阻

快速行气管插管。

4. 低位气道梗阻

经气管镜插入能到达梗阻部位以下的气管插管或行气管切开，然后插入达隆突水平的气管插管。

5. 气管腔内性肿瘤引起的气管梗阻

可以行急症手术。

6. 复发性多软骨炎、结核、肿瘤等炎症，或非炎症性疾病引起的气管狭窄

可考虑行气管支架术。

7. 上腔静脉阻塞压迫气管引起水肿等造成呼吸困难

可以应用激素、利尿剂、雾化等方法缓解病情，如果是肿瘤引起可行放疗。

（张志远）

第3节 急性上呼吸道感染

急性上呼吸道感染是指鼻腔、咽或喉部急性炎症的概称。绝大多数由病毒引起，亦可由细菌感染所致，多继病毒感染之后发生，以溶血性链球菌为多见，其次为流感嗜血杆菌、肺炎链球菌和葡萄球菌。根据病因不同，临床主要有流行性感冒和普通感冒两类，分述如下。

一、流行性感冒

流感病毒属正黏病毒科，系RNA病毒，有血凝素（HA）和神经氨酸酶（NA）。根据核蛋白抗原特异性不同，流感病毒可分为甲、乙、丙3型。

【诊断要点】

1. 流行病学资料

流行病学资料是诊断流感的主要依据之一，结合典型临床表现不难诊断。具有流行病学史和临床表现，同时有以下1种或1种以上的病原学检测结果呈阳性者，可以诊断为流感：①流感病毒核酸检测阳性；②流感病毒快速抗原检测阳性，需结合流行病学史做综合判断；③流感病毒分离培养阳性；④急性期和恢复期双份血清的流感病毒特异性IgG抗体水平呈4倍或4倍以上升高。

2. 病情判断

流感病例出现下列1项或1项以上情况者为重症流感病例：

（1）神志改变：反应迟钝、嗜睡、躁动、惊厥等。

（2）呼吸困难和（或）呼吸频率加快：成人及5岁以上儿童＞30次/min，1~5岁＞40次/min，2~12月龄＞50次/min，新生儿至2月龄＞60次/min。

（3）严重呕吐、腹泻，出现脱水表现。

（4）少尿：成人尿量＜400mL/24h，小儿尿量＜0.8mL/（kg·h），或每日尿量婴幼儿＜200mL/m^2，学龄前儿童＜300mL/m^2，学龄儿童＜400mL/m^2，14岁以上儿童＜17mL/h，或出现急性肾衰竭。

（5）动脉血压＜90/60mmHg。

（6）动脉血氧分压（PaO$_2$）＜60mmHg或氧合指数（PaO$_2$/FiO$_2$）＜300。

（7）胸片显示双侧或多肺叶浸润影，或入院48h内肺部浸润影扩大≥50%。

（8）肌酸激酶（CK）、肌酸激酶同工酶（CK-MB）等酶水平迅速增高。

（9）原有基础疾病明显加重，出现脏器功能不全或衰竭。

【急救措施】

（1）一般治疗：充分休息，多饮水，饮食应当易于消化和富有营养。密切观察病情变化，尤其是老年和儿童患者。

（2）对症治疗：退热、止咳、祛痰、抗胆碱能或缩血管药物滴鼻。

（3）抗病毒治疗：神经氨酸酶抑制剂奥司他韦（达菲）75mg，2次/d，连用5d；扎那米韦10mg，2次/d，连用5d。神经氨酸酶抑制剂治疗流感效果显著，尤其是在起病6h内，但起病超过48h则不推荐。

（4）继发细菌感染：应用抗生素。

二、普通感冒

普通感冒大部分由病毒感染引起，鼻病毒是最常见的病原体，其他还包括冠状病毒、副流感病毒、呼吸道合胞病毒等。

【诊断要点】

（1）临床表现：常于冬春季节交替时发生。患者多起病较急，早期以呼吸道卡他症状为主，可表现为鼻塞、流涕、打喷嚏或咽干、咽痒、咽烧灼痛等咽部不适感。2~3d后出现流浓涕、声嘶或疾病累及咽鼓管出现听力减退，可伴有味觉减退、咳嗽、少量咳痰、低热、呼吸不畅等症状。严重者可出现畏寒、乏力、四肢酸痛、头痛及食欲减退等。一般无高热及全身中毒症状。5~7d后症状自行缓解。

（2）体格检查：查体可见鼻黏膜充血、水肿，有鼻腔分泌物，咽部充血，胸部多无异常体征。伴有基础疾病或出现并发症者可以出现相应体征。

（3）化验检查：可见外周血白细胞总数不高或偏低，淋巴细胞比例相对增加，重症患者可有白细胞总数和淋巴细胞数下降。

（4）普通感冒主要依据典型的临床症状诊断，并在排除其他疾病的前提下确诊。

【急救措施】

由于目前尚无特效的抗病毒药物，故以对症治疗、缓解感冒症状为主。临床常用的药物包括：

（1）减充血剂：伪麻黄碱能选择性收缩上呼吸道血管，对患者血压影响小，是最常用的减充血剂。

（2）抗组胺药：第一代抗组胺药（如马来酸氯苯那敏和苯海拉明），具有一定的抗胆碱作用，有助于减少分泌物、减轻咳嗽症状，因此推荐作为普通感冒的首选药物。

（3）镇咳药：中枢性镇咳药：指吗啡类生物碱及其衍生物，根据其瘾性，仅在其治疗无效时短期使用。非依赖性镇咳药（如右美沙芬）：作用与可待因相似，但无镇痛和镇静作用，亦无成瘾性。周围性镇咳药：包括那可丁和苯丙哌林。

（4）解热镇痛药：包括对乙酰氨基酚、布洛芬，是否有成瘾性又分为依赖性镇咳药（如可卡因）等。

【感冒的中医辨证及治疗】

（1）辨证分类：根据中医的理论，感冒可分为寒性感冒和热性感冒。

寒性感冒是指外感风寒所致，起因通常是劳累或休息欠佳，再加上吹风或受凉，通常秋冬发生比较多。其特征症状为：畏寒怕风，流清鼻涕，舌无苔或薄白苔，脉象多为浮脉。

热性感冒是由外感热邪所致，起因通常是便秘、吃上火的食物等。症状特征为喉咙痛、便秘、身热、口渴、心烦、流黄色脓涕，舌苔黄色，舌体通常比较红，脉象通常为数或洪脉。

（2）辨证施治：

寒性感冒：治疗以具有发汗作用的辛温解表药为主。主治方是桂枝汤或麻黄汤，根据病情轻重选其一。

热性感冒：以通便配合清热解表药物为主。通便中成药有牛黄解黄片、三黄片，清热解毒药物有银翘解毒片、板蓝根冲剂、金银花口服液等。可在以上两类药物中任选其一联合使用。

（张志远）

第4节　急性呼吸衰竭

【诊断要点】

1. 临床表现

（1）呼吸困难：是呼吸衰竭最早出现的症状。

（2）发绀：是缺氧的典型表现。

（3）精神神经症状：急性缺氧可出现精神错乱、躁狂、昏迷、抽搐等症状。

（4）循环系统表现：多数患者有心动过速，严重低氧血症、酸中毒可引起心肌损害，亦可引起周围循环衰竭、血压下降、心律失常、心搏停止。

（5）消化和泌尿系统表现：严重呼吸衰竭对肝、肾功能都有影响，部分病例可出现丙氨酸氨基转移酶及血浆尿素氮升高；个别病例可出现尿蛋白、红细胞和管型。因胃肠道黏膜屏障功能损伤，导致胃肠道黏膜充血水肿、糜烂渗血或应激性溃疡，引起上消化道出血。

2. 诊断依据

（1）动脉血气分析：呼吸衰竭的诊断标准是在海平面、标准大气压、静息状态、呼吸空气条件下，$PaO_2 < 60mmHg$，伴或不伴$PaCO_2 > 50mmHg$。单纯$PaO_2 < 60mmHg$为 I 型呼吸衰竭；若伴有$PaCO_2 > 50mmHg$，则为 II 型呼吸衰竭。当$PaCO_2$升高、pH正常时，称为代偿性呼吸性酸中毒；若$PaCO_2$升高、pH<7.35，则称为失代偿性呼吸性酸中毒。

（2）肺功能检测：肺功能检测有助于判断原发疾病的种类和严重程度。通常的肺功能检测是肺量测定，包括肺活量（VC）、用力肺活量（FVC）、第1s用力呼气量 （FEV_1）和呼气峰流速（PEF）等，这些检测简便易行，有助于判断气道阻塞的严重程度。呼吸肌功能测试能够提示呼吸肌无力的原因和严重程度。

（3）胸部影像学检查：包括普通X线胸片、胸部CT和放射性核素肺通气/灌注扫描等，有助于分析引起呼吸衰竭的原因。

【急救措施】

1. 保持呼吸道通畅

（1）若患者昏迷应使其处于仰卧位，头后仰，托起下颏并将口打开。

（2）清除气道内分泌物及异物。

（3）若以上方法不能奏效，必要时应建立人工气道：人工气道的建立一般有3种方法，即简便人工气道、气管插管及气管切开。

2. 氧疗：对于急性呼吸衰竭患者，应给予氧疗

（1）吸氧浓度：保证PaO_2迅速提高到60mmHg或在脉搏容积血氧饱和度（SpO_2）达90%以上的前提下，尽量减低吸氧浓度。

（2）吸氧装置：①鼻导管或鼻塞：主要优点为简单、方便；不影响患者咳痰、进食。缺点为氧浓度不恒定，易受患者呼吸的影响；高流量时对局部黏膜有刺激，氧流量不能大于7L/min。吸入氧浓度与氧流量的关系：吸入氧浓度 （%）=21+4×氧流量（L/min）；②面罩：主要包括简单面罩、带储气囊无重复呼吸面罩和文丘里 （Venturi）面罩，主要优点为吸氧浓度相对稳定，可按需调节，该药对于鼻黏膜刺激小，缺点为在一定程度上影响患者咳痰和进食。

3. 增加通气量、改善CO_2潴留

（1）呼吸兴奋剂：常用的药物有尼可刹米和洛贝林。

（2）呼吸兴奋剂的使用原则：①必须保持气道通畅；②脑缺氧、水肿未纠正而出现频繁抽搐者时应慎用；③患者的呼吸肌功能基本正常；④不可突然停药。

主要适用于以中枢抑制为主、通气量不足引起的呼吸衰竭，对以肺炎、肺水肿、弥散性肺纤维化等病变引起的以肺换气功能障碍为主所导致的呼吸衰竭患者不宜用。

（3）机械通气：当机体出现严重的通气和（或）换气功能障碍时，以人工辅助通气装置（呼吸机）来改善通气和/或换气功能，即为机械通气。

4. 病因治疗

5. 一般支持疗法

预防和纠正电解质紊乱和酸碱平衡失调，预防和治疗肺动脉高压、肺源性心脏病、肺性脑病、肾功能不全和消化道功能障碍等，特别要注意防治多器官功能障碍综合征（MODS）。

（张志远）

第5节　慢性呼吸衰竭

【诊断要点】

1. 临床表现

（1）呼吸困难：慢性阻塞性肺疾病所致的呼吸衰竭，病情较轻时表现为呼吸费力伴呼气延长，严重时发展成浅快呼吸。若并发CO_2潴留，$PaCO_2$升高过快或显著升高以致发生CO_2麻醉时，患者可由呼吸过速转为浅慢呼吸或潮式呼吸。

（2）精神神经症状：可表现为先兴奋后抑制现象。①兴奋症状包括：失眠、烦躁、躁动、夜间失眠而白天嗜睡（昼夜颠倒现象）。但此时切忌用镇静或催眠药，以免加重CO_2潴留，发生肺性脑病；②肺性脑病表现：神志淡漠、肌肉震颤或扑翼样震颤、间歇抽搐、昏睡，甚至昏迷等。亦可出现腱反射减弱或消失，锥体束征阳性等。此时应与合并脑部病变做鉴别。

（3）循环系统表现：CO_2潴留使外周体表静脉充盈、皮肤充血、温暖多汗、血压升高，心排出量增多而致脉搏洪大，多数患者有心率加快，因脑血管扩张产生搏动性头痛。

2. 诊断依据

慢性呼吸衰竭的血气分析诊断标准参见急性呼吸衰竭，但在临床上II型呼吸衰竭患者还常见于另一种情况，即吸氧治疗后，$PaO_2 > 60mmHg$，但$PaCO_2$仍升高。

【急救措施】

有关治疗原发病、保持气道通畅、恰当的氧疗等治疗原则，与急性呼吸衰竭基本一致。

（1）氧疗：Ⅱ型呼吸衰竭者注意保持低浓度吸氧，防止血氧含量过高。

（2）机械通气：根据病情选用无创机械通气或有创机械通气。

（3）抗感染：慢性呼吸衰竭急性加重的常见诱因是感染，一些非感染因素诱发的呼吸衰竭也容易继发感染。抗感染治疗的抗生素的选择可以参考相关章节。

（4）呼吸兴奋剂的应用：需要时慢性呼吸衰竭患者可使用呼吸兴奋剂都可喜50~100mg，2次/d。该药通过刺激颈动脉体和主动脉体的化学感受器兴奋呼吸中枢，增加通气量。

（5）纠正酸碱平衡失调：慢性呼吸衰竭常有CO_2潴留，导致呼吸性酸中毒。呼吸性酸中毒的发生多为慢性过程，机体常常以增加碱储备来代偿，以维持pH于相对正常水平。当以机械通气等方法较为迅速地纠正呼吸性酸中毒时，原已增加的碱储备会使pH升高，造成对机体的严重危害，故在纠正呼吸性酸中毒的同时，应当注意同时纠正潜在的代谢性碱中毒，通常给予患者盐酸精氨酸和补充氯化钾。

（张志远）

第6节　肺栓塞

肺栓塞（PE）是来自全身静脉系统或右心的内源性或外源性栓子阻塞肺动脉或其分支，引起肺循环和呼吸功能障碍的临床和病理生理综合征。PE的栓子种类包括血栓、脂肪、羊水、空气、瘤栓和感染性栓子等，其中99%是血栓性质的，也称为肺血栓栓塞症（PTE），PTE与深静脉血栓形成（DVT）是同一种疾病病程中两个不同阶段的不同临床表现，合称为静脉血栓栓塞症（VTE）。

【诊断要点】

1. 发生肺栓塞的危险因素

包括遗传性和获得性血栓危险因素。遗传性危险因素是指参与凝血、抗凝、纤溶过程的某些蛋白基因突变，如蛋白C、蛋白S缺乏等。获得性危险因素包括手术与创伤、内科疾病、恶性肿瘤等。

2. 临床表现

症状多种多样，无特异性。呼吸困难最为常见，其他症状包括胸痛、发热、咳嗽、咯血、晕厥等。肺栓塞"三联征"，即呼吸困难、咯血、胸痛，仅占20%左右。主要体征包括呼吸急促、发绀、颈静脉充盈、肺部听诊闻及干湿啰音、心动过速、三尖瓣区杂音、P_2亢进、下肢水肿等。

3. 辅助检查

（1）血浆D-二聚体测定： D-二聚体对PTE诊断的敏感性达92%～100%，特异性仅为40%～43%。D-二聚体阴性可基本排除急性肺栓塞，但是对于临床高度可疑者，即使D-二聚体阴性，也需要进一步检查来明确。

（2）血气分析：约80%急性PTE患者表现为肺泡-动脉血氧分压差增大、动脉血氧分压和血二氧化碳分压降低。

（3）心电图：大约25%急性患者心电图无异常改变。常见的改变有窦性心动过速、胸前导联T波倒置、$S_IQ_{III}T_{III}$、完全或不完全右束支传导阻滞、肺型P波、电轴右偏、顺钟向转位等。

（4）X线胸片：可有肺动脉阻塞、肺动脉高压及右心扩大等征象。X线对鉴别诊断有很大帮助。

（5）超声心动图（UCG）：床旁UCG是对疑诊高危PTE或围术期疑诊PTE患者的首选检查，对PTE危险分层及鉴别诊断有重要意义。

4. 特异性检查

（1）螺旋CT肺动脉造影（CTPA）：已经成为首选影像学检查。PE直接征象为肺动脉内充盈缺损、管腔梗阻、轨道征及马鞍征，间接征象包括肺内线状影或实变影、肺缺血征等。

（2）肺通气灌注（V/Q）显像：它是诊断PE的一线检查之一。但V/Q显像不适合病情不稳定、基础病病严重的患者。肺V/Q结果分3类：①高度可能：如临床高度怀疑，则可诊断PE；②正常或接近正常：可排除PE；③非诊断性异常：征象介于高度可能与正常之间，需借助其他检查明确诊断。

（3）肺动脉造影（PAA）：为诊断PE的金标准，但由于是有创性检查、技术条件要求高、风险高，故仅用于其他无创检查不能确诊的PE及与复杂心肺血管病的鉴别诊断。

（4）下肢深静脉检查：根据具体情况可选择深静脉多普勒超声、下肢深静脉核素显像、CT静脉造影、磁共振静脉造影等检查以明确有无DVT的存在。

5. 肺栓塞的严重程度和危险分层

PE的严重程度应依据PE相关的早期死亡风险进行个体化评估，建议以高危、中危、低危替代以往"大面积""次大面积""非大面积"PE术语。只要存在休克或低血压，不必证实是否右室功能不全/损伤，即可将患者归为高危。非高危患者，根据临床评分PESI（或者其简化版sPESI），将患者分为低危或者中危。若患者PESI≥Ⅲ或sPESI≥1，归为中危；PESI＜Ⅲ或

sPESI=0，则为低危。中危患者需进一步危险分层，具有右心功能不全和（或）心肌标志物升高的，归为中危，反之归为中低危。

【急救措施】

1. 一般处理

对高危及中危患者，应密切监测生命体征。对于焦虑和惊恐的患者，应给予心理安慰及适当镇静治疗。如有胸痛、发热、咳嗽等症状，可给予止痛及对症治疗。

2. 呼吸循环支持治疗

对低氧血症患者，可采用鼻导管或面罩吸氧。如合并严重呼吸衰竭，可选择无创或有创机械通气治疗。如出现右心功能不全，可给予扩张肺血管等治疗。如出现血压下降，可给予血管加压药。

3. 溶栓治疗

对于高危的PTE，若无禁忌证，首选溶栓治疗。对于中高危患者需密切监测，以便及早发现血流动力学失代偿征象并及时开始补救再灌注治疗。溶栓治疗越早越好，一般为发病14d内。目前临床常用的溶栓方案为小剂量尿激酶（2万U/kg）2h静脉滴注和重组组织型纤溶酶原激活剂（rt-PA）50mg，2h溶栓方案。溶栓治疗结束后，应每2~4h测定APTT或PT，当其水平低于正常值的2倍，即应开始规范的抗凝治疗。

4. 抗凝治疗

抗凝治疗适用于中危、低危PTE和临床高度疑诊急性PTE等待诊断性检查结果时以及溶栓后的序贯治疗。目前抗凝药物主要有胃肠外抗凝药和口服抗凝药。抗凝治疗方案包括：静脉泵入或皮下注射普通肝素，然后过渡到华法林；或皮下注射低分子肝素，过渡到华法林；或整个疗程一直注射低分子肝素；或使用新型口服抗凝药。

（1）普通肝素用法为首剂负荷量80IU/kg（或5000IU静推）继之以18IU/（kg·h）速度泵入，然后根据APTT调整肝素剂量。肝素诱导的血小板减少症（HIT）发生率为1.5%~3.0%，应注意监测。

（2）低分子肝素：不同低分子肝素药代动力学存在差异，推荐治疗剂量各不相同，一般可根据体重确定剂量，每日2次或1次皮下给药，至少5d。

（3）磺达肝癸钠：为选择性Xa因子抑制剂，体重<50kg，5.0mg/d；体重50~100kg，7.5mg/d；体重>100kg，10.00mg/g。

（4）华法林：在使用肝素或低分子肝素1d以后开始加用，初始剂量3～5mg/d，与肝素或低分子肝素至少重叠5d，使INR目标值维持在2.0～3.0。抗凝的疗程根据发生VTE的危险因素决定。

（5）新型口服抗凝药：包括直接凝血酶抑制剂，代表药物达比群酯，选择此药应先给予胃肠外凝药物5～14d，剂量150mg，2次/d口服；直接Xa因子抑制剂，代表药物利伐沙斑，15mg，2次/d口服3周，改为20mg，1次/d口服维持。

5. 其他治疗

（1）外科治疗：适用于危及生命伴有休克的高危肺栓塞或肺动脉主干或主要分支完全阻塞，而且有溶栓治疗禁忌证或溶栓等内科治疗失败者。

（2）介入治疗：适用于血流动力学不稳定，出现低血压和休克且没有足够时间溶栓或存在溶栓禁忌证时。

（3）腔静脉滤器（VCF）：目前均不推荐PE患者常规使用，对于因存在禁忌证而不能抗凝治疗的部分患者，可应用但尽可能植入可回收或临时VCF。

（刘　蕾）

第7节　一氧化碳中毒

一氧化碳中毒俗称煤气中毒，是因为吸入高浓度一氧化碳所致的急性脑缺氧性疾病。中毒通常发生在冬季，在密闭的居室中用煤炉或炭炉取暖时不注意通风，处理不当引起。在工业生产过程中，由于冶炼、铸造、热处理、煤气或水煤气生产所致大量CO生成，如处理不当，可引起中毒。在CO浓度在115mg/m³环境中至多2h即可发生中毒。

【诊断要点】

有与CO接触的中毒史及相应临床表现，参考血中HbCO测定值来进行诊断分级。

1. 轻度中毒

剧烈头痛、无力、恶心、呕吐、嗜睡、意识障碍。

2. 中度中毒

呈浅至中度昏迷，对疼痛刺激可有反应，但瞳孔对光反应和角膜反射迟钝，腱反射减弱，呼吸和血压可能有变化。

3. 重度中毒

呈现深昏迷或去大脑皮质状态，并发肺水肿、呼吸衰竭、脑水肿、休克或严重心律失常、上消化道出血、肾衰竭等，可在短时间内死亡。

4. 迟发脑病

部分重度中毒者在急性中毒意识障碍恢复后，经2～60d的假愈期（多数在2周左右），突然出现意识障碍，锥体系或锥体外系损害为主的脑病表现，如痴呆、帕金森病、失语、二便失禁、病理反射阳性等。

5. 其他表现

可有皮肤红斑水肿、筋膜间隙综合征、肝肾损害等。

6. 实验室检查

（1）碳氧血红蛋白增高：轻度中毒10%～30%，中度中毒30%～50%，重度中毒高于50%。

（2）血气分析提示血氧分压和氧饱和度减低。

（3）部分患者脑电图和头CT或心电图异常。

【急救措施】

（1）中毒者应迅速脱离有毒现场至空气新鲜处，保持呼吸道通畅。

（2）立即给予氧疗：中、重度患者尽早给予高压氧治疗，伴呼吸衰竭者，必要时行气管插管或气管切开，以便吸痰或呼吸机辅助呼吸。

（3）防治脑水肿：可应用20%甘露醇250mL，每8～12h 1次，还可用呋塞米10～20mg/次、地塞米松10～20mg/次或氢化可的松200mg/次，必要时2～3次/d。

（4）改善脑细胞营养、促进脑细胞代谢：可给予胞磷胆碱、能量合剂等。

（5）危重者可辅以输血或换血疗法。

（6）抽搐、烦躁者可给予镇静剂甚至冬眠疗法。

（7）其他：防止继发感染，加强营养，保持水、电解质及酸碱平衡。迟发性中毒性脑病者对症治疗。

（刘　蕾）

第8节　自发性气胸

自发性气胸是指在无外伤或人为因素情况下，肺组织及脏层胸膜破裂，空气进入胸膜腔而形成的病症。按照与外界空气关系，气胸分为以下3种：

（1）闭合性（单纯性）气胸：裂口封闭，胸膜腔与外界气体分隔，胸腔内压力大于大气压，抽气治疗后可降为负压。

（2）交通性（开放性）气胸：胸膜裂口持续开放，气体随呼吸自由进入胸膜腔，抽气后压力无改变。

（3）张力性气胸：胸膜裂口形成单向活瓣，吸气时裂口张开，气体进入，呼气时裂口闭合，气体不能排出，胸膜腔内压力不断升高，抽气不能缓解病情，若不及时减压处理，常可引起猝死。

【诊断要点】

（1）可有肺结核、慢性阻塞性肺气肿、肺大疱等病史，或有过突然用力或剧烈干咳的病史。

（2）轻者可无症状。多为发病急骤，可有胸痛、胸闷、气短和刺激性干咳，严重者常有烦躁不安、大汗、发绀、呼吸浅快，甚至休克和昏迷。

（3）体征可见患侧胸廓饱满，呼吸运动减弱，叩诊鼓音，呼吸音减弱或消失，气管向健侧移位。

（4）立位正前位胸片可见气胸部位肺纹理消失，在肺边缘可见气胸线。

（5）如果出现呼吸窘迫、气管移位、血流动力学异常，多考虑张力性气胸，首先给予减压治疗。

【急救措施】

（1）所有患者应立即氧疗，建立静脉通路。

（2）双侧气胸、复发性气胸、机械通气引起的继发性气胸，直接进行闭式引流和负压吸引。

（3）闭合性气胸肺压缩20%以下，无明显症状者可卧床休息、吸氧观察；若有明显呼吸困难或肺压缩在20%以上，应做胸腔抽气治疗，每次抽气量少于800mL，可每日或隔日抽气1次。经抽气治疗仍未见好转，则需要闭式引流和负压吸引。

（4）交通性气胸应及时行胸腔闭式引流，如肺仍不能复张者，则行负压吸引治疗。吸引所需负压应根据气胸类型、肺萎缩时间长短及患者具体情况来调节。

（5）张力性气胸在胸片检查之前需紧急排气，无条件时可用尾部有橡皮指套（末端剪一小口）的粗注射器直接插入胸膜腔减少压力；有条件者立即进行闭式引流和负压吸引。

（6）复发性气胸，可用人工胸膜炎法使胸膜腔闭锁，防止再复发。常用方法是四环素、滑石粉等注入胸膜腔，促进胸膜粘连。

（7）长期不能复张的慢性气胸或因支气管胸膜瘘的持续存在及由于胸膜粘连使胸膜破口持续开放，可考虑行胸腔镜治疗或剖胸手术。

（8）基础疾病的治疗。

（刘　蕾）

第9节　间质性肺疾病

间质性肺疾病（ILD）是一组以肺泡单位的炎症和间质纤维化为基本病变的异质性非肿瘤和非感染性肺部疾病的总称，现在又称为弥散性实质性肺疾病（DPLD）。ILD并不是一个独立的疾病，它包括200多个病种。

【诊断要点】

DPLD因其病因各异、机制不同、病变多样，异质性较大，且不同病因或疾病可以产生相同或相似的临床病理表型，因此诊断缺乏特异性。目前DPLD的诊断需要临床、影像学和病理学等多种方法相结合考虑。

（1）症状：进行性呼吸困难是特征性症状，病初发生于运动时，随着病情进展，静息时发生呼吸困难。其次是干咳，多为刺激性干咳，部分患者可有咯血。此外还可以有胸痛、骨骼肌疼痛、衰弱、疲乏、发热、关节疼痛或肿胀、光过敏现象、雷诺现象、胸膜炎、眼干、口干等结缔组织疾病的症状。

（2）体征：肺部听诊可闻及表浅、细小、高调的啰音，以吸气相为主的Velcro啰音。少数患者有杵状指。23%～53%的患者可有发绀。晚期患者可有明显的肺动脉高压、右心衰体征。还可有消瘦、乏力、关节疼痛等。

（3）肺外表现：ILD的肺外表现包括皮肤、眼部、中枢神经系统、心脏、关节、肝脾等改变，可提供诊断线索。

（4）并发症：ILD随病情进展，可出现多种相关并发症，包括心血管系统并发症、肺部感染、肺栓塞、恶性疾病。

（5）实验室检查：血常规、尿常规、血沉、抗体、丙种球蛋白、血清免疫复合物、肝功能、肾功能、血清磷酸激酶等的异常可提示某些可能伴随的疾病。

（6）肺功能检查：多为限制性通气功能障碍、伴有弥散功能降低。表现为阻塞性通气功能障碍的ILD主要有结节病、肺朗格汉斯组织细胞增生症（PLCH）及淋巴管平滑肌瘤病。

（7）支气管-肺泡灌洗液检查：特发性肺间质纤维化（IPF）和结缔组织疾病伴肺间质纤维化以中性粒细胞增多为主；过敏性肺炎、结节病为淋巴细胞增多；嗜酸粒细胞性肺炎嗜酸粒细胞增多；BALF中以淋巴细胞增多为主者对糖皮质激素反应较好，其预后也好；而以中性粒细胞和嗜酸粒细胞增多为主者，糖皮质激素的效果不如细胞毒性药物，患者预后相对较差。同时BALF的某些异常发现可确诊和提示有些ILD疾病。

（8）肺组织活检：包括经支气管镜活检（TBLB）和外科肺活检（开胸肺活检/经胸腔镜肺活检）。TBLB的缺点是因组织少，不能全面观察肺泡炎的范围和程度，确诊率较低。

（9）影像学：胸部HRCT可见磨玻璃样改变、蜂窝状影、结节影、线状网状影等。

【急救措施】

间质性肺疾病的治疗尚无统一的治疗方案，病因不同，其治疗方法也不同，治疗应个体化、量体裁衣。

病情严重者，急查血气分析，根据结果决定氧疗或呼吸机辅助通气治疗；有感染征象者，加大抗感染力度，必要时抗生素广覆盖，之后根据进一步检查结果调整用药；密切监护病情变化，及时纠正心力衰竭、加强营养支持、心理治疗等，延缓病情发展，提高患者的生存质量。

特发性肺间质纤维化（idiopathic pulmonary fibrosis，IPF）是ILD的一个病种，大部分患者3~5年内死于呼吸衰竭、心力衰竭、感染、多器官功能衰竭等。2015年ATS的《IPF诊治指南》不推荐泼尼松+硫唑嘌呤+N–乙酰半胱氨酸三联治疗和抗凝治疗，有条件者推荐吡非尼酮或尼达尼布治疗。

（刘　蕾）

第10节　过敏性休克

过敏性休克是外界某些抗原性物质进入已致敏的机体后，通过免疫机制在短时间内发生的一种强烈的多脏器累及综合征。过敏性休克的表现与程度，依机体反应性、抗原进入量及途径等而有很大差别。通常都突然发生且很剧烈，累及机体多个系统器官。若不及时处理，常可危及生命。

【诊断要点】

本病发生快，必须及时做出诊断。凡在接受（尤其是注射后）抗原性物质或某种药物，或蜂类叮咬后立即发生全身反应，而又难以药品本身的药理作用解释时应考虑本病的可能。

（1）皮肤黏膜表现：是过敏性休克最早且最常出现的征兆，包括皮肤潮红、瘙痒，继以广泛的荨麻疹和（或）血管神经性水肿；还可出现喷嚏、水样鼻涕、音哑，甚而影响呼吸。

（2）呼吸道阻塞症状：是本症最多见的表现，也是最主要的死因。由于气道水肿、分泌物增加，加上喉和（或）支气管痉挛，患者出现喉头堵塞感、胸闷、气急、喘鸣、憋气、发绀，以致因窒息而死亡。

（3）循环衰竭表现：患者先有心悸、出汗、面色苍白、脉速而弱；然后发展为肢冷、发绀、血压迅速下降，脉搏消失，乃至测不到血压，最终导致心跳停止。少数原有冠状动脉硬化的患者可并发心肌梗死。

（4）意识方面的改变：先出现恐惧感，烦躁不安和头晕；随着脑缺氧和脑水肿加剧，可发生意识不清或完全丧失；还可以发生抽搐、肢体强直等。

（5）其他症状：比较常见的有刺激性咳嗽，连续打喷嚏、恶心、呕吐、腹痛、腹泻，最后可出现大小便失禁。

【急救措施】

抢救过敏性休克患者必须迅速及时、分秒必争、就地抢救，使之转危为安。

1. 立即停药，就地抢救

患者采取休克卧位，给予氧气吸入并保温。在患者未脱离危险前不宜搬动，并密切观察患者的体温、脉搏、呼吸、血压及瞳孔变化。

2. 给予抗过敏药物

（1）立即皮下注射0.1%盐酸肾上腺素0.5~1.0mL，小儿酌减。症状如不缓解，可每20~30min皮下或静脉注射0.5mL，直至脱离危险。

（2）地塞米松5~10mg或氢化可的松200mg加50%葡萄糖液100mL静推或加入5~10葡萄糖液500mL内静点。

（3）抗组胺类药物：选用异丙嗪25~50mg或苯海拉明40mg，肌肉注射。

3. 抗休克治疗

（1）补充血容量，纠正酸中毒：可给予低分子右旋糖酐500mL或4%碳酸氢钠加入5%葡萄糖液内静点。

（2）如血压仍不回升，须立即静脉输入5%~10%葡萄糖液200mL内加入去甲肾上腺素1~2mL或多巴胺20mg。根据血压调节滴速，一般30~40滴/min（小儿酌减）。

（3）加大地塞米松或氢化可的松的剂量加葡萄糖液内静点。

4. 呼吸受抑制时

可给予尼可刹米、洛贝林等呼吸兴奋剂肌肉注射，必要时施行人工呼吸；急性喉头水肿窒息时，可行气管切开术；如出现呼吸停止时，应立即进行口对口人工呼吸，并准备插入气管导管控制呼吸，或借助人工呼吸机辅助呼吸。

5. 心脏骤停时

立即施行体外心脏按压术，心腔内注射0.1%盐酸肾上腺1mL，必要时可行胸腔内心脏按压术。

6. 肌肉瘫痪松弛无力时

皮下注射新斯的明0.5~1.0mL，但哮喘时慎用。

（谢　华）

第11节　急性呼吸窘迫综合征

急性呼吸窘迫综合征（ARDS）是临床常见的急危重症疾病。ARDS是指肺内、外严重疾病导致以肺毛细血管弥散性损伤、通透性增加为基础，以肺水肿、透明膜形成和肺不张为主要病理变化，以进行性呼吸窘迫和难治性低氧血症为临床特征的急性呼吸衰竭综合征。

【诊断要点】

2012年ARDS定义特别小组提出"柏林定义"：

（1）1周内明确危险因素后新出现呼吸系统症状或呼吸系统症状明显加重。

（2）胸部影像（胸片或胸部CT）显示用渗出、肺部结节、肺叶或肺段不张不能完全解释的双侧肺部浸润阴影。

（3）不能用心力衰竭或液体超负荷来解释呼吸衰竭，没有危险因素情况时，需使用超声心动图等客观依据排除静水压增高引起的呼吸衰竭。

（4）根据呼气末正压（positive end expiratory pressure，PEEP）≥0.49kPa（5cmH$_2$O）时的PaO$_2$/FIO$_2$将ARDS分为：轻度、中度和重度3个严重程度级别：①轻度ARDS：200mmHg＜PaO$_2$/FIO$_2$≤300mmHg；②中度ARDS：100mmHg＜PaO$_2$/FIO$_2$≤200mmHg；③重度ARDS：PaO$_2$/FIO$_2$≤100mmHg。

【急救措施】

1. 积极治疗原发病，防止发生ARDS

已报道引起ARDS的原发病多达100余种，涉及临床各科。导致急性呼吸窘迫综合征的原发病或高危因素可分为两类。直接因素：误吸（如胃液、淡水或海水等）、弥散性肺部感染、溺水、吸入有毒气体、肺挫伤。间接因素：全身性感染，严重的创伤，紧急复苏时大量输血、输液，休克，急性胰腺炎。

2. 氧疗可改善肺氧合功能，纠正缺氧

3. 机械通气治疗

机械通气是ARDS患者非常重要的生命支持治疗。合理的机械

通气有可能增加呼气末肺容量（肺开放）和减少呼吸机相关性肺损伤。

（1）无创通气（NIV）：对于免疫功能健全、不合并远端器官损伤的轻中度ARDS患者，NIV是可行的，且可以较早脱机及减少并发症的发生。

（2）有创机械通气：当前关于NIV在ARDS中的相关研究多集中在轻中度患者中，由于NIV用于ARDS患者中的高失败率，NIV应在密切监测下使用，如果1h NIV后APACHE Ⅱ评分仍大于34，氧合无改善（$PaO_2/FIO_2 \leq 175$）则意味着患者难以避免气管插管，应尽早行气管插管及有创机械通气。

4. 维持适量的血容量

5. 预防感染

6. 纠正酸碱失衡和电解质紊乱

7. 营养支持

（谢　华）

第12节　大咯血

喉部以下呼吸器官出血，常伴随咳嗽，血液经口腔咯出称咯血。大咯血可并发窒息或出血性休克，是危及生命的急症。

【诊断要点】

大咯血患者要结合有无并发症、咯血量和速度及全身状况来综合判断：因咯血导致窒息、低血压休克者；单次咯血量＞100mL者或24h咯血量＞400mL或48h＞600mL者；老年肺功能差，24h咯血量＞100mL者均视为大咯血。

【急救措施】

止血是急救处理的重点，包括应用药物止血、内镜下止血、介入止血、手术切除病变肺叶（或段）等。

1. 药物止血

（1）缩血管药物：无禁忌证者以垂体后叶素首选法为垂体后叶素5～10U加生理盐水10mL静脉滴注，续10U于250mL液体中以2U/h维持，每日量控制在30～50U以下。注意事项：孕妇、心力衰竭、高血压、冠心病、肺源性心脏病等患者慎用或禁用。

（2）扩血管药物：垂体后叶素效果欠佳或有禁忌证时，可选用酚妥拉明、普鲁卡因等。

1）酚妥拉明：10～20mg加入5%葡萄糖250～500mL缓慢静脉滴注，注意监测血压。低血压、严重动脉硬化、心脏器质性损害、肾功能减退者忌用。

2）普鲁卡因：40～60mg溶于葡萄糖注射液20～40mL，10～15min，IV，bid，或300～500mg溶于500mL葡萄糖注射液静脉点滴，bid。注意事项：有呼吸衰竭、严重肝肾功能不全、房室传导阻滞以及室内阻滞者禁用，皮试阴性方能使用。

（3）促进凝血止血药物。

1）凝血酶：促使纤维蛋白原转化为纤维蛋白，应用于创口，使血液凝固而止血。局部止血药：用灭菌氯化钠注射液溶解成50～200U／mL的溶液喷雾或用本品干粉喷洒于创面。

2）巴曲酶（蛇毒血凝酶）：有类凝血酶样作用和类凝血激酶样作用，可以促进凝血过程。注射1单位的巴曲酶20min，健康正常成年人的出血时间测定会缩短至1/2或1/3，这种止血能保存2～3d。注射用蛇毒凝血酶仅有止血功能，并不影响血液的凝血酶原数目，因此。使用本品无血栓形成危险。

3）氨基己酸、氨甲苯酸、氨甲环酸：抑制纤溶酶原的激活因子，阻止纤维蛋白溶酶的形成，抑制纤维蛋白溶解，达到止血目的，不可重叠使用。静脉应用剂量：氨基己酸每日用量不宜超过12g，氨甲苯酸不超过0.6g，氨甲环酸不超过1g。

4）酚磺乙胺（止血敏）：增加血小板循环量，增加血小板功能和血小板黏附性。每日剂量不超过3g，静脉和肌肉注射均可。

5）卡巴克洛：降低毛细血管的通透性，促进受损毛细血管端回缩而止血。主要用于毛细血管透性增加所致的出血，肌肉注射：每次5～10mg，2～3次/d，重者每次10～20mg，2～4h 1次。对大量出血和动脉出血疗效较差。

（4）糖皮质激素：在一般止血药物及垂体后叶素治疗无效的肺结核伴顽固性咯血时、在有效的抗结核治疗的基础上，为控制病情、减少出血，短期使用糖皮质激素：琥珀氢化可的松150mg静脉滴注，1次/d。咯血停止后停用2～3d琥珀氢化可的松。如果激素应用7d仍不能止血则停用。

（5）联合用药：有多种联合方式如缩扩血管药物联合、几种扩血管药物联合、几种促凝止血药合用、缩扩血管药分别与凝血药联合等。联合用药起协同作用，减少了不良反应。由于药物种类多，联合应用时避免过多过滥，注意过敏反应。

2. 内镜下诊断与止血

支气管镜（纤支镜）可明确1～4级支气管病变的出血部位。内镜下止血包括冷盐水或8‰肾上腺素盐水灌洗、置入气囊压迫、出血灶喷洒1‰肾上腺素或麻黄素、巴曲酶、凝血酶及镜下病灶冷冻和激光烧灼等。

注意事项：对因咯血循环不稳定而出血未定位，需紧急开放气道及吸入异物大咯血者首选支气管镜，且要具备紧急开胸手术条件，最好在手术室进行。

3. 介入止血

支气管动脉栓塞术（bronchial artery embolization，BAE）为大咯血一线急救诊疗措施。

（1）适应证：内科治疗无效、出血原因不明、反复咯血不宜手术或拒绝手术、术后复发大咯血、支气管动脉瘤等。

（2）禁忌证：为抢救生命，大咯血介入无绝对禁忌；对有出血倾向、重要脏器衰竭、全身情况差、血管广泛病变均为相对禁忌，知情同意下仍可考虑。

（3）并发症：短期内可有发热、肋间痛、胸骨后烧灼感，由局部组织缺血坏死所致，一般对症处理可消失。严重并发症有脊髓横贯性损伤、食管气管瘘、肋间皮肤坏死。

（4）疗效评价：大咯血患者活动性咯血期间手术死亡率可达30%~40%。BAE作为一种替代性手段，可延缓手术时期，从而提高手术成功率。

4. 外科手术治疗

（1）手术适应证：①每小时出血量＞200mL或24h出血量＞600mL的患者；②出血部位基本明确，肺切除术可迅速有效控制出血；③心肺功能和全身状况能耐受手术；④以往曾施行支气管动脉栓塞术者；⑤出现失血性休克或呼吸衰竭先兆，及时有效的手术可减少并发症的发生率和病死率。

（2）手术禁忌证：①出血部位不明确或者肺切除术不能迅速有效控制出血者；②心肺功能和全身状况差；③有不适宜做肺切除术的其他较严重的伴发病者。

（3）手术方式选择：手术谨慎选择切除范围，以叶切作为首选术式，尽量避免全肺切除。

（谢　华）

第13节　窒息

窒息是指人体的呼吸过程由于某种原因受阻或异常，所产生的全身各器官组织缺氧，CO_2潴留而引起的组织细胞代谢障碍、功能紊乱和形态结构损伤的病理状态。

【诊断要点】

1. 咯血窒息的诊断要点

（1）病者突然胸闷、烦躁不安、端坐呼吸、气促、发绀、咯血不通畅、血块暗红。

（2）突然呼吸困难，显著的痰鸣音，神志不清，大咯血停止，口唇、指甲青紫。

（3）突然咯血终止，从鼻腔、口腔流出少量暗红色血液。吸气时呈三凹征。张口目呆，面色苍白，呼吸减弱或消失。

2. 创伤性窒息的诊断要点

（1）乱中踩踏挤压跌撞的外伤史，如高速车祸、迅猛钝器伤及高空坠落等致伤因素。

（2）典型的临床表现：由于胸部受到严重突然挤压，呼吸道突然阻闭，气管及肺部空气不能排出，造成胸膜腔内压急剧升高，压迫心脏及大静脉，血液在高压下顺缺乏静脉瓣的颈静脉和无名静脉逆流而上，造成头颈部血管的破裂渗出，引起以上胸、颈、颜面部出现瘀斑、青紫、红眼为特征的创伤性窒息的特殊表现。

（3）合并伤的临床表现：创伤性窒息常合并肋骨骨折，血气胸等其他胸外伤。

3. 其他原因引起的窒息诊断要点

如发现患者有烦躁不安、面色苍白、鼻翼翕动、三凹征、口唇发绀、血压下降、瞳孔散大等呼吸困难或窒息症状时，要考虑窒息。

【急救措施】

窒息救治的关键是早期发现与及时处理。应争分夺秒进行抢救。

（1）因血块及分泌物等阻塞咽喉部的患者，应迅速用手掏出或用塑料管吸出阻塞物，同时改变体位，采取侧卧或俯卧位，继续清除分泌物，以解除窒息。

（2）因舌后坠而引起窒息的患者，应在舌尖后约2cm处用粗线或别针穿过全层舌组织，将舌牵拉出口外，并将牵拉线固定于绷带或衣服上。可将头偏向一侧或采取俯卧位，便于分泌物外流。

（3）上颌骨骨折段下垂移位的患者，在迅速清除口内分泌物或异物后，可就地取材采用筷子、小木棒、压舌板等，横放在两侧前磨牙部位，将上颌骨向上提，并将两端固定于头部绷带上。通过这样简单的固定，即可解除窒息，并可达到部分止血的目的。

（4）咽部肿胀压迫呼吸道的患者，可以由口腔或鼻腔插入任何形式的通气导管，以解除窒息。如情况紧急，又无适当通气导管，可用15号以上粗针头由环甲筋膜刺入气管内。如仍通气不足，可同时插入2～3根，随后做气管造口术。如遇窒息濒死，可紧急切开环甲筋膜进行抢救，待伤情缓解后，再改做常规气管造口术。

（5）对吸入性窒息的患者，应立即进行气管造口术，通过气管导管，迅速吸出血性分泌物及其他异物，恢复呼吸道通畅。这类伤员在解除窒息后，应严密注意防治肺部并发症。

【处理要点】

（1）保持呼吸道通畅，立即取头低脚高45°的俯卧位，面部偏向一边，轻拍背部，迅速排出在气道和口咽部的血块或直接刺激咽部以咳出血块，有条件时用吸痰管机械吸引。

（2）做好气管插管或气管切开的准备与配合工作，以解除呼吸道阻塞。

（3）必要时使用呼吸兴奋剂。咯血时要注意防止阻塞性肺不张、肺部感染及休克等并发症。

（4）立即加压给氧，给予高流量吸氧；对伴呼吸功能衰竭者，在呼吸道通畅的情况下，应用呼吸兴奋剂尼可刹米、洛贝林、二甲弗林等，如尼可刹米0.75～1.25g，静脉注射或洛贝林3～9mg，静脉注射。

（5）有急性心力衰竭时可给予毛花苷C（西地兰）等强心剂。

（6）对呼吸、心跳停止者，应立即进行心肺复苏。

（谢　华）

第14节　肺性脑病

肺性脑病是慢性支气管炎并发肺气肿、肺源性心脏病及其他慢性肺胸疾病伴发呼吸功能衰竭、导致低氧血症和高碳酸血症引起的脑组织损害及脑循环障碍而出现的各种神经精神症状的一种临床综合征。

【诊断要点】

（1）有慢性阻塞性肺部疾病如慢性支气管炎、支气管扩张、肺气肿等病史。

（2）除有发绀、呼吸困难症状外，还有头痛、失眠、精神失常等神经精神症状的临床表现。

（3）血气分析时PaO_2降低、$PaCO_2$升高、pH下降。

（4）除外其他原因引起的中枢神经系统功能障碍。

【急救措施】

1. 去除诱因

主要是防止肺部感染复发，禁用安眠药和镇静药（主要是Ⅱ

型呼吸衰竭患者），勿高浓度氧吸入。

2. 积极改善通气

纠正缺氧和CO_2潴留时抢救肺性脑病的关键性措施，常规治疗无效时，应果断地行气管插管，给予机械通气，确保CO_2的排出和低氧的纠正。可选择正压通气，设定呼吸机参数吸气正压IPAP8～20cmH_2O，呼气压力EPAP范围为5～10cmH_2O，吸氧流量在2～10L/min，保证患者动脉血氧饱和度SaO_2 90%以上。吸气压力一般从8cmH_2O开始，若患者无病情恶化，可逐渐上调压力，直达目标压力。

3. 呼吸兴奋药的使用

肺性脑病的早期使用呼吸兴奋剂效果较好。常用：洛贝林，静脉注射，3mg/次，极量20mg/d，必要时每30min可重复1次。尼可刹米，皮下注射、静脉注射或肌肉注射，每次0.25～0.5g。

4. 肾上腺皮质激素的使用

琥珀酸考地松400～800mg/d或甲强龙40～80mg/d，静脉给药，疗程3～5d。

5. 脱水疗法

缺氧和CO_2潴留均可引起脑细胞和脑间质严重水肿，更有甚者可以形成脑疝。应积极脱水，但多因脱水后导致血液浓缩，痰液难于排出，促使微栓形成和加重呼吸、循环衰竭等影响，所以多主张以轻度或中度脱水为妥。

6. 纠正酸碱失衡与电解质紊乱

针对常见酸碱平衡失调的类型进行治疗。

（1）呼吸性酸中毒：治疗主要是改善肺泡通气量，一般不宜补碱。

（2）呼吸性酸中毒合并代谢性酸中毒：治疗上应积极治疗代谢性酸中毒的病因，适量补碱，如补充5%碳酸氢钠（mL）=[正常HCO_3^-（mmol/L）–测得HCO_3^-（mmol/L）]×0.5×体重（kg），或先一次给予5%碳酸氢钠100～150mL静脉滴注，使pH升至7.25左右即可，不宜急于将pH调节至正常范围，否则有可能加重CO_2潴留。

（3）呼吸性酸中毒并发代谢性碱中毒：治疗时应防止以上发生碱中毒的医源性因素和避免CO_2排出过快，并给予适量补氯和补钾，以缓解碱中毒。

7. 抗感染治疗

呼吸道感染是呼吸衰竭及肺性脑病最常见的诱因，在建立人工气道机械通气和免疫功能低下的患者可反复发生感染，且不易控制，所以此类患者一定要在保持呼吸道痰液引流通畅的条件下，根据痰菌培养和药物敏感试验的结果，选择有效的药物控制呼吸道感染。

（谢　华）

第五章

消化系统急症

第1节　吞咽困难

吞咽困难（dysphagia）是指在咽下食物或饮水时，感觉费力、发噎或有梗阻感。表现为吞咽费力、吞咽过程延长，严重者不能咽下食物甚至液体。可由咽、喉、食管和贲门的器质性或功能性梗阻引起，也与神经肌肉疾病有关，还可因颈部、纵隔、心脏和胸腔病变压迫所致。

【诊断要点】

（1）食管有腐蚀剂损伤史者应考虑食管炎、良性狭窄；有胃酸或胆汁频繁反流史者多为反流性食管炎；食管癌高发地区患者应首先考虑食管癌；吞咽困难由情绪激动诱发者，提示可能系食管贲门失弛缓症、原发性食管痉挛或神经症所致。

（2）吞咽疼痛：见于口咽炎或溃疡，如急性扁桃体炎、咽后壁脓肿、急性咽炎、白喉、口腔炎和口腔溃疡等。如疼痛部位在胸前、胸后、胸骨上凹及颈部，则多见于食管炎、食管溃疡、食管异物、晚期食管癌、纵隔炎等。胸骨后疼痛和（或）反酸、灼热：常提示胃食管反流病，是反流性食管炎、食管消化性溃疡和食管良性狭窄的主要临床表现。伴声嘶：多见于食管癌纵隔浸润、主动脉瘤、淋巴结肿大及肿瘤压迫喉返神经。伴呛咳：见于脑神经疾病、食管憩室和食管贲门失弛缓症所致的潴留食物反流。此外，也可因食管癌致食管支气管瘘及重症肌无力致咀嚼肌、咽喉肌和舌肌无力，继而出现咀嚼及吞咽困难，饮水呛咳。伴呃逆：一般病变位于食管下端，见于贲门失弛缓症、膈疝等。伴哮喘和呼吸困难：见于纵隔肿物、大量心包积液压迫食管及大气管。如果饭后咳嗽，则多见于反流物误吸，见于延髓性麻痹、贲门失弛缓症、反流性食管炎等。伴反流：进食流质食物立即反流至鼻腔并有呛咳，病因可能为咽部神经肌肉功能失常。进食后较长时间发生反流提示食管梗阻近段有扩张或食管憩室内有滞留。如反流量多、含有宿食、有发酵臭味，常提示可能为食管贲门失弛缓症。如反流物为血性黏液，则多见于食管癌。有物体阻塞感：在不进食时也感到在咽部或胸骨上凹部位有上下移动的物体堵塞，常提示癔球症。

【急救措施】

1. 口咽部疾病

咽喉部结核或肿瘤（包括恶性肉芽肿）、咽后壁脓肿等咽喉部疾病均可引起吞咽障碍，多数经专科对症治疗后，吞咽梗阻感能得到改善或解除。

2. 食管疾病

治疗各种食管原发病，在此基础上进行适当的对症支持治疗。

（1）反流性食管炎：选用提高食管下括约肌张力，增强食管蠕动的促胃肠动力药物，如枸橼酸莫沙必利片5mg，口服，3次/d；胃黏膜保护剂，如磷酸铝凝胶10g，口服，3次/d，也可选用法莫替丁等H_2受体拮抗药或埃索美拉唑等质子泵抑制剂，如艾司奥美拉唑镁肠溶片40mg，口服，1次/d。

（2）贲门失弛缓症、食管弥散性痉挛及其他下食管括约肌高压症：松弛平滑肌可口服硝酸异山梨酯10mg，1次/d，以及其他钙通道拮抗剂；或舌下含化硝酸甘油0.5mg，3次/d等；症状重者可每次静脉注射丁溴东莨菪碱10mg；如药物治疗效果不满意时，可考虑行食管下段狭窄部扩张术或外科手术治疗。贲门失弛缓症也可选择内镜直视下狭窄部肉毒杆菌毒素注射治疗。

（3）食管癌：确诊应尽早手术；如果患者失去手术时机，可考虑行狭窄部扩张、放置支架治疗，也可应用激光或高频电灼烧梗阻部位，以提高生活质量、延长生命或获得暂时症状缓解的效果。

3. 与吞咽有关的神经肌肉病变（如脑卒中）的康复治疗

（1）轻度吞咽障碍：取有利于进食的体位；强调食物的性质，从流食逐渐过渡到普食；强调意念运动训练。

（2）中、重度吞咽困难：增加口面部肌群的运动、舌运动和下颌骨的开合运动；咽部冷刺激；空吞咽运动训练；呼吸功能训练。

（刘　旭）

第2节　恶心、呕吐

恶心与呕吐是临床常见症状。恶心（nausea）是人体的一种精神活动，多种因素可引起恶心，如颅内高压、内脏器官疼痛、迷路刺激、某些精神因素。呕吐（vomiting）是胃内容物反入食管，经口吐出的一种反射动作，是一种复杂的病理生理反射过程。

【诊断要点】

（1）急性感染：急性胃肠炎所引起的呕吐常伴有发热、头痛、腹痛、腹泻等。某些病毒感染可突然出现频繁的恶心、呕吐，多见于早晨，常伴有头晕、头痛、肌肉酸痛、出汗等。

（2）脏器疼痛：急性内脏炎症常伴有恶心、呕吐，患者多有相应的体征，如腹肌紧张、压痛、反跳痛、肠鸣音变化等。

（3）机械性梗阻：幽门梗阻：表现为恶心、呕吐、腹痛，呕吐常于进食后3～4h发生，呕吐后腹痛缓解。十二指肠压迫或狭窄：特点是餐后迟发性呕吐，伴上腹部饱胀不适、上腹部痉挛性疼痛。呕吐物中常含胆汁，呕吐后腹部症状迅速缓解。肠梗阻：早期呕吐为食物、胃液或胆汁，之后呕吐物呈棕色或浅绿色，晚期呈粪质样，带恶臭味，呕吐后腹痛常无明显减轻。

（4）内分泌或代谢性疾病：胃轻瘫、结缔组织病性甲亢危象、甲低危象、垂体肾上肾危象、糖尿病酸中毒等可出现恶心、呕吐。低钠血症可以反射性地引起恶心、呕吐。

（5）中枢神经系统疾病：脑血管病的常见疾病有偏头痛和椎-基底动脉供血不足，呕吐常呈喷射状，呕吐胃内容物，呕吐后头痛可减轻，还伴有面色苍白、冷汗、视觉改变及嗜睡等症状。

（6）药物和（或）其代谢产物：化疗药物、麻醉药物、洋地黄类药物等可通过刺激CTZ受体产生冲动并传导至呕吐中枢，引起恶心、呕吐。部分化疗药物、非甾体抗炎药及某些抗生素等可刺激胃肠道，发出冲动传入呕吐中枢，引起呕吐中枢兴奋，出现恶心、呕吐。

（7）其他原因：妊娠呕吐：常发生于妊娠的早期，于妊娠15周后消失。精神性呕吐：常见于年轻女性，有较明显的精神心理障碍，呕吐发作和精神紧张、忧虑或精神受刺激等密切相关。内耳前庭疾病所致恶心、呕吐的特点是呕吐突然发作，较剧烈，有时呈喷射状，多伴眩晕、头痛、耳鸣、听力下降等。

【急救措施】

由于引起恶心、呕吐的疾病很多，其仅是疾病的症状之一，因此，在未明确病因之前不应盲目应用作用于呕吐中枢的强力镇吐药物，否则会贻误病情。只有明确病因后，在积极治疗病因的基础上，才能行必要的对症治疗。

（1）胃肠道疾病：因消化道良性或恶性病变造成的狭窄或梗阻所致的呕吐，需经扩张、植入支架或手术治疗，解除狭窄或梗阻之后，呕吐症状才会消失。对于贲门失弛缓症患者，在未进行扩张或手术治疗之前，可选用钙离子通道拮抗剂或硝酸甘油片（0.25～0.5mg）餐前0.5h口服或餐前15～30min舌下含服，早期可改善呕吐及梗阻症状；或者试用肉毒杆菌毒素行狭窄局部注射治疗。胃肠道急性炎症性病变引起的呕吐，应积极选用抗生素并纠正电解质紊乱及补充维生素。胃肠动力障碍引起的恶心与呕吐则可应用促胃肠动力剂，如枸橼酸莫沙必利片（5mg，口服，3次/d）

等，如呕吐是由胃肠道痉挛所致，则可应用抗胆碱能药物消旋山莨菪碱片（5～10mg，口服，3次/d）等。

（2）肝脏、胆道及胰腺疾病：急性病毒性肝炎经护肝治疗及适当的休息之后，可逐渐消失。急性胰腺炎可采用胃肠减压、减少胰液与胰酶的分泌等综合治疗措施。

（3）中枢神经系统病变：应及时明确病因，并视具体疾病应用降低颅内高压、减轻脑细胞水肿的药物治疗，如甘露醇250mL 1～2次/d，脱水治疗，更重要的是保护或恢复脑细胞的功能。

（4）药物所致的呕吐：立即停止应用引起呕吐的药物，呕吐症状就会减轻直至消失，因此并不需要应用镇吐类药物。为预防或减轻联合化疗或放疗引起的恶心、呕吐，常用的药物有昂丹司琼片（8mg，口服，2～3次/d）等，应根据症状选择剂型，且应严格控制药物的剂量及间隔时间。

（5）神经、精神因素所致的呕吐：对此类原因所致的呕吐，心理治疗是关键。首先应消除患者的精神心理障碍，其次可配合药物治疗，常用的药物是镇静药与胃肠促动力剂（上述药物如枸橼酸莫沙必利片等）。禁忌应用昂丹司琼等作用强烈的镇吐药。

（刘　旭）

第3节　急性腹泻

腹泻（diarrhea）是指肠黏膜的分泌旺盛与吸收障碍、肠蠕动过快，致排便频率增加，粪质稀薄，含有异常成分者。急性腹泻（acute diarrhea）起病急骤，每天排便可达10次以上，粪便量多而稀薄，排便时常伴腹鸣、肠绞痛或里急后重等症状。

【诊断要点】

（1）在直肠或乙状结肠多有便意频繁和里急后重，每次排便量少或只排出少量气体和黏液，粪色较深，多呈黏冻状，可有脓血，便后腹痛可稍减轻。小肠病变的腹泻每次排便量较多，次数相对较少，无里急后重，粪便稀烂呈液状，色较淡，腹痛位于脐部，多为间歇性、阵发性绞痛伴肠鸣音亢进。小肠吸收不良者，粪便呈油腻状，多泡沫，含食物残渣，有恶臭。慢性痢疾、血吸虫、溃疡性结肠炎、直肠癌等病引起的腹泻，每日排便次数不多，粪便常带脓血。肠结核常有腹泻和便秘交替现象。霍乱或内分泌性肿瘤的腹泻，大便量大于每日5L。霍乱、沙门氏菌食物中毒等，常伴重度失水。急性细菌性痢疾、肠结核、结肠癌、伤寒、小肠恶性淋巴瘤等，常伴发热。急性痢疾、直肠癌等，常伴里急后重。消化系癌、吸收不良综合征等，伴明显体重减轻。

败血症、麻疹、过敏性紫癜等，常伴皮疹。慢性非特异性溃疡性肠炎、结缔组织病、肠结核等，伴关节痛或关节肿痛。肠恶性肿瘤、增殖性肠结核、血吸虫性肉芽肿等，伴腹部包块。

（2）病史：急性起病、病程较短，腹泻呈持续性而非间歇性，夜间腹泻，伴体重下降、贫血，血沉增快者，多为器质性腹泻。以肠功能性腹泻可能性较大，如肠易激综合征。禁食以后仍有腹泻，常提示腹泻的机制是肠道分泌过多或炎性渗出；禁食后腹泻停止，则提示为食物中某些成分引起的渗透性腹泻，如乳糖酶缺乏症。

（3）年龄和性别：细菌性痢疾发生于各种年龄，但以儿童及青壮年多见。阿米巴痢疾以成年男性多见；轮状病毒性胃肠炎和致病性大肠埃希菌肠炎则多见于婴幼儿；肠结核、寄生虫病、炎症性肠病多见于青壮年；结肠癌和胰头癌则主要见于中老年；血管硬化所致大肠缺血性腹泻主要见于老年；肠易激综合征则以中年女性为主。

【急救措施】

1. 一般治疗

对于存在休克的患者，应禁食；对于病情较轻、可进食的患者，在有效的补液和抗感染治疗的同时给予适当的饮食。一般选用的食物应细软、容易消化，并以富含维生素、高热量、高蛋白（对蛋白质过敏者除外）的饮食为主。刺激性饮食如辛辣、生冷食物以及含纤维素多的食物可增加胃肠蠕动，当属禁用的饮食种类。急性腹泻患者还应该多休息、补水以及饮食上要注意养成少食多餐的习惯。

2. 药物治疗

（1）细菌感染：可选择以下口服抗生素中的1种或2种进行治疗：①氟哌酸（诺氟沙星胶囊）：成人每次服0.1～0.2g，3～4次/d，于空腹时服用效果好；②黄连素（盐酸小檗碱）：成人每次服0.1～0.3g，3次/d；③环丙沙星：成人每次服0.25～0.5g，2次/d；④磺胺甲唑：成人每次服1g，2次/d；⑤泻痢停（甲氧苄啶）：成人每次2片，2次/d；⑥还可应用肠道微生态制剂：地衣芽孢杆菌活菌胶囊：2粒，3次/d；双歧杆菌乳杆菌三联活菌片：4片，2～3次/d。

（2）病毒感染：用于辅助治疗病毒性急性腹泻的药物主要有思密达（蒙脱石散）和微生态调节剂：①思密达：此药能将肠道内的细菌和病毒吸附，并在服药的6h后，将吸附物排出体外。用法是，成人每次服1包（3g），3次/d，用温开水冲服；②微生态调节剂：此类药物能抑制肠道内的病毒复制，常用药物同细菌感染。

（3）消化不良：患有消化不良的患者，如因吃主食过多者，可服用淀粉酶片或干酵母片。淀粉酶片：0.2g，口服，3~4次/d。干酵母片：0.3~0.5g，口服，2~3次/d。如因吃肉食或油腻食物过多而发病的患者，可服用多酶片：2~3片，口服，3次/d，进餐时服用。目前临床较常用复方制剂，如：复方消化酶片，1~2片，口服，3次/d，餐后服用。

（刘　　旭）

第4节　急性腹痛

急性腹痛（acute abdominalgia）是指患者自觉腹部突发性疼痛，常由腹腔内或腹腔外器官疾病所引起，前者称为内脏性腹痛，常为阵发性并伴有恶心、呕吐及出汗等一系列相关症状，腹痛由内脏神经传导；而后者腹痛由躯体神经传导，故称躯体性腹痛，常为持续性，多不伴有恶心、呕吐症状。

【诊断要点】

（1）明确发病原因：腹膜急性炎症，如胃及十二指肠溃疡、胃癌、肠道、胆道疾病所导致的胃、肠穿孔。腹腔器官急性炎症，如急性胃炎、急性肠炎、急性胰腺炎、化脓性胆管炎、急性阑尾炎等。空腔脏器梗阻或扩张，如肠梗阻、胆道蛔虫病、泌尿道结石梗阻、结石绞痛发作。脏器扭转或破裂，如腹内有蒂器官（卵巢、胆囊、肠系膜、大网膜等）急性扭转。急性内脏破裂如肝破裂、脾破裂、异位妊娠破裂。腹腔内血管梗阻，临床较少见。腹痛相当剧烈，主要发生于心脏病、高血压动脉硬化的基础上如肠系膜上动脉栓塞、夹层主动脉瘤等。中毒与代谢障碍，如铅中毒绞痛、急性血卟啉病、糖尿病酮症的中毒等。胸腔疾病的牵涉痛，如肺炎、肺梗死、急性心肌梗死、急性心包炎、食管裂孔疝等，疼痛可向腹部放射，类似"急腹症"。此外，神经性腹痛也有类似表现。

（2）明确疼痛的部位：胃痛位于中上腹部。肝胆疾病疼痛位于右上腹。急性阑尾炎疼痛常位于McBurney点。小肠绞痛位于脐周。结肠绞痛常位于下腹部。膀胱痛位于耻骨上部。急性下腹部痛也可见于急性盆腔炎症。

（3）疼痛的性质与程度：消化性溃疡穿孔常突然发生，呈剧烈的刀割样、烧灼样、持续性中上腹痛。胆绞痛、肾绞痛、肠绞痛也相当剧烈，患者常呻吟、辗转不安。剑突下钻顶样痛是胆道蛔虫梗阻的特征。持续性广泛性剧烈腹痛见于急性弥散性腹膜炎。

（4）伴随症状：伴黄疸，可见于急性肝、胆道疾病、胰腺疾病、急性溶血、大叶性肺炎等。伴寒战、高热，可见于急性化脓性胆道炎症、腹腔脏器脓肿、大叶性肺炎、化脓性心包炎等。血尿常是泌尿系统疾病。伴休克，常见于急性腹腔内出血、急性梗阻性化脓性胆道炎症、绞窄性肠梗阻、消化性溃疡急性穿孔、急性胰腺炎、腹腔脏器急性扭转、急性心肌梗死、休克型肺炎等。

【急救措施】

（1）对症治疗：①禁食：多数患者及手术前后或诊断不明确尚需观察者均应禁食；②胃肠减压：为防止腹胀的重要措施，可减轻腹胀，有利于呼吸，改善胃肠血运，减少胃肠穿孔的漏出、促进肠蠕动恢复；③解痉治疗：阿托品0.5～1mg皮下或肌肉注射，山莨菪碱10～20mg肌肉注射，可缓解胃肠、泌尿道平滑肌痉挛；④镇静：苯巴比妥、氯丙嗪、地西泮减少疼痛反应的敏感性，常与解痉止痛药合用；⑤麻醉止痛药仅用于诊断明确，已妥善处理病灶的术后患者；⑥诊断不明确的患者，原则上禁用麻醉止痛药，以免掩盖症状，贻误诊治；⑦根据病情，还应给予抗感染、纠正水、电解质紊乱、酸碱失衡及抗休克治疗。

（2）病因治疗：明确病因后，应采取相应对因治疗措施，包括手术等。

（3）手术疗法或剖腹探查：适用于急性腹痛，腹痛剧烈，非手术疗法6～12h无效或恶化者。确定病因者，做相应手术治疗。对不明原因的腹痛患者，经观察治疗失败者，可行剖腹探查。

（刘　旭）

第5节　功能性肛门直肠痛

功能性肛门直肠痛（functional anorectal pain, FAP）是发生在肛门直肠非器质性疾病引起的疼痛。2016年罗马Ⅳ标准根据疼痛持续的时间以及是否存在肛门直肠触痛分为3种：痉挛性肛门直肠疼痛（proctalgia fugax）、肛提肌综合征（levator ani syndrome）和非特异性功能性肛门直肠疼痛（unspecified functional anorectal pain）。其发病机制尚不清楚，可能与盆底肌肉异常运动、精神心理因素、遗传性内括约肌肌病及肛肠科、妇科或泌尿科等多系统疾病有关，同时还与精神心理因素关系密切。

【诊断要点】

依据罗马Ⅳ标准，功能性肛门直肠痛诊断前症状出现至少6个月，近3个月符合以下标准，痉挛性肛门直肠疼痛：①反复发作的位于直肠部位的疼痛，与排便无关；②发作持续数秒至数分钟，最长30min；③发作间歇期无肛门直肠疼痛；④排除其他原因导致的直肠疼痛，如缺血、炎症性肠病、肌间脓肿、肛裂、血栓性痔疮、前列腺炎、尾骨痛和明显的骨盆结构性改变。肛提肌综合征：①慢性或复发性直肠疼痛或隐痛；②发作持续30min或更长时间；③向后牵拉耻骨直肠肌时有触痛；④排除其他原因导致的直肠疼痛，如上所述。非特异性功能性肛门直肠疼痛：向后牵拉耻骨直肠肌时无触痛，且符合肛提肌综合征的其他诊断标准。

【急救措施】

1. 物理治疗

针对肛提肌综合征、非特异性功能性肛门直肠疼痛的物理疗法包括：①温水坐浴：40℃的温水坐浴可以有效降低肛管静息压，缓解疼痛；②扩肛疗法：手指扩肛的方法可减轻疼痛，其机制是通过扩肛松弛括约肌。另外，患者也可以通过尝试排便或插入栓剂的方法，使肛门扩张而缓解疼痛；③肌肉电刺激疗法：作用机制是低频率的振荡电流能够诱导肌肉的自发收缩，使痉挛的肌肉产生疲劳，从而减轻疼痛。

2. 药物治疗

临床上用于治疗痉挛性肛门直肠痛的药物可以分为以下几类：①口服药：钙离子拮抗剂是临床上应用较为广泛的一类药。如硝苯地平片10mg，口服主要用于那些由遗传性内括约肌肌病引起的痉挛性肛门直肠疼痛患者；②外用药：局部涂抹0.3%硝酸甘油软膏的方法治疗痉挛性肛门直肠疼痛，可缓解疼痛；③吸入药：吸入沙丁胺醇能减短剧烈疼痛持续的时间，特别对那些疼痛持续时间≥20 min的患者效果更加明显；④注射药：向肛门括约肌内注射A型肉毒杆菌毒素2个月，可使疼痛症状减轻，而且没有出现肛门失禁等副作用。

3. 生物反馈疗法

生物反馈(biofeedback, BF)是在行为疗法基础上发展起来的一种新的心理治疗技术。患者通过多次的正反尝试训练，在生理、心理上达到"自我改造的目的"。BF可以提高盆底肌肉的协调性和舒张感知能力，从而治疗慢性顽固性的直肠痛。生物反馈的成功与否还取决于患者对整个治疗过程的接受意愿。

4. 神经阻滞疗法

用神经阻滞的方法治疗痉挛性肛门直肠疼痛，是基于痉挛性肛门直肠疼痛由神经病变引起。应用2%利多卡因10mL和乙酸倍他米松1.25mg在会阴部神经分布区域内的触痛点进行神经阻滞，具有一定的治疗作用，但须严密观察不良反应。

5. 其他

（1）针灸疗法：通过针刺穴位，一方面纠正和消除疼痛的病理因素，另一方面阻断和转移对疼痛性病理变化的感知，从而达到减轻疼痛的目的。可选择：百汇、大椎、长强、大肠俞、秩边、合谷、委中、承山、足三里、白环俞等穴位。

（2）心理治疗：对于痉挛性肛门直肠疼痛患者，首先应该对其进行心理上的疏导，向其详细地介绍疾病特点，认识疼痛是良性的，虽令人烦恼，但并不危及生命，随着时间的推移疼痛会逐渐减轻。详细的解释和耐心的安慰可以充分有效地控制症状。

（刘　旭）

第6节　溃疡病出血

消化性溃疡常发生于与胃酸分泌有关的消化道黏膜，其中以胃、十二指肠为最常见。无论是胃溃疡或十二指肠溃疡均可并发出血，尤其是大溃疡及深溃疡常易腐蚀溃疡基底部黏膜的血管而发生出血，幽门管溃疡及十二指肠壶腹后溃疡更易导致出血且出血后常不易止血。

【诊断要点】

（1）常有溃疡病史，以及服用水杨酸制剂或激素史。

（2）临床表现：出血量不超过500mL，可无任何症状；失血量在1000mL以上，可出现心悸、恶心、虚弱；超过1500mL，便可发生低血压，可伴有眩晕、昏厥和休克等不同的表现；如在15min内丢失2000mL，则不可避免地出现深度休克，以致死亡。

（3）实验室检查：血白细胞及中性粒细胞计数常有轻度增高，血红蛋白及红细胞计数下降(早期可不明显)；出血后，因肠源性尿素氮升高，可出现肠性氮质血症，如患者肾功能正常，则血尿素氮升高的程度可反映出血量的多少。

（4）X线胃肠钡餐造影：对诊断溃疡病有70%～90%的准确性。目前在诊断急性上消化道出血中已不作为首选检查方法，而选择急诊胃镜检查。

（5）胃镜检查：阳性率可达80%～95%，在诊断上消化道出血方面比X线胃肠钡剂造影优越。必要时，可在内镜下进行止血治疗。检查的时间应在出血后24～48h内进行。

【急救措施】

1.内科治疗

凡发生呕血或便血的溃疡病患者，应住院治疗，患者应平卧，下肢抬高。保温，吸氧，每10~30min测脉搏、血压、呼吸1次。

(1) 止血措施：①首选内镜下止血治疗：镜下喷洒凝血酶、电凝、止血夹、微波等治疗；②全身药物止血：质子泵抑制剂，0.9%氯化钠溶液100mL+埃索美拉唑40mg，1~2次/d，蝮蛇抗栓酶1U，静脉注射，每8h 1次/等；③局部药物止血：口服凝血酶止血水，0.9%氯化钠溶液100mL+凝血酶5000U，分次口服；云南白药0.5g，口服，3次/d等。

（2）补充血容量：如为大出血，在运送途中或入院后，应立即建立静脉通道，着手输液，补充足量液体以维持循环系统功能。已经出现低血容量性休克，最好输全血400~800mL或用血浆。

（3）纠正酸中毒：如pH为6.13，说明有呼吸性酸中毒，须使呼吸加深，充分换气，以排出存积的二氧化碳。必要时用呼吸器辅助呼吸，甚至做气管内插管以控制呼吸。若二氧化碳结合力偏低，存在代谢性酸中毒，应当按计算静脉输入适量碳酸氢钠溶液，如碳酸氢钠溶液100~200mL，静脉滴注。定期复查各项生化指标。

2.外科治疗

因溃疡病发生不同程度出血的病例，20%~25%需行外科手术治疗。疗效比较满意，且易成功，按常规应待出血停止，血红蛋白提高到6~8g后再行手术。若出血仍不停止，只有被迫做紧急手术，这种情况危险性当然很大。

（孙英伟　刘　颖）

第7节　上消化道出血

上消化道出血（upper gastrointestinal hemorrhage）是临床常见急症。上消化道出血部位指屈氏韧带以上的食管、胃、十二指肠、上段空肠以及胰管和胆管的出血。上消化道出血可因消化道本身的炎症、机械性损伤、血管病变、肿瘤等因素引起，也可因邻近器官的病变和全身性疾病累及消化道所致。

【诊断要点】

（1）常见原因为消化性溃疡，肝硬化食道胃底静脉曲张破裂，上消化道肿瘤，消化道急慢性炎症。少见的原因有Mallory-Weiss综合征、消化道血管畸形、Dieulafoy溃疡、放射损伤等。

（2）临床特征性表现：呕血与黑粪，呕血多为棕褐色，呈咖啡渣样，如出血量大，则为鲜红或有血块。黑粪呈柏油样，当出血量大，粪便可呈暗红甚至鲜红色。

（3）急性大量失血，由于循环血容量迅速减少而导致周围循环衰竭。表现为头昏、面色苍白、心慌、乏力、晕厥、肢体冷感、心率加快，血压偏低等。肠源性氮质血症指在上消化道大量出血后，血液蛋白的分解产物在肠道被吸收，以致血中氮质升高。大量出血后，多数病人在24h内常出现低热。

（4）实验室检查：出血的早期，血红蛋白浓度、红细胞计数与血细胞比容可无明显变化，一般经3～4h以上才会出现贫血。上消化道大出血2～5h，白细胞计数轻至中度升高，血止后2～3d才恢复正常。呕吐物或便潜血试验阳性。尚需进行凝血功能试验、血肌酐、尿素氮、肝功能、肿瘤标志物等检查。

（5）胃镜检查是诊断消化道出血的首选，应尽早在出血后24～48h内进行。

（6）内镜阴性患者的病因检查：仍有活动性出血的患者，应急诊行选择性腹腔动脉或肠系膜动脉造影，以明确出血部位和病因；在出血停止病情稳定后可行胃肠钡剂造影；对慢性隐性出血或少量出血，可考虑小肠镜检查；对经各种检查仍未明确诊断而出血不止者，可考虑剖腹探查。

【急救措施】

（1）一般治疗：卧床休息；观察神色和肢体皮肤是冷湿或温暖；记录血压、脉搏、出血量与每小时尿量；保持静脉通路并测定中心静脉压。保持患者呼吸道通畅，避免呕血时引起窒息。大量出血者宜禁食，少量出血者可适当进流食。老年患者需心电、呼吸、血氧饱和度监护。多数患者在出血后常有发热，一般无须使用抗生素。

（2）液体复苏补充血容量：快速建立静脉通道，输入足量液体纠正血循环量不足。常用液体为等渗葡萄糖液、生理盐水、平衡液、血浆、全血或血浆代用品。输血指征为：①血压下降，收缩压<90mmHg，心率加快>120次/min；②血红蛋白<70g/L或血细胞比容<25%。对肝硬化伴静脉高压的患者要提防因输血而增大门静脉压力增加再出血的可能性。要避免输血、输液量过多而引起急性肺水肿或诱发再次出血。

【止血处理】

1. 食道胃底静脉曲张破裂大出血

（1）药物止血：①生长抑素及其类似物，可明显减少门脉及其侧支循环血容量，止血效果肯定。该类药物已成为近年治疗食道胃底静脉曲张出血最常用的药物。如：0.9%氯化钠溶液50mL+生长抑素3000μg泵内注入每12h 1次。局部止血药物如：蒸馏水100mL+凝血酶5000U，分次口服；②血管加压素及其类似物，如：垂体后叶素、血管加压素、特利加压素等。③抑酸药（见下文）。

（2）气囊压迫止血：是一种有效的，但仅是暂时控制出血的非手术治疗方法。近期止血率90%。三腔管压迫止血的并发症有：①呼吸道阻塞和窒息；②食管壁缺血、坏死、破裂；③吸入性肺炎。

（3）内镜治疗：套扎治疗，内镜直视下用皮圈套扎曲张静脉，注射治疗，硬化剂或组织黏合胶至曲张的静脉，不但能达到止血目的，而且可有效防止早期再出血，是目前治疗食道胃底静脉曲张破裂出血的一线疗法。

（4）介入治疗：经颈静脉肝内门体静脉支架分流术（TIPS），能在短期内明显降低门静脉压。对急诊静脉曲张破裂出血的即刻止血成功率可达90%～99%，但远期（>1年）疗效尚不满意。

（5）外科手术：经积极非手术治疗不能控制出血，需行手术治疗。根据出血的病因采用不同的手术止血。分流术是通过门静脉与体静脉的吻合，以减少向肝门静脉血流和降低门静脉压力，进而达到控制食管胃底曲张静脉出血的目的。有增加肝性脑病的风险。

2. 非曲张静脉破裂出血

（1）抑酸药物：抑酸药能提高胃内pH值，既可促进血小板聚集和纤维蛋白凝块的形成，避免凝血块过早溶解，有利于止血和预防再出血，又可治疗消化性溃疡。临床上常给予质子泵抑制剂（PPI）和组胺H_2受体拮抗剂，如：0.9%氯化钠溶液100mL+埃索美拉唑40mg，1次/d静脉给药。病情危重时可加量，如：埃索美拉唑80mg静脉推注后，以0.9%氯化钠溶液100mL+埃索美拉唑80mg，8mg/h静脉输注持续72h。其他PPI还有奥美拉唑和泮托拉唑等针剂。止血药物有辅助功能，如维生素K_1静脉注射，氨甲苯酸（止血芳酸）静滴，云南白药口服等。

（2）内镜治疗：内镜止血起效迅速，疗效确切。内镜下可行药物喷洒和注射、热凝治疗（高频电灼、氩气凝固术、热探头、微波、激光等）和止血夹等。

（3）手术治疗：消化性溃疡出血约80%不经特殊处理可自行止血。内科积极治疗仍大量出血不止，危及患者生命，诊断不明确、无禁忌证者，可考虑行手术结合术中内镜止血治疗。

（李学彦　孙英伟）

第8节　中、下消化道出血

中、下消化道出血（middle、lower gastrointestinal hemorrhage）的患病率虽不及上消化道出血高，但临床亦常发生。屈氏韧带以下到回盲部的小肠称中消化道，结肠称下消化道。此处肠道出血称为中、下消化道出血。下消化道出血的病因包括肠道肿瘤、息肉、炎症性病变、血管病变、肠壁结构性病变（憩室）、肛门病变及全身疾病累及肠道等。其中最常见的病因为大肠癌和大肠息肉，肠道炎症性病变次之。

【诊断要点】

（1）病因：老年患者以大肠癌、结肠血管扩张、缺血性肠炎多见。年轻人以憩室、息肉、感染性肠炎、血液病多见。结核病、血吸虫病、腹部放疗史可引起相应的肠道疾病。动脉硬化、口服避孕药可引起缺血性肠炎。

（2）临床表现：中、下消化道出血一般为血便或暗红色大便，小肠出血可以有呕血，结肠出血不伴呕血。血色鲜红，附于粪便表面多为肛门、直肠、乙状结肠病变，便后滴血或喷血多为痔或肛裂。右侧结肠出血为暗红色，停留时间长可呈柏油样便。小肠出血与右侧结肠出血相似，但更易呈柏油样便，黏液脓血便多见于菌痢、溃疡性结肠炎，大肠癌特别是直肠、乙状结肠癌有时亦可出现黏液脓血便。还有患者表现为反复发作的缺铁性贫血和粪便隐血试验阳性。伴有发热见于肠道炎性病变；伴不全肠梗阻见于克罗恩病、肠结核、肠套叠等。

（3）实验室检查：常规血、尿、粪便等生化检查及直肠指检有相应的改变。

（4）内镜检查：结肠镜检查是诊断大肠及回肠末端病变的首选检查方法，同时能根据具体病因，采取相应的方法，在内镜下紧急止血，减缓病情进展，争取救治时间，部分病例还可起到根治性的治疗作用。

胶囊内镜（capsule endoscopy,CE）：目前CE检查已成为小肠疾病的一线检查技术。优点为非侵入性，不足之处有：不能进行充气、冲洗、局部反复观察、活检及治疗等操作；肠内容物残留和动力障碍可影响对消化道的全面观察；在出血量较多或有血凝块时，视野不清易遗漏病灶；不能控制CE的移动速度，不能在局部停留。

双气囊小肠镜（double balloon enteroscopy，DBE）：DBE优点是可在直视下行小肠黏膜活检，还可开展电凝、息肉摘除、气囊扩张、异物取出等治疗。不足之处是该检查属于侵入性检查，费时费力，有一定的并发症如急性胰腺炎、肠穿孔等。单气囊小肠镜（single-balloon enteroscopy，SBE）是一项新技术，其作用与DBE相似。

（5）CT/MRI小肠影像学检查：可作为非侵入性检查，观察腹部实质脏器及肠腔内外情况，并可显示病变及毗邻血管、淋巴结之间的关系。因MRI空间分辨率尚不如CT检查，且费时费钱，故目前推荐CT检查小肠。

（6）核素扫描：仅对活动性出血有诊断价值，可采用99mTc标记的红细胞或99mTc标记的胶体硫进行扫描。

（7）小肠钡剂检查：X线钡剂造影诊断率不高，可作为粗略检查，目前逐步减少。

（8）外科手术和术中内镜检查：外科手术是最后的检查手段，用于无法行内镜检查或大出血者，术中内镜检查可提高出血的诊断率为70%~100%.

【急救措施】

（1）一般治疗：①卧床休息，禁食水；②观察生命体征与液体出入量；③补充血容量；④适当输血；⑤大多数慢性或间歇性出血患者有缺铁性贫血，必须给予铁剂治疗以纠正贫血。

（2）药物治疗：生长抑素及其类似物（如奥曲肽）其机制可能与抑制血管生成和内脏血流有关，如0.9%氯化钠溶液50mL+生长抑素3000μg泵内注入，每12h 1次；凝血酶保留灌肠：有时对左半结肠出血有效。如0.9%氯化钠溶液100mL+凝血酶5000U保留灌肠；促红细胞生成素，有报道其能控制消化道黏膜弥漫性出血。

（3）内镜下治疗：急诊结肠镜检查如能发现出血病灶，可试行内镜下止血，局部喷洒5%孟氏液、去甲肾上腺素、凝血酶复合物等。

（4）血管造影下栓塞治疗：选择性动脉内血管加压素治疗，无效的病例，可做超选择性插管，注入栓塞剂或合用吸收性明胶海绵。本法主要缺点是可能引起肠梗死。

（5）内科保守治疗无效，无论出血病变是否确诊，均是紧急手术的指征。

（李学彦）

第9节　食管穿孔

食管穿孔与破裂是一种严重疾患，发病率虽低，但极易误诊。食管穿孔、破裂后由于消化液自破孔处迅速外溢，引起纵隔或胸膜腔急性化脓性炎症，如不及时诊断和治疗，其死亡率较高，关键在于早期诊断和治疗。因食管穿孔的原因、部位，患者年龄，循环系统状况，纵隔及胸腔污染程度以及食管基础病变等不同，治疗上所采用的方法也不同。

【诊断要点】

（1）有剧烈呕吐、误吞尖锐异物如鱼刺、骨刺等或金属异物及内窥镜检查或治疗以及外伤史。

（2）有疼痛、吞咽困难、呼吸不适，胸部食管穿孔时，常有胸痛或背痛，上腹部剧烈疼痛及吞咽不适，因一侧或两侧的液气胸，患者可出现气急或呼吸困难，颈部皮下气肿，即应考虑食管穿孔。继发感染时通常表现为发烧，血象升高等。一般来说，呕吐、胸痛、皮下气肿三联征比较常见。

（3）化验检查可见血常规白细胞增多，行胸部X线或CT检查，如发现纵隔液气肿、液气胸或食管泛影葡胺(非钡剂)造影剂漏入纵隔或/和胸腔，或胸穿及胸腔引流液中有食物残渣以及口服后漏出的亚甲蓝试剂，即可确诊。CT影像显示：食管壁或腔内高密度钙化影、食管周围包裹性积液、纵隔气肿、胸腔液气胸等

【急救措施】

1. 药物治疗

（1）抗生素的应用：食管破裂和穿孔感染的致病菌主要是大肠杆菌、粪球菌等肠道菌，因此，采用降阶梯疗法更为合理有效，即在获得可靠的细菌培养和药敏结果之前，可根据食管破裂和穿孔感染的致病菌主要为肠道菌群的经验兼顾其他致病菌，采用强力广谱抗生素控制感染，如泰能、美平等，用法：0.9%生理盐水100mL加亚胺培南粉针1.0g，2次/d；0.9%生理盐水100mL加美罗培南粉针1.0g，每8h 1次。然后根据细菌培养和药敏结果换用有效的窄谱抗生素，如：舒普深、特治星、头孢它啶等药。这样既可有效控制感染，又可避免长期应用强力抗生素所带来的菌群失调、二重感染、真菌感染等不良后果。

（2）营养支持治疗：① 肠外支持疗法：禁食、严重感染及体液丢失等，常致患者脱水、电解质平衡失调及全身消耗衰竭。因而在治疗上除纠正脱水及电解质紊乱外，应加强静脉营养支持，输入白蛋白、全血或血浆。营养支持也是成功治疗本病的重

要措施；② 应用肠内营养更符合生理需要，有助于维持肠黏膜结构和功能的完整性，促进肠黏膜的增生、修复和维护肠黏膜屏障，能预防创伤应激时易于发生的肠道菌群易位，降低感染率。肠内营养还具有肝损伤小、安全、有效、价廉、简便等优点；③ 食管破裂段以下的肠道结构和功能是完整、正常的，依据当时肠道有功能，且能安全使用的原则，可用原有的鼻胃管或手术中留置的鼻十二指肠管进行合理的肠内营养。防止水、电解质紊乱，使破口愈合顺利。常用肠内营养液混悬液、肠内营养乳剂、肠内营养粉剂等，根据患者个体情况不同每天给予500～1000mL不等管内注入。

2. 手术治疗

一般认为，食管穿孔24h内者应积极开胸一期修补裂口，冲洗彻底，引流通畅，效果较满意。但穿孔时间不是决定手术修补成功的唯一条件，关键还要取决于穿孔后食管壁炎症水肿和纵隔、胸腔感染的程度。

（1）治疗原则：① 禁食：凡有食管穿孔的患者，予以禁食，以免食物由破裂口流入纵隔或胸腔内，加剧感染扩散，并嘱患者尽量将唾液吐出或于破裂口上方放置胃管吸引；② 食管穿孔或破裂的手术治疗原则：尽早闭合瘘口、根治或姑息治疗食管原发病变，充分的胸腔闭式引流，同时给予有效的抗生素控制感染和充分的营养支持。具体方法根据病情而异，主要取决于食管穿孔的原因、穿孔的时间、破口大小和部位以及纵隔和胸腔受污染程度。

（2）手术方式：①穿孔确诊时间超过24h者，若食管腔内的感染得到有效控制，一期修补多可满意完成。在感染情况下，不要期望手术修补食管破裂口能完全愈合，但是将食管破口减小对于疾病的转归会有很大帮助；②食管修补术的方法是彻底清洗食管创口及胸腔纵隔腔，游离食管破口处，充分显露食管黏膜窗口周围解剖结构，确定食管黏膜破损范围大小，清创至正常黏膜处，以创口为中心充分松解上、下及周围食管，细线结节缝合食管创口，最好黏膜与浆肌层分层缝合，如果破口位置低并且经膈入腹者可行大网膜包埋食管缝合口。

利用修补方法难以成功者，可行食管切除、胃或结肠代食管术。亦可采用带膜内支撑管或胸腔镜治疗食管破裂。

（李学彦）

第10节 食管-贲门黏膜撕裂综合征

Mallory-Weiss综合征又称食管-贲门黏膜撕裂综合征(Mallory-Weiss syndrome，MWS)。MWS为贲门与食道远端交界处的黏膜和黏膜下层撕裂所致的急性出血性病变，系各种原因使腹内压力或胃内压力骤然升高导致食管下端和胃连接处的黏膜和黏膜下层纵行裂开，导致临床表现出血、呕血，甚至死亡的病症。

【诊断要点】

（1）病因常有：起病前有酗酒、频繁呃逆等引起腹内压或胃内压增高的情况，除饮酒外，内镜检查、食管炎、急性胃肠炎、活动性溃疡、放置胃管、尿毒症等都可引起剧烈呕吐。其病理因素有长期饮酒，吸烟及其他物理刺激，贲门黏膜弹性降低、脆性增加、水肿，局部抵抗力明显下降，亦容易发病。在进食粗糙、干硬食物后发病，患者男性多于女性，与男性食量大、多食、饮酒量大有关。

（2）临床症状多表现为三联征(饮酒、呕吐、呕血)。出现无痛性剧烈呕吐，伴或不伴有黑便。一般先呕吐胃内容物，随即呕血，可因大量呕血而死亡。与食管自发性破裂出血相比，上腹部疼痛较轻或不明显，当撕裂较深、较长时，出血量一般较多。术中均见到搏动性出血点，出血量超过2000mL，可出现失血性休克。

本病主要与Boerhaave综合征鉴别，后者为食管发生全层破裂，有呼吸急促、腹肌触痛、颈部皮下气肿三联征，胸腹部X线检查出现气胸、腹腔积液、液气胸、纵隔气肿等改变，可行碘化油食管造影，条件允许行胃镜检查，明确Boerhaave综合征。

（3）内窥镜检查是确诊本病的有效手段，胃镜检查最好在发病后48h内进行。本病胃镜有3个特点：① 裂伤部位多在贲门小弯侧，Kanner报告55～75个裂伤中，贲门部黏膜裂伤为78.7%，胃食管交界处16%，食管下端最少；② 裂伤深度多在黏膜层和黏膜下层，呈纵行裂口，长度多在0.3～4cm，宽0.2～0.5cm，边缘清楚；③如见到裂口处有新鲜出血或滴血者为活动性出血；如有血块或血痂覆盖，提示近期出血。

内镜检查时应注意与反流性食管炎、食管自发性破裂和贲门部附近单纯性溃疡出血等疾病相鉴别。

【急救措施】

1. 内科治疗

（1）在常规抗酸、保护黏膜的基础上，强调急诊胃镜直视下止血。胃镜发现裂伤后常规局部喷洒5%孟氏液20～30mL，以达到局部组织收敛，出血面的血管收缩，促进血液凝固而防止再出血功能。对于持续性小动脉出血者可采用内镜下直视高频电灼或激光止血，止血夹夹住出血点的方法，往往能收到良好的效果。至于三腔二囊管压迫止血有加重黏膜撕裂伤的可能，临床应慎用。

（2）常规给予禁食水、补液、止血等对症治疗。

2. 外科治疗

如经过内科积极的多方治疗，患者仍出血不止，应考虑行外科手术治疗，在术前准备完全的情况下，剖腹探查，行修补术或胃大部切除术。

对于本病，只要能早期明确诊断，及时处理，可降低并发症的发生率。手术治疗适于内科治疗无效的严重消化道出血者。

（李学彦）

第11节　出血性休克

出血性休克是指各种原因引起的循环血容量丢失，导致有效循环血量减少、组织灌注不足、细胞代谢紊乱以及功能受损的过程。循环血容量丢失包括显性丢失和非显性丢失。显性丢失是指循环血容量丢失至体外，非显性丢失是指循环血容量丢失到循环系统之外。

【诊断要点】

（1）大量失血病史，出血性休克的发生与否及其程度，取决于机体血容量丢失的量和速度。24h内失血量超过患者的估计血容量或3h内失血量超过估计血容量的一半时多发生出血性休克。

（2）临床表现：皮肤苍白、四肢湿冷、大汗淋漓、皮下静脉塌陷、心率加快、一过性意识障碍。

（3）监测指标：收缩压下降＜90mmHg或较基础血压下降大于40mmHg，脉压差减少＜20mmHg，尿量减少＜0.5mL/（kg·h），心率增快＞100次/min，中心静脉压（CVP）＜5mmHg等。

（4）化验检查：红细胞计数、血红蛋白、红细胞压积减少降低；PT、APTT、INR以及D-二聚体等凝血指标异常。

【急救措施】

1. 病因治疗

尽快纠正引起循环血容量丢失的病因是治疗出血性休克的基本措施。对于出血部位明确、存在活动性失血的休克患者，应尽快进行腔镜、手术或介入止血;对于出血部位不明确、存在活动性失血的患者应迅速利用包括超声、CT、内镜等影像学手段和方法进行检查与评估。

2. 迅速建立静脉通路

出血性休克时进行液体复苏刻不容缓,输液的速度应快到足以迅速补充丢失液体,以改善组织灌注,因此在出血性休克时必须迅速建立有效的静脉通路,如:中心静脉置管、PICC等。

3. 液体复苏

液体复苏治疗时可以选择晶体溶液(如生理盐水和等张平衡盐溶液)和胶体溶液(如白蛋白和人工胶体)。胶体溶液和晶体溶液的主要区别在于胶体溶液具有一定的胶体渗透压。

(1)常用的晶体液为生理盐水和乳酸林格液。临床工作中,依据失血量,通常先给予生理盐水500~1000mL。输注晶体液后会进行血管内外再分布,约有25%存留在血管内,而其余75%则分布于血管外间隙。此外,临床上也可采用高张盐溶液的复苏方法,主要应用高渗盐右旋糖酐注射液、高渗盐注射液及11.2%乳酸钠等高张溶液。

(2)胶体液主要包括白蛋白、羟乙基淀粉(HES)、明胶、右旋糖苷和血浆,临床上以羟乙基淀粉和白蛋白较为常用。临床抢救时通常先给予500mL羟乙基淀粉。HES是人工合成的胶体溶液,输注1L羟乙基淀粉能够使循环容量增加700~1000mL。白蛋白是一种天然的血浆蛋白质,在正常人体构成了血浆胶体渗透压的75%~80%,因此在容量复苏过程中常被选择用于液体复苏,但白蛋白价格昂贵,并有传播血源性疾病的潜在风险。

4. 输血治疗

输血及输注血制品在出血性休克中应用广泛。为保证组织的氧供,血红蛋白降至70g/L时应考虑输注红细胞;血小板输注适用于血小板数量减少或功能异常伴有出血倾向的患者,血小板计数<50×10^9/L,或确定血小板功能低下者,可考虑输注血小板;冷沉淀适用于特定凝血因子缺乏所引起的疾病,以及肝移植围术期肝硬化食道静脉曲张等出血;对大量输血后并发凝血异常的患者联合输注血小板和冷沉淀可显著改善止血效果;新鲜冰冻血浆含有纤维蛋白原与其他凝血因子,可改善和补充凝血因子的不足。输血量取决于失血量、患者状态和血化验结果。

5. 血管活性药与正性肌力药的应用

出血性休克的患者一般不常规使用血管活性药,这些药物有进一步加重器官灌注不足和缺氧的风险,临床通常仅对于在足够的液体复苏后仍存在低血压或者输液还未开始的严重低血压患者，才考虑应用血管活性药与正性肌力药。这类药物主要有多巴胺、间羟胺、多巴酚丁胺、去甲肾上腺素、肾上腺素等。

6. 纠正酸中毒

出血性休克时的有效循环量减少可导致组织灌注不足，产生代谢性酸中毒，其严重程度与创伤的严重性及休克持续时间相关，临床上使用碳酸氢钠（100~200mL）能短暂改善休克时的酸中毒，但不主张常规使用。

7. 控制性复苏

适用于未控制出血的失血性休克，常见于严重创伤（贯通伤、血管伤）、实质性脏器损伤、长骨和骨盆骨折、胸部创伤、腹膜后血肿等，消化道出血、妇产科出血等。对于这类患者，早期采用控制性复苏，使收缩压维持在80~90mmHg，以保证重要脏器的基本灌注，并尽快止血；出血控制后再进行积极容量复苏，但对合并颅脑损伤的多发伤患者、老年病人及高血压患者应避免控制性复苏。

（张永国）

第12节　肠梗阻

肠梗阻是临床常见疾病，由于肠壁内或肠壁外的压迫（机械性梗阻），或者胃肠的麻痹（肠麻痹或假性肠梗阻形式的非机械性梗阻）导致消化道内的气体和内容物不能向远端转运时，便出现肠梗阻。

肠麻痹是肠梗阻的最常见类型，多发生于腹部手术后。机械性小肠梗阻是由腹腔内粘连、疝或肿瘤引发；机械性结肠梗阻多由肿瘤堵塞、憩室或扭转造成。

【诊断要点】

（1）临床表现有腹痛、腹胀、恶心、呕吐、停止排便及排气。

（2）体征有腹部压痛，部分患者有反跳痛、肌紧张，少数患者存在胃肠蠕动波，听诊有高调肠鸣音及响水声，部分患者肠鸣音减弱或消失。

（3）影像学检查可见肠管扩张、气-液平面。

【急救措施】

肠梗阻的治疗原则是解除梗阻，矫正因肠梗阻导致的生理紊乱。

1. 立即外科手术治疗

所有完全性肠梗阻患者，无论是小肠或大肠的梗阻，均应立即接受手术治疗；肠梗阻出现腹膜炎、钳闭性绞窄性疝、疑似或确诊绞窄性肠梗阻、乙状结肠扭转伴有全身性中毒或腹膜刺激征、乙状结肠以上的结肠扭转等原因造成的肠梗阻应立即手术治疗。如果仍试图行非手术治疗，将面临风险、延误治疗时机，导致穿孔或严重感染的发生率以及由此而引发的死亡率均显著增加。此外，对于经过24~48h的非手术治疗未见好转，以及腹部手术后的起初阶段，当正常的肠功能恢复而后又出现术后早期机械性梗阻表现的，考虑梗阻为手术的技术性并发症时，同样主张立即手术治疗。

2. 择期外科手术治疗

适用于无全身中毒、无压痛症状的乙状结肠扭转患者，反复发作的粘连或束带相关部分小肠梗阻、部分结肠梗阻、无腹部手术史的肠梗阻。

3. 非手术治疗

对一些特定的部分性小肠梗阻病例采取非手术治疗的成功率很高，可能造成的死亡率也低至可以接受。这些特定病例包括：继发于腹腔内粘连的部分性梗阻患者，发生在术后不久的急性期内的部分性梗阻患者以及由炎症病变（例如炎性肠病、放射性肠炎或憩室炎）引起的部分性梗阻患者。一般来说，如果非手术治疗能够解除梗阻，最初的8~12h内症状将会得到相当快速的缓解。主要措施包括胃肠减压、纠正水电解质和酸碱失衡紊乱、应用生长抑素类似物、防治感染和中毒、对症支持治疗。

（1）胃肠减压：是治疗肠梗阻的重要方法之一，通过吸出胃肠道内的气体和液体，减轻腹胀，降低肠腔内压力，改善肠壁血液循环，减少毒素及细菌。

（2）纠正水电解质和酸碱失衡紊乱：输液所需容量和种类应根据呕吐情况、缺水体征、尿量，并结合血清电解质以及血气分析结果而定。

（3）应用生长抑素类似物：生长抑素类似物（生长抑素3000μg+0.9%生理盐水50mL泵内注入，每12h 1次，或奥曲肽0.3mg+0.9%生理盐水50mL泵内注入，每12h 1次），可强有力地影响肠道内钠、氯和水的吸收，使用生长抑素类似物显著降低了胃内容物的抽吸量并减轻了肠梗阻症状。

（4）防治感染和中毒：应用抗生素，针对肠道细菌敏感的头孢类（如头孢曲松1g+0.9%生理盐水100mL，1次/d，静脉输液）

或喹诺酮类（如左氧氟沙星0.5g，1次/d，静脉输液）及抗厌氧菌的抗生素（替硝唑0.8g，1次/d，静脉输液）。

（5）对症支持治疗：在遵循急腹症诊治原则的前提下，可应用镇静剂、解痉剂以及止痛剂。

4. 终末期疾病所致肠梗阻

对患急性肠梗阻的绝症患者（晚期癌病），可为这些患者提供较为舒适的治疗措施，包括应用吗啡、补液、给予抗酸药等。这些患者中的一部分可于内镜下放置塑料支架以缓解重度梗阻，从而避免不必要的剖腹手术。对恶性肠梗阻患者，应提供临终关怀，并持续注射奥曲肽、静脉补液。部分患者可考虑行经皮内镜下胃或空肠造口术。

（张永国）

第13节 应激性溃疡

应激性溃疡（stress ulcer，SU）是指机体在各类严重创伤、危重疾病等严重应激状态下，发生的急性消化道糜烂、溃疡等病变，最后可导致消化道出血、穿孔并使原有病变恶化的一类溃疡性病变。

多种疾病均可导致应激性溃疡发生，其中以重型颅脑外伤、严重烧伤、严重创伤及各种困难、复杂的大手术术后、全身严重感染、多脏器功能障碍综合征、心脑血管意外、严重心理应激等最为常见。

胃黏膜防御机能减弱与胃黏膜损伤因子作用增强，是应激性溃疡发病的主要机制。研究表明应激性溃疡的发生主要与胃黏膜防御机能减低、胃酸分泌增加、神经内分泌失调有关。

【诊断要点】

（1）应激性溃疡多发于原发疾病产生的3~5d内，少数可延至2周。

（2）无明显的前驱症状，临床主要表现为上消化道出血（呕血或黑粪）与失血性休克症状。

（3）内镜下于胃、食管、十二指肠及空肠可见多发性黏膜糜烂、溃疡。

（4）应激性溃疡发生穿孔时，可出现急腹症症状与体征。

【急救措施】

（1）高危人群的判定：高龄（年龄>65岁）、严重创伤（颅脑外伤、烧伤、胸、腹部复杂、困难大手术等）、合并休克或持续低血压、严重全身感染、并发MODS、机械通气>3d、重度黄疽、合并凝血功能障碍、脏器移植术后、长期应用免疫抑制剂与胃肠道外营养、1年内有溃疡病史等。

（2）重在预防：对高危患者应重点预防，并行胃肠监护，可定期定时检测胃液pH值及粪便隐血，必要时完善胃肠镜检查。

（3）积极治疗原发病：消除应激源，抗感染、抗体克，防治颅内高压，保护心、脑、肾等重要器官功能。

（4）应激性溃疡的药物预防：对拟做重大手术的患者，可在围手术前1周内应用口服抑酸药或抗酸药，如质子泵阻滞剂（PPI）奥美拉唑40mg，1次/d，口服；组胺受体阻滞剂雷尼替丁150mg，2次/d，口服。对严重创伤及高危人群应在疾病发生后静脉应用PPI，如奥美拉唑（40mg，2次/d，静滴）。此外，同时可应用氢氧化铝、铝碳酸镁、硫糖铝、前列腺素E等抗酸药和黏膜保护剂。

（5）应激性溃疡并发消化道出血的治疗：立即输血补液、维持正常的血液循环；迅速提高胃内pH，促进血小板聚集和防止血栓溶解，创造胃内止血必要的条件，推荐的用药是PPI针剂，条件许可，可考虑使用生长抑素类药物。对合并有细菌感染者，为防止菌群移位，应加强黏膜保护剂和抗生素的应用；对合并有凝血机能障碍的患者，可输注血小板悬液、凝血酶原复合物等以及其他促进凝血的药物；药物治疗后，仍不能控制病情者，若病情许可，应立即做急诊胃镜检查，以明确诊断，并可在内镜下做止血治疗；经药物和内镜介入治疗，仍不能有效止血者，为抢救患者的生命，在情况许可下，也可考虑外科手术治疗。

（张永国）

第14节　急性胃十二指肠穿孔

急性胃十二指肠穿孔（acute perforation of stomach）是胃和十二指肠溃疡在活动期逐渐加深，侵蚀胃壁，以致穿孔。穿孔多发生在胃小弯和十二指肠球部前壁，胃内容物流入腹腔引起化学性腹膜炎，数小时后可形成化脓性腹膜炎，严重者可造成感染性休克。致病菌多为大肠埃希菌、链球菌。临床上发病急，变化快，症状重，如不及时诊断和治疗，死亡率较高。

【诊断要点】

（1）最常见的病因是胃十二指肠溃疡，部分患者有服用非甾体类抗炎药或皮质激素病史。穿孔前常有暴饮暴食、过度疲劳、精神紧张等诱因。其余病因为胃部肿瘤破裂、化学烧伤、急性胃扩张。

（2）症状有腹痛，上腹部突发"刀割样"剧痛，呈持续性或阵发加重，迅速波及全腹。由于疼痛剧烈、体液丢失和毒素吸收，患者可出现面色苍白、出冷汗、脉搏加快、四肢发凉等休克症状。恶心、呕吐，初为反射性，此后为腹膜炎所引起的持续性呕吐。

（3）体检患者呈急性病容，面色苍白、屈曲体位、不敢活动。腹式呼吸减弱或消失，全腹压痛，穿孔处最重。腹肌紧张，呈"板状腹"，反跳痛明显。肠鸣音减弱或消失，肝浊音界缩小或消失，有时可闻及移动性浊音。

（4）化验检查血象：血象白细胞、中性粒细胞计数升高。检查立位腹平片：可见膈下游离气体。上消化道造影：仅用于怀疑穿孔，但无腹膜炎体征，无膈下游离气体的患者。

幼儿、老年、体弱及空腹小穿孔的患者临床表现和体征不明显，需要详细问诊病史、仔细体格检查及辅助检查来确诊。

【急救措施】

急性胃十二指肠穿孔应尽早手术。非手术治疗作为手术治疗的术前准备，目的是恢复血容量，纠正休克，稳定患者病情。

1. 药物治疗

（1）补充血容量，维持水、电解质平衡：静脉滴注平衡盐溶液或葡萄糖溶液。

（2）留置鼻胃管胃肠减压。

（3）抗生素：通常用三代头孢菌素，如头孢哌酮钠加舒巴坦钠3g+0.9%生理盐水100mL，2次/d，静点；病情严重者合用甲硝唑；病情轻者也可选用头孢二代抗生素。

2. 手术治疗

穿孔缝合术为急性胃穿孔的主要术式；如病灶较多较重，可选择胃大部切除术，同时解决溃疡和出血。穿孔时间短，估计腹腔感染轻者选择腹腔镜方式；穿孔时间长，估计腹腔污染重者应选择开腹方式。

（李学彦　秦妍滨）

第15节　肠瘘

肠瘘（intestinal fistula）是指肠管之间、肠管与其他脏器，或肠与腹腔、腹壁外的病理性通道。造成内容物流出肠腔，引起感染、体液丢失、营养不良和器官功能障碍。其中，肠与肠，肠与其他器官的通道为肠内瘘；肠与腹腔、腹壁的通道为肠外瘘。

【诊断要点】

有肠液从瘘口流出即可诊断肠外瘘。若肠外瘘较小、较隐蔽或肠内瘘时，则需借助辅助检查确诊。

（1）病因：①手术：多由误伤所致，是造成肠瘘的主要原因。②损伤：肠损伤未经处理，或经初步处理后因感染、缺血破裂成瘘。肠放射治疗也可造成瘘口。③肿瘤：肿瘤穿破成瘘，多发生在结肠。④炎症：炎性肠病，如Crohn's病、溃疡性结肠炎等，可破溃成瘘。⑤肠结核、腹腔内脓肿也可使肠腔穿破成瘘。⑥先天畸形：脐肠瘘可在脐部发生肠外瘘。

（2）查体：肠瘘早期，仅有肠液外溢至腹腔，可导致局限性或弥漫性腹膜炎，产生高热、腹胀、腹部压痛、反跳痛、肌紧张、肠鸣音减弱或消失、腹腔积液等症状。肠瘘完全形成后，症状因肠液流出量与腹腔感染程度而不同。肠内瘘症状差异大，共性较少，故不予总结。以下为肠外瘘的典型症状。①瘘口：肠外瘘瘘口分为两类：一类为肠管与腹壁有一定距离，周围组织包裹形成冠状，称为管状瘘；一类是肠壁与腹壁愈合，肠管外翻，称为唇状瘘。第一类易形成腹腔内感染，但有自行愈合的可能；第二类腹腔感染轻，但无自行愈合的可能。高位肠瘘的流出液有腐蚀性，可造成瘘口处皮肤糜烂、红肿、剧烈疼痛；②内稳态失衡：由于肠液大量丢失，导致水电解质失衡，常有低钠、低钾血症。低位肠瘘易出现代谢性酸中毒；高位肠外瘘时，丢失胃液，则出现代谢性碱中毒；③营养缺乏：肠瘘时间较长者可出现负氮平衡和低蛋白血症。严重者体重下降、皮下脂肪消失或骨骼肌萎缩；④感染：肠外瘘发生后若无及时引流，可引起局限性或弥漫性腹膜炎，有明显的腹部症状。引流不及时或不彻底，可出现腹腔脓肿。腹腔感染严重时，可继发脓毒血症，甚至多器官功能障碍综合征（MODS）。感染是肠外瘘患者死亡的主要原因。

（3）检查：①立位腹平片：可了解有无肠梗阻，是否存在腹腔占位性病变；②B超：用于检查有无腹腔内脓肿及其分布，了解有无腹水及腹水量，必要时可行B超引导下经皮穿刺引流；③消化道造影：包括口服造影剂行全消化道造影和经腹壁瘘口行消化道造影，是诊断肠瘘的有效手段；④CT：通过口服造影剂，进行CT扫描，可以明确肠道通畅情况和瘘管情况，发现占位性病变，协助术前评价，是较为理想的方法。

【急救措施】

1. 药物治疗

（1）纠正稳态失衡：静脉补充液体与电解质，肠液丢失严重时可开通多条静脉通路，严重低血钾时可静脉补钾。

（2）控制感染：原则是尽早将漏出的肠液引出体外。出现腹膜炎时，及时行剖腹探查术，彻底清除肠液及分泌物。如出现急性腹腔间隙综合征时，可行腹腔造口术。

（3）瘘口处理：早期应用双套管持续负压引流。感染控制、瘘管形成后，可用医用黏合剂堵塞瘘管。唇状瘘或瘘口大、瘘管短的管状瘘，可用硅胶片内堵。在肠液引流良好的情况下，瘘口不大，瘘口周围皮肤无糜烂，可用人工肛袋。

（4）营养支持：瘘管形成早期或肠道功能未恢复时，可应用全胃肠外营养，必要时可用生长抑素，生理盐水50mL+生长抑素3000U静脉滴注，每12h 1次，以减少肠液分泌。瘘口处于远端或近侧具有功能的小肠超过150cm时，可应用肠内营养，并尽可能选择应用肠内营养。可下肠内营养管滴入营养液。瘘口内侧愈合后，可恢复口服饮食。

2. 手术治疗

手术指征：不愈合的管状瘘、唇状瘘。手术时机：在感染已控制、患者全身情况良好时进行，一般在瘘管形成后3~6个月进行。

（李学彦　秦妍滨）

第16节　化脓性腹膜炎

化脓性腹膜炎（purulent peritonitis）是最常见的腹膜炎，多由腹腔内脏器破裂穿孔或腹腔内源感染灶引起，如阑尾炎、胆囊炎、胰腺炎等。病情较轻时以内科治疗为主；弥漫性腹膜炎、全身反应重时，应尽快手术。

【诊断要点】

（1）病因：①腹腔空腔脏器穿孔：胃十二指肠溃疡急性穿孔、急性胆囊炎、胆囊壁坏死穿孔。②外伤引起的腹壁或内脏破裂：外伤造成的腹壁、肠管、膀胱破裂。③腹腔内脏器炎症扩散：急性阑尾炎、急性胰腺炎、女性生殖系统化脓性感染。④其他：腹部手术中腹腔感染、腹腔脏器吻合口渗漏。致病细菌以杆菌为主，大肠埃希菌最常见。一般为混合感染，毒性较强。

（2）症状：腹膜炎的范围开始多为局限性，以后可扩展为弥漫性。腹部疼痛多剧烈、持续、难以忍受，迅速从原发部位扩散至全腹。伴有恶心、呕吐。随着腹膜炎的进展，患者体温逐渐升高、脉率加快，如原发疾病已导致体温升高，则发生腹膜炎后体温更高。脉搏加快而体温下降是病情迅速恶化的征象之一。部分患者很快出现感染中毒症状，如高热、脉速、呼吸浅快、大汗、口干。病情进一步发展，可出现代谢性酸中毒或休克症状。

（3）体征：腹胀、腹式呼吸减弱或消失，腹胀是判断病情加重的重要标志。腹部压痛、肌紧张、反跳痛，原发灶处最为严重。胃肠、胆囊穿孔可引起腹肌"木板样"强直，叩诊呈鼓音。胃肠穿孔时肝浊音界缩小或消失，积液较多时可叩出移动性浊音。直肠指诊时，若直肠前窝饱满且有触痛，表示有盆腔感染。幼儿、老人及体弱者腹肌紧张可不明显，容易被忽视。

（4）检查：血常规：白细胞计数、中性粒细胞计数升高。立位腹平片：肠麻痹时可见小肠胀气并有多个气-液平面，胃肠穿孔时可见膈下游离气体。B超：用于检测腹腔积液量，或超声引导下腹腔穿刺抽液，诊断致病菌。CT：准确率高，对腹腔实质脏器病变诊断帮助较大，腹腔胀气明显时可替代超声确定诊断和评估液体量。

【急救措施】

1. 非手术治疗

适用于病情较轻、病程超过24h，腹部体征已有减轻或伴有严重心肺疾病不能耐受手术者。也可作为手术治疗的术前准备，稳定患者病情，提高手术成功率。

（1）体位：无休克时取半卧位，休克时取平卧位，头和下肢抬高20°，促进渗出液流向盆腔。

（2）禁食、胃肠减压：胃肠道穿孔患者必须禁食，并留置胃管持续胃肠减压。

（3）纠正水、电解质紊乱：轻症患者静脉输入葡萄糖或平衡盐溶液。病情严重者在补充血容量的同时监测生命体征、尿量、中心静脉压、血常规、血气分析等，以根据生命体征变化，调整输液成分和速度。病情严重时可输血浆或补充白蛋白。维持尿量在30～50mL/h。感染中毒休克时，如上述操作仍未能改善患者病情，可以使用小剂量激素，必要时给予血管活性药物，如多巴胺。

（4）抗生素：选用单一广谱抗生素，如三代头孢菌素（头孢噻肟、头孢曲松、头孢他啶、头孢哌酮）。可选用头孢哌酮钠加舒巴坦钠3g+0.9%生理盐水100mL，2次/d，静点。之后再根据细菌培养结果调整抗生素的应用。

（5）营养支持治疗：静脉输入葡萄糖以补充热量，同时可静脉输入脂肪乳。

（6）镇静、止痛、吸氧：在已确诊、治疗方案已确定的情况下可使用哌替啶。

2. 手术治疗

（1）适应证：①非手术治疗6～8h后腹膜炎症状不缓解反而加重者；②腹腔内原发病严重，如胃肠道穿孔、绞窄性肠梗阻、腹腔内脏器损伤破裂、胃肠道手术后短期吻合口所致腹膜炎；③腹腔内炎症较重，有大量积液，出现严重肠麻痹或中毒症状，尤其有休克的患者；④病因不明确，且无局限趋势者。

（2）方法：①原发病灶处理：清除腹膜炎病因是手术的主要目的；②彻底清理腹腔：消除病因后，尽可能吸除腹腔内脓液、渗出液、食物、粪便、异物等；③引流：使腹腔继续产生的渗液通过引流管流出体外，防止脓肿形成。

（杨晓澜　李学彦）

第17节　急性化脓性胆管炎

急性化脓性胆管炎（acute suppurative cholangitis，ASC）是急性胆管炎的严重阶段。急性胆管炎时，如胆道梗阻未及时解除，胆管内细菌感染未得到控制，会逐渐发展至急性化脓性胆管炎，甚至威胁患者生命。

【诊断要点】

（1）病因：最常见为肝内外胆管结石，其次为胆道寄生虫、胆管狭窄。近年随着手术及介入治疗的增加，PTC、ERCP、内支架后ASC增多。致病菌多为革兰阴性杆菌，以大肠埃希菌、克雷伯菌常见，其次是肠球菌，25%～30%合并厌氧菌感染。

（2）症状：①腹痛：常发生于右上腹或剑突下，多为绞痛，阵发性发作，或为持续性疼痛阵发性加剧，可向右肩或背部放射。引发腹膜炎时可弥漫至全腹。常伴有恶心、呕吐。②寒战高热：体温常呈弛张热，持续升高达39～40℃以上，常每日数次出现。脉搏快而弱，血压降低。③黄疸：如伴有肝外胆道梗阻，黄疸常在腹痛2～3d后出现。其轻重、持续时间取决于胆管梗阻的程度、部位和并发感染的程度。④休克：合并休克者会出现烦躁不安、谵妄等。⑤中枢神经系统抑制：神情淡漠、嗜睡、神志淡漠，甚至昏迷。

（3）体征：右上腹胆囊区有压痛，可触及肿大的胆囊，Murphy征阳性。肝大，并有压痛、叩击痛。若有坏死、穿孔则可有压痛、反跳痛、肌紧张的腹膜刺激征。

本病起病急骤，发展迅速。患者多有胆绞痛，或胆道反复感染的病史。肝外胆管梗阻时腹痛、寒战高热、黄疸均较为明显。肝内梗阻则主要表现为寒战高热，可有腹痛，黄疸较轻。腹痛、寒战高热、黄疸称为Charcot三联征，是急性胆囊炎的典型表现。Charcot三联征合并休克、中枢神经系统症状，称为Reynolds五联症，是急性梗阻性化脓性胆管炎的典型表现。

（4）检查：①血常规：白细胞计数明显增高，中性粒细胞比例升高，出现中毒颗粒。②肝功能：ALT、AST升高。血清淀粉酶也可增高。③超声：可在床旁进行，目的在于了解梗阻部位及性质，肝外胆管扩张情况及病变性质。④CT：用于病情稳定时，对胆囊增大、囊壁增厚及结石存在有诊断价值。⑤经内镜逆行性胰胆管造影术ERCP：对需要进行经皮经肝胆管引流、经内镜鼻胆管引流术减压者可进行ERCP检查。

【急救措施】

治疗原则为立即解除胆道梗阻并引流。非手术治疗作为术前准备，尽早稳定患者病情以便进行手术。如非手术治疗后仍无好转，则应在抗休克同时进行胆道引流治疗。

1. 药物治疗

（1）补充血容量，维持水、电解质平衡：静脉滴注平衡盐溶液或葡萄糖，尽快补充血容量。

（2）抗生素：选用针对革兰阴性杆菌和厌氧菌的抗生素，联合、足量。三代头孢菌素为治疗首选，如头孢哌酮钠加舒巴坦钠3g+0.9%生理盐水100mL，2次/d，静点，还可选用氨苄西林或哌拉西林和氨基糖苷类，加用甲硝唑或替硝唑200mL，1~2次/d，静脉滴注。

（3）如短时间患者未见好转，应酌情使用血管活性药物、肾上腺皮质激素、抗炎药物，同时吸氧。

2. 紧急胆管减压引流

（1）胆总管切开减压、T管引流：急诊紧急减压后，患者病情可立即趋于稳定。但对位置较高的肝内胆管梗阻往往不能有效减压。

（2）经内镜鼻胆管引流术 ENBD：创伤较小，能有效减压，可根据需要放置鼻胆管2周甚至更长时间，但对高位胆管梗阻引流效果不确定。

（3）经皮肝穿刺胆道引流术 PTCD：操作简单，能及时减压，高位胆管结石或非结石性阻塞效果较好，但引流管易脱落或被结石阻塞。

3. 后续治疗

急诊胆管减压一般不能完全去除病因，不进行后续治疗症状会反复发作。病情稳定的情况下，应在1~3个月内彻底行手术治疗。

（杨晓淅　李学彦）

第18节　急性胰腺炎

急性胰腺炎（acute pancreatitis，AP），是指由多种病因引起的胰酶启动，继以胰腺局部炎症反应为主要特征，伴或不伴有其他器官功能改变的疾病。以急性起病，上腹部绞痛为主，时有向后背部放射，呕吐后症状不能缓解。血清淀粉酶及脂肪酶均可升高，并且大于正常值上限的3倍。影像学可见胰腺及胰周炎性渗出改变。

急性胰腺炎可分为3型

（1）轻度AP（mild acute pancreatitis，MAP）：具备AP的临床表现和生物化学改变，不伴有器官功能衰竭及局部或全身并发症，通常在1～2周内恢复，病死率极低。

（2）中度AP（moderately severe acute pancreatitis，MSAP）：具备AP的临床表现和生物化学改变，伴有一过性的器官功能衰竭（48h内可自行恢复），或伴有局部或全身并发症而不存在持续性的器官功能衰竭（48h内不能自行恢复）。

（3）重度AP（severe acute pancreatitis，SAP）：具备AP的临床表现和生物化学改变，须伴有持续的器官功能衰竭（持续48h以上、不能自行恢复的呼吸系统、心血管或肾脏功能衰竭，可累及1个或多个脏器）。SAP病死率较高，如后期合并感染，则病死率极高。

【诊断要点】

（1）病因：为胆石症、酗酒及暴饮暴食，近几年高脂血症为诱因的胰腺炎也随之增多，其他还有药物性、感染性、肿瘤及ERCP术后等病因。

（2）症状：以上腹部持续性刀割样绞痛为主，可向背部放射，疼痛时蜷曲体位和前倾体位可缓解疼痛，伴有恶心、呕吐，胆源性胰腺炎的患者呕吐主要在腹痛后，酒精性胰腺炎呕吐主要与腹痛同时出现，呕吐后患者症状未见明显好转，部分患者伴有发热，如发热持续2～3周者，要警惕胰腺脓肿的可能，少数患者可出现黄疸。

（3）查体：可见腹部压痛，腹胀及肠鸣音减弱。重症患者可出现肌紧张、反跳痛等腹膜刺激征及肠鸣音减弱甚至消失。大多数患者可有持续24～96h的假性肠梗阻，10%～20%的患者可扪及肿块，一般为假性囊肿或胰腺脓肿，见于发病后4周左右，还可出现胸腔积液、肝功异常等并发症。

（4）实验室检查：血清淀粉酶为最常用指标，起病6～12h开始升高，24h超过正常上限的3倍，48h到达高峰后开始下降，维持3～5d。血清脂肪酶通常起病24内升高，持续7～10d，超过正常上限3倍有诊断意义。脂肪酶及淀粉酶活性高低与病情不呈正相关性。血常规可见白细胞总数及分类均增高，重者有白细胞比容降低。血钙值明显下降提示胰腺有广泛的坏死。血钙<1.75mmol/L，提示预后不良。其他如c-反应蛋白、血糖、甘油三酯、胆固醇等检查结果对诊断及治疗也有帮助。

（5）影像学检查：①CT：是确诊胰腺炎、判断严重程度的最佳检查手段，按照改良CT严重指数（modified CT severity index，MCTSI），胰腺炎性反应分级为：正常胰腺（0分），胰腺和（或）胰周炎性改变（2分），单发或多个积液区或胰周脂肪坏死（4分）；胰腺坏死分级为，无胰腺坏死（0分），坏死范围≤30%（2分），坏死范围>30%（4分）；胰腺外并发症，包括胸腔积液、腹水、血管或胃肠道等（2分）。评分≥4分可诊断为MSAP或SAP。②MRCP（磁共振胆胰管水成像）：判断有无胆胰管梗阻。

【急救措施】

1.内科治疗

（1）一般处理：①禁食水；②胃肠减压。

（2）脏器功能的维护：①早期液体复苏；②针对急性肺损伤或呼吸功能衰竭，给予鼻导管或面罩吸氧；③治疗急性肾功能衰竭主要是支持治疗，必要时透析；④肝功能异常时可予保肝药物；⑤弥散性血管内凝血时可使用肝素；⑥上消化道出血可应用质子泵抑制剂；⑦对于SAP患者还应特别注意维护肠道功能，需要密切观察腹部体征及排便情况，监测肠鸣音的变化，及早给予促肠道动力药物，包括生大黄、芒硝、硫酸镁、乳果糖等，应用谷氨酰胺制剂保护肠道黏膜屏障。同时可应用中药，如芒硝外敷。病情允许情况下，尽早恢复饮食或实施肠内营养对预防肠道衰竭具有重要意义。

（3）药物治疗：①抑酸、抑制胰腺外分泌和胰酶抑制剂应用：0.9%氯化钠注射液50mL+注射用艾司奥美拉唑钠80mg，每12h 1次，5mL/h，泵内注入；0.9%氯化钠注射液50mL+注射用生长抑素3000U/0.9%氯化钠注射液50mL+奥曲肽注射液0.3mg，每12h 1次，4.2mL/h，泵内注入；0.9%氯化钠注射液500mL+乌司他丁20万U，1次/d，静滴；5%或10%葡萄糖注射液250mL+加贝脂

100mg，前3d每8h 1次，症状减轻后 1次/d，静滴；②抗生素：预防性应用抗生素不能显著降低病死率。因此，对于非胆源性AP不推荐预防性使用抗生素。对于胆源性MAP或伴有感染的MSAP和SAP应常规使用抗生素，抗生素的应用应遵循"降阶梯"策略，选择抗菌谱为针对革兰阴性菌和厌氧菌为主；③营养支持：MAP患者只需短期禁食，故不需肠内或肠外营养。MSAP或SAP患者常先施行肠外营养，待患者胃肠动力能够耐受，及早（发病48h内）实施肠内营养。肠内营养的最常用途径是内镜引导或X线引导下放置鼻腔肠管；④中医中药：单味中药（如生大黄、芒硝），复方制剂（如清胰汤、柴芍承气汤等）被临床实践证明有效。中药制剂通过降低血管通透性、抑制巨噬细胞和中性粒细胞活化、清除内毒素等作用达到治疗功效；⑤全身并发症的处理：发生SIRS（全身炎症反应）时应早期应用乌司他丁或糖皮质激素。CRRT（连续肾脏替代疗法）能很好地清除血液中的炎性介质，同时调节体液、电解质平衡，因而推荐早期用于AP并发的SIRS；⑥其他措施：疼痛剧烈时考虑镇痛治疗。在严密观察病情下可注射盐酸哌替啶（杜冷丁）。不推荐应用吗啡或胆碱能受体拮抗剂，如阿托品、消旋山莨菪碱片（654-2）等，因前者会收缩Oddi括约肌，后者则会诱发或加重肠麻痹。

2. 内镜治疗

针对胆源性胰腺炎，如果符合重症指标，和（或）有胆管炎、黄疸、胆总管扩张，或最初判断是MAP但在治疗中病情恶化者，应行鼻胆管引流或内镜下十二指肠乳头括约肌切开术（endoscopic sphincterotomy，EST）。在胆源性AP恢复后应该尽早行胆囊切除术，以防再次发生AP。

3. 手术治疗

大多数急性胰周液体积聚和急性坏死物积聚可在发病后数周内自行消失，无须干预，仅在合并感染时才有穿刺引流的指征。无菌的假性囊肿大多数可自行吸收，少数直径＞6cm且有压迫现象等临床表现，或持续观察见直径增大，或出现感染症状时可予微创引流治疗。胰周脓肿和（或）感染首选穿刺引流，引流效果差则进一步行外科手术。

（李学彦　陈　雪）

第19节　急性胆道系统感染

急性胆道系统感染主要包括急性胆囊炎和急性胆管炎

一、急性胆囊炎

急性胆囊炎（acute cholecystitis）是一种常见疾病，由于胆囊管梗阻、化学刺激和细菌感染所引起的急性胆囊炎症性病变。其临床症状可有发热、右上腹疼痛和压痛、恶心、呕吐、轻度黄染和外周血白细胞计数增高等表现。

【诊断要点】

（1）常见的病因中90%～95%由胆囊结石引起，5%～10%为非结石性胆囊炎，包括：蛔虫、妊娠、肥胖、艾滋病、药物等引起。

（2）主要症状及体征为右上腹疼痛（可向右肩背部放射），Murphy征阳性、右上腹包块、压痛、肌紧张、反跳痛。

（3）全身反应为发热、c-反应蛋白升高（≥30mg/L），白细胞升高。

（4）影像学检查示：超声、CT、MRI检查发现胆囊增大，胆囊壁增厚，胆囊颈部结石嵌顿、胆囊周围积液等表现。

注：确诊急性胆囊炎：症状和体征及全身反应中至少各有1项为阳性；疑似急性胆囊炎：仅有影像学证据支持。

急性胆囊炎严重程度

（1）轻度：胆囊炎症较轻，未达到中、重度评估标准。

（2）中度：①白细胞>18×10^9/L；②右上腹可触及包块；③发病持续时间>72h；④局部炎症严重：坏疽性胆囊炎、胆囊周围脓肿、胆源性腹膜炎、肝脓肿。

（3）重度：①低血压，需要使用多巴胺>5μg/（kg·min）维持，或需要使用多巴酚丁胺；②意识障碍；③氧合指数<300mmHg；④凝血酶原时间国际标准化比值>1.5；⑤少尿（尿量<17mL/h），血肌酐>20mg/L；⑥血小板<10×10^9/L。

注：中度胆囊炎：符合中度评估标准1～4项中任何1项；重度胆囊炎：符合重度评估标准1～6项中任何1项。

【急救措施】

1. 内科治疗

抗菌治疗对所有急性胆囊炎患者均有效，尤其是重度患者应进行胆汁和血液培养。在我国引起胆道系统感染的致病菌中，革兰阴性细菌约占2/3，14.0%～75.5%的患者合并厌氧菌感染。

（1）轻度急性胆囊炎：如果患者腹痛程度较轻，实验室和影像学检查提示炎症反应不严重，可以口服抗菌药物治疗，甚至无须抗菌药物治疗。在解痉、止痛、利胆治疗的同时，适当使用非甾体类抗炎药物。如需抗菌药物治疗，首选第一代或二代头孢菌素（如头孢替安等）或氟喹诺酮类药物（如莫西沙星等）。

（2）对中度急性胆囊炎：应静脉用药，经验性用药首选含β-内酰胺酶抑制剂的复合制剂、第二代头孢菌素或者氧头孢烯类药物。

（3）重度急性胆囊炎：首选含β-内酰胺酶抑制剂的复合制剂、第三代及四代头孢菌素、单环类药物。如果首选药物无效，可改用碳青霉烯类药物，如美罗培南1.0～3.0g/d，静滴，亚胺培南/西司他丁1.5～3.0g/d，静滴，帕尼培南/倍他米隆1.0～2.0g/d，静滴。

（4）急性胆囊炎抗菌治疗3～5d后，如果急性感染症状、体征消失，体温和白细胞计数正常可以考虑停药。

2. 外科治疗

内科保守治疗无效时，选择外科手术。

（1）中度急性胆囊炎，可以立即行腹腔镜胆囊切除术。但如果患者局部炎症反应严重（发病时间>72h，胆囊壁厚度>8mm，白细胞>$18×10^9$/L），因手术难度较大无法行早期胆囊切除术，在抗菌药物、对症支持等保守治疗无效时，应行经皮经肝胆囊穿刺置管引流术或行胆囊造瘘术，待患者一般情况好转后行二期手术切除胆囊。

（2）重度急性胆囊炎患者首先应纠正多器官功能障碍，通过经皮经肝胆囊穿刺置管引流术减轻严重的局部炎症反应，在用抗菌药物治疗的同时延期手术切除胆囊。对于老年、一般情况较差、手术风险极高或合并胆囊癌的患者，也应先行经皮经肝胆囊穿刺置管引流术。如发现胆囊穿孔，也可早期行胆囊切除术，否则可行胆囊造瘘+腹腔引流术。

（3）急性非结石性胆囊炎的治疗原则是应尽早行胆囊引流治疗。一般经皮经肝胆囊穿刺置管引流术后复发率极低。但如果经胆囊引流后患者症状、体征没有明显改善，需考虑行胆囊切除术。

二、急性胆管炎

急性胆管炎是指肝、内外胆管的急性炎症，单纯的胆道感染而没有胆道梗阻可以不引起急性胆管炎症状。常见的病因有：胆道结石、胆管良性狭窄、胆道恶性肿瘤以及先天性胆道畸形等各种引起胆道梗阻的因素。胆汁中存在细菌和内镜逆行胰胆管造影是急性胆管炎的危险因素。急性胆管炎的总病死率为10%～30%，死因大多是感染性休克以及多器官功能衰竭。

【诊断要点】

（1）病因：胆道结石、胆管良性狭窄、胆道恶性肿瘤以及先天性胆道畸形等各种引起胆道梗阻的因素。

（2）症状：胆道疾病史，高热和（或）寒战，黄疸，腹痛及腹部压痛（右上腹或中上腹）。

（3）实验室检查：炎症反应指标（白细胞/c-反应蛋白）升高等，肝功能异常。

（4）影像学检查：胆管扩张或狭窄、肿瘤、结石等。

注：确诊急性胆管炎：症状和体征中≥2项+实验室检查+影像学检查；疑似急性胆管炎：仅症状和体征中≥2项。

急性胆管炎严重程度

（1）轻度：对于支持治疗和抗菌治疗有效。

（2）中度：对于支持治疗和抗菌治疗无效，但不合并MODS。

（3）重度：①低血压，需要使用多巴胺$>5 \mu g /$（kg·min）维持，或需要使用多巴酚丁胺；②意识障碍；③氧合指数$<300mmHg$（1mmHg=0.133kPa）；④凝血酶原时间国际标准化比值>1.5；⑤少尿（尿量$<17mL/h$），血肌酐$>20mg/L$；⑥血小板$<10 \times 10^9/L$。

【急救措施】

1. 内科治疗

所有怀疑急性胆管炎的患者应立即使用抗菌药物，进行胆汁培养和血液培养。胆汁细菌培养若为阳性，提示急性胆管炎病情严重、预后不佳。

（1）轻度急性胆管炎首选第一代或二代头孢菌素（如头孢替安等）或氟喹诺酮类药物（如莫西沙星等）。对青霉素类和头孢唑啉耐药，推荐使用β-内酰胺类/β-内酰胺酶抑制剂复合制剂，如哌拉西林/他唑巴坦、头孢哌酮/舒巴坦、氨苄西林/舒巴坦等。抗菌药物治疗2~3d后可停药。

（2）中度、重度急性胆管炎首选含β-内酰胺酶抑制剂的复合制剂、第三代和四代头孢菌素、单环类药物。应静脉用药。如果首选药物无效，可改用碳青霉烯类药物，如美罗培南1.0~3.0g/d静滴，亚胺培南/西司他丁1.5~3.0g/d静滴。如果怀疑铜绿假单胞菌感染，推荐使用头孢哌酮/舒巴坦、哌拉西林/他唑巴坦。

（3）中度、重度急性胆管炎抗菌治疗应至少持续5~7d，之后根据症状、体征以及体温、白细胞、c-反应蛋白指标来确定停药时间。

2. 外科治疗

（1）轻度急性胆管炎经保守治疗控制症状后，根据病因继续治疗。

（2）中度、重度急性胆管炎通常对于单纯支持治疗和抗菌治疗无效，需要立即行胆道引流。首选内镜下的胆道引流术。内镜十二指肠乳头括约肌切开术（EST）和内镜鼻胆管引流术（ENBD）的并发症的发生率、病死率均低于开腹胆道引流术。EST的优势在于引流的同时可以取石，但重度急性胆管炎及凝血功能障碍时，不宜行该治疗。ENBD则没有该禁忌证，引流的同时可以进行胆汁培养。内镜下放置塑料胆道支架引流与ENBD的引流效果没有明显差异，但前者无法观察胆汁引流情况，无法行胆道冲洗和造影。

（3）经皮经肝胆道引流术（PTCD）可作为次选治疗方式。但由肝门或肝门以上位置肿瘤、结石或狭窄引起胆道梗阻所致的急性胆管炎，首选PTCD。如果患者内镜下胆道引流和PTCD失败，或存在禁忌证时，可考虑行开腹胆道引流术，先放置T管引流解除梗阻，待二期手术解决胆道梗阻病因。

（4）肝内胆管结石合并急性肝内胆管炎时，应及时解除胆道梗阻，通畅胆道引流。任何肝叶切除应在急性胆道感染完全控制后方能实施。

（李学彦　陈　雪）

第20节　急性阑尾炎

急性阑尾炎（acute appendicitis）是临床上比较常见的一类疾病，是阑尾组织受感染后引起的临床症状，一般发病迅速，轻度的给予内科保守治疗，大部分患者需要手术切除阑尾缓解患者的症状，绝大多数患者得到治愈。但急性阑尾炎的病情变化多端，诊断也较困难，延误诊断可能使患者的病情加重甚至危及生命。因此，临床上对每个患者都要认真对待，详尽询问病史，仔细检查，才能准确诊断，早期手术，防止并发症，提高治愈率。

【诊断要点】

（1）临床症状。

腹痛：多起于脐周和上腹部，开始痛不甚严重，位置不固定，呈阵发性，数小时后腹痛转移并固定在右下腹部，痛呈持续性加重，70%～80%患者具有典型的转移性右下腹痛特点，部分患者发病开始即出现右下腹痛。不同位置的阑尾炎，腹痛部位也有区别，需要鉴别；不同病理类型阑尾炎的腹痛亦有差异，如单纯性阑尾炎是轻度隐痛、化脓性呈阵发性胀痛和剧痛、坏疽性呈持续性剧烈腹痛。胃肠道症状：可有恶心、呕吐，程度较轻，炎症刺激直肠和膀胱时可引起排便困难和排尿尿痛症状。全身症状：早期乏力、头痛等，严重时有感染中毒症状。腹膜炎时可出现畏寒、高热。

（2）体征。

右下腹压痛是急性阑尾炎常见的重要体征，压痛点通常在麦氏点，可随阑尾位置变异而改变，但压痛点始终在一个固定位置上。病变早期腹痛未转移至右下腹时，压痛已固定于右下腹部。阑尾炎发展到化脓、坏疽或穿孔的阶段，可出现腹膜刺激症状如肌紧张、反跳痛等，肠鸣音减弱或消失。其他可协助诊断的体征有：结肠充气试验：用一手压住左下腹降结肠部，再用另一手反复压迫近侧结肠部，结肠积气可传至盲肠和阑尾部，引起疼痛；腰大肌试验：左侧卧位将右下肢向后过伸，引起右下腹痛为阳性；闭孔内肌试验：仰卧位，将右髋和右膝均屈曲90°，并将右髋向内旋转，引起右下腹疼为阳性；直肠指检：当阑尾位于盆腔或炎症波及盆腔时，直肠指检有直肠右前方的触痛。

（3）实验室检查。

多数患者白细胞计数及中性粒细胞比例增高，如炎症已侵及腹腔时，白细胞常升至18×10^9/L；尿常规检查一般无阳性发现，也可出现少量红细胞和白细胞。B超检查：可见右下腹阑尾有肿大或包块，对诊断有一定帮助。

【急救措施】

1. 内科保守治疗

仅适用于早期单纯性阑尾炎而又因伴有其他严重器质性疾病而有手术禁忌证者。患者因特殊情况，如工作、参加考试等而不能马上进行手术，医生要告知其危险性，并暂时先采取保守治疗，控制病情。保守治疗要在确诊急性阑尾炎之后才能进行，应用抗生素联合使用原则，防止肠道的细菌引起感染加重病情。使用广谱有效的抗生素如：选用三代头孢菌素+抗厌氧菌药物，头孢哌酮钠加舒巴坦钠3g+生理盐水100mL，2次/d，甲硝唑或替硝唑200mL，2次/d，静滴；或碳青霉烯类，如特治星等；喹诺酮+抗厌氧菌类，氧氟沙星或诺氟沙星0.5g，1次/d；加甲硝唑或替硝唑200mL，2次/d，静滴，疗程为7~14d。

严格饮食和休息，对病情的发展要密切进行关注，防止病情加重引起穿孔。保守治疗只能控制病情，但是不能治愈，所以择期进行阑尾切除术是必要的。

2. 外科手术治疗

确诊为急性阑尾炎之后，应早期采取外科手术治疗，既安全又可防止并发症发生。早期手术系指阑尾还处于管腔阻塞或仅有充血水肿时手术切除。此时操作简易，如化脓或坏疽后再手术，操作困难且术后并发症显著增加。

选择术式是根据阑尾炎不同的临床类型，如急性单纯性阑尾炎，行阑尾切除术，切口一期愈合；急性化脓性或坏疽性阑尾炎，行阑尾切除术，如腹腔已有脓液，可清除脓液后关闭腹膜，切口置乳胶片做引流；阑尾周围脓肿，如无局限趋势，行切开引流，视术中具体情况决定是否可切除阑尾，如阑尾已脱落，尽量取出，闭合盲肠壁，以防止造成肠瘘。如脓肿已局限在右下腹部，且病情平稳时，不要强求做阑尾切除术，给予抗生素，并加强全身支持治疗，以促进脓液吸收，脓肿消退。

特殊类型阑尾炎如婴幼儿、老年、妊娠等，有其特点，诊断和治疗均较困难，值得格外重视，需鉴别诊断，给予特殊处理。

如新生儿急性阑尾炎比较少见，早期的临床表现是非特殊性的，仅有厌食、呕吐、腹泻和脱水等，发热及白细胞计数升高均不明显，常延误诊断，穿孔率达80%，死亡率较高。

妊娠期急性阑尾炎较常见，发病多在妊娠期前6个月内。妊娠时盲肠被子宫推压上移，大网膜难以包裹炎症的阑尾，腹肌被伸直而使压痛和肌紧张等体征不明显。又因子宫增大，腹膜炎不易局限而在上腹部扩散，难于诊断，炎症发展后易至流产和早产，威胁母子安全。

老年急性阑尾炎发病率有上升，因老年人对痛觉不敏感，腹肌萎缩，防御机能减退，症状体征不典型，临床表现和病理变化的不一致，很容易延误诊断。对可疑者，可行超声检查，诊断性腹腔穿刺等方法协助诊断。及时手术治疗，同时注意针对老年人内科疾病的处理。

（李学彦　陈　雪）

第六章

泌尿系统急症

第1节 急性肾衰竭

急性肾衰竭（actute renal failure，ARF）是由各种原因引起的肾功能在短时间内（几小时至几周）突然下降而出现的氮质废物滞留和尿量减少综合征。

【诊断要点】

ARF有广义和狭义之分。广义ARF可分为肾前性、肾性和肾后性3类。狭义ARF是指急性肾小管坏死。急性肾小管坏死是肾性ARF最常见的类型。临床病程典型可分为3期：起始期、维持期、恢复期。急性肾衰竭一般是基于血肌酐的绝对或相对值的变化诊断，如血肌酐绝对值每日平均增加44.2μmol/L或88.4μmol/L；或在24～72h内血肌酐值相对增加25%～100%。

【急救措施】

ARF的治疗包括非透析治疗和透析治疗。

1. 纠正可逆病因

早期干预治疗，纠正可逆病因。对于各种严重外伤、心力衰竭、急性失血等都应进行相关治疗，包括输血，等渗盐水扩容，处理血容量不足、休克和感染等。停用影响肾灌注或肾毒性的药物。

2. 维持体液平衡

每日补液量应为显性失液量加上非显性失液量减去内生水量。由于非显性失液量和内生水量的估计常有困难，因此每日大致的进液量，可按前一日尿量加500mL计算。发热患者只要体重不增加可增加进液量。

在容量控制治疗中应用袢利尿药可能会增加尿量，从而有助于清除体内过多的液体。当使用后尿量并不增加时，应停止使用，以防止不良反应发生。

3. 合理饮食和加强营养

ARF患者每日所需能量应为每千克体重35kcal（147kJ），主要由碳水化合物和脂肪供应；蛋白质的摄入量应限制为0.8g/（kg·d），对于有高分解代谢或营养不良以及接受透析的患者，蛋白质摄入量可放宽。尽可能地减少钠、钾、氯的摄入量。

4. 纠正高钾血症

血钾超过6.5mmol/L，心电图表现为QRS波增宽等明显的变化时，应予以紧急处理，包括：①钙剂（10%葡萄糖酸钙10～20mL）稀释后缓慢（5min）静脉注射；②11.2%乳酸钠或5%碳酸氢钠100～200mL静脉滴注，以纠正酸中毒并同时促进钾离子向细胞内流动；③50%葡萄糖溶液50～100mL加普通胰岛素

6～12U缓慢地静脉注射，可促进糖原合成，使钾离子向细胞内移动；④口服离子交换树脂，15～30g，3次/d，促进排钾。以上措施无效或为高分解代谢型ATN的高钾血症患者，透析是最有效的治疗。

5. 纠正代谢性酸中毒

应及时治疗代谢性酸中毒，如HCO_3^-低于15mmol/L，可选用5%碳酸氢钠100～250mL静脉滴注。对于严重酸中毒患者，应立即开始透析。

6. 预防感染

感染是常见并发症，也是主要死亡原因之一。应尽早使用抗生素。根据细菌培养和药物敏感试验选用对肾无毒性或毒性低的药物，并按肌酐清除率调整用药剂量。

7. 透析疗法

明显的尿毒症综合征，包括心包炎和严重脑病、高钾血症、严重代谢性酸中毒、容量负荷过重对利尿剂治疗无效者都是透析治疗指征。ARF的透析治疗可选择腹膜透析、间歇性血液透析或连续性肾脏替代治疗。腹膜透析无须抗凝和很少发生心血管并发症，适合于血流动力学不稳定的患者，但其透析效率较低，且有发生腹膜炎的危险，在重症ARF已少采用。血液透析的优点是代谢废物的清除率高、治疗时间短，但易有心血管功能不稳定和症状性低血压，且需要应用抗凝药，对有出血倾向的患者增加治疗的风险。连续性肾脏替代治疗包括连续性动静脉血液滤过和连续性静脉血液滤过等一系列方法，适用于多器官功能衰竭患者，具有血流动力学稳定，每日可清除水10～14L或更多，保证了静脉内高营养。但要注意监护，注意肝素用量。

8. 多尿期治疗

多尿开始时，由于肾小球滤过率尚未恢复，肾小管的浓缩功能仍较差，治疗仍应维持水、电解质和酸碱平衡，控制氮质血症和防止各种并发症。已施行透析的患者，仍应继续透析。多尿期1周左右后可见血肌酐和尿素氮水平逐渐降至正常范围，饮食中蛋白质摄入量可逐渐增加，并逐渐减少透析频率直至停止透析。

9. 恢复期治疗

一般无须特殊处理，定期随访肾功能，避免使用对肾有损害的药物。

第2节　急性肾小球肾炎

急性肾小球肾炎（acute glomerulonephritis）简称急性肾炎

（AGN），是以急性肾炎综合征为主要临床表现的一组疾病。其特点为急性起病，患者出现血尿、蛋白尿、水肿和高血压，并可伴有一过性氮质血症。

【诊断要点】

本病主要是由感染所诱发的免疫反应引起。病变类型为毛细血管内增生性肾小球肾炎。本病起病较急，病情轻重不一，典型者表现为：尿异常、水肿、高血压、肾功能异常、充血性心力衰竭和免疫学检查异常。于链球菌感染后1～3周发生血尿、蛋白尿、水肿和高血压，甚至少尿及氮质血症等急性肾炎综合征表现，伴血清C3下降，病情于发病8周内逐渐减轻到完全恢复正常者。

【急救措施】

本病治疗以休息及对症治疗为主。急性肾衰竭病例应予透析，待其自然恢复。本病为自限性疾病，不宜应用糖皮质激素及细胞毒药物。

1. 一般治疗

急性期应卧床休息，待肉眼血尿消失、水肿消退及血压恢复正常后逐步增加活动量。急性期应予低盐（每日3g以下）饮食。肾功能正常者不需限制蛋白质入量，但氮质血症时应限制蛋白质摄入，并以优质动物蛋白为主。明显少尿者应限制液体入量。

2. 治疗感染灶

以往主张病初注射青霉素10～14d（过敏者可用大环内酯类抗生素），但其必要性现有争议。反复发作的慢性扁桃体炎，待病情稳定后（尿蛋白少于+，尿沉渣红细胞少于10个/HP）可考虑做扁桃体摘除，术前、术后2周需注射青霉素。

3. 对症治疗

包括利尿消肿、降血压，预防心脑并发症的发生。休息、低盐和利尿后高血压控制仍不满意时，可加用降压药物。高血压和尿蛋白是加速肾小球硬化、促进肾功能恶化的重要因素，积极控制高血压和减少尿蛋白是两个重要的环节。高血压的治疗目标：尿蛋白≥1g/d，血压应控制在125/75mmHg以下；尿蛋白<1g/d，血压控制可放宽到130/80mmHg以下。尿蛋白的治疗目标则为争取减少至<1g/d。

多年研究证实，ACEI或ARB类药物除具有降低血压作用外，还有减少尿蛋白和延缓肾功能恶化的肾脏保护作用。后两种作用通过扩张入球小动脉和出球小动脉，但对出球小动脉的扩张作用强于入球小动脉，调节肾小球血流动力学，降低肾小球内高压力、高灌注和高滤，并能通过非血流动力学作用（抑制细胞因子、减少尿蛋白和细胞外基质的蓄积）起到减缓肾小球硬化的发展和肾脏保护作用，为治疗慢性肾炎高血压和（或）减少尿蛋白的首选药物。通常要达到减少尿蛋白的目的，应用剂量常需高于常规的降压剂量。肾功能不全患者应用ACEI或ARB要防止高血钾，血肌酐＞264μmol/L（3mg/dL）时务必在严密观察下谨慎使用，少数患者应用ACEI有持续性干咳的副作用。掌握好适应证和应用方法，监测血肌酐、血钾，防止严重副作用尤为重要。

4. 透析治疗

少数发生急性肾衰竭而有透析指征时。明显的尿毒症综合征，包括心包炎和严重脑病、高钾血症、严重代谢性酸中毒、容量负荷过重对利尿剂治疗无效者都是透析治疗的指征。对非高分解型、尿量不少的患者，可试行内科综合治疗。但在少数回顾性研究中提示，早期进行透析者存活率似较高，故重症患者倾向于早期进行透析，其优点是：①对容量负荷过重者可清除体内过多的水分；②清除尿毒症毒素；③纠正高钾血症和代谢性酸中毒以稳定机体的内环境；④有助于液体、热量、蛋白质及其他营养物质的摄入；⑤有利于肾损伤细胞的修复和再生。应及时给予透析治疗以帮助患者度过急性期。由于本病具有自愈倾向，肾功能多可逐渐恢复，一般不需要长期维持透析。

5. 中医药治疗

急性肾小球肾炎多是由于感受风寒、风热及湿邪所致。病变发展期有外感表证及水肿、尿少、血尿等症状，此期中医治疗往往采用祛风利水、清热解毒、凉血止血等治疗法则，常用方剂有越婢加术汤、麻黄连翘赤小豆汤等。

第3节　肾绞痛

肾绞痛通常指由于泌尿系结石尤其是输尿管结石导致的突然发作的肾区剧烈疼痛。肾绞痛不是一个独立的疾病，是由于多种原因导致的肾盂或者输尿管平滑肌痉挛所致。发病机制主要有以下两种：①结石在肾盂、输尿管内急促移动或突发嵌顿，导致上尿路急性梗阻，由于管腔内壁张力增加，这些部位的疼痛感受器受到牵拉后引起剧烈疼痛；②输尿管或肾盏壁水肿和平滑肌缺血使炎症递质增加，激活了更多的疼痛感受器，进一步加重了痛感。

【诊断要点】

（1）尿液分析：是非常重要的检查，约85%的病例出现肉眼或镜下血尿，但缺少镜下血尿者并不能排除肾绞痛的可能。

（2）B超检查：已成为诊断肾绞痛首选的筛查方法。它的主要优点是不受结石性质的影响，无论是X线透光或不透光结石，而且还可用来鉴别其他急腹症。

（3）腹部平片（KUB）：是一种便宜、快捷、有效的诊断方法，能准确了解结石的大小、形态、位置和X线通透性。

（4）静脉尿路造影（IVU）：曾是诊断肾绞痛的金标准，但其敏感性只有64%，如今已不再是首选诊断方法。

（5）螺旋CT：可进行无漏层连续扫描，非常精确，是诊断上尿路结石最可靠的影像学方法。适合各种大小结石引起的肾绞痛。

【急救措施】

1. 保守疗法

（1）大量饮水：增加饮水量可以降低尿内结石形成成分的浓度，减少沉淀成石的机会，促使小结石排出，也有利于感染的引流。所以结石患者应养成多饮水的习惯，保持每日尿量在2000～3000mL以上。

（2）控制泌尿系感染：结石、梗阻和感染在体内常形成恶性循环，故结石合并感染时，应在控制感染的条件下进行结石的检查和治疗。在感染尿内形成的常是磷酸镁铵结石。

（3）调节饮食：根据结石的成分决定防石饮食。尿酸结石应采用低嘌呤饮食，胱氨酸结石应采用低蛋氨酸饮食。水果蔬菜能使尿转为碱性，对防止尿酸和胱氨酸结石效果较好。肉类食物使尿呈酸性，对防止感染较好。对磷酸盐结石可采用低钙，低磷饮食，同时服用氢氧化铝凝胶。含钙肾结石避免高钙、高盐、高草酸、高动物蛋白、高动物脂肪及高糖，而采用高纤维饮食。

（4）在肾绞痛发作时应首先解除痛苦：对剧烈的肾绞痛、腹胀、恶心及呕吐等的急症处理上，多数通过静脉滴注，局部热敷，生理盐水250mL加入氟比洛芬酯100mg静滴后可以缓解。针灸及耳针均有止痛作用。吲哚美辛等非甾体类药物对止痛效果较佳。

（5）排石治疗：对任何成分大多数直径<0.4cm的结石常能自行排出，直径0.4～0.6cm或个别达1.0cm的结石，表面光滑，无明显梗阻及感染症状者，经采用中西医结合疗法，有可能排出。

（6）溶石疗法：①纯尿酸结石：用口服药物溶解效果较好。如有肾造口可用碱性药物溶解尿酸石，效果亦较佳。大量饮水保持每日尿量在3000mL以上，调节尿pH至6.5～7.0，限制高嘌呤饮食，并服别嘌醇，可能将结石溶解。注意在使用别嘌醇时，应警惕其肾毒性，特别是对于肾功能不良者，应根据肌酐清除率来调整其剂量。②胱氨酸结石：用口服药物溶解结石及经肾造口，用药物溶解胱氨酸结石效果较好。除日、夜定时多饮水，每日达3000~4000mL，低蛋氨酸饮食，碱化尿液至pH7.0~7.5外，还可采用D-青霉氨。

2. 体外冲击波碎石（ESWL）

自ESWL体外碎石治疗系统问世以来，泌尿结石（肾结石、输尿管结石、膀胱结石和尿道结石）的外科治疗也发生了根本的变革，90%以上的结石开放性手术已被ESWL体外碎石治疗系统及腔内泌尿外科技术所取代。体外冲击波碎石术是治疗输尿管结石的一种安全有效的治疗方法，体外靶向碎石是一种非接触性、非侵入性治疗结石的技术，利用冲击波在体外将肾及输尿管的结石击碎，使之裂解成砂状颗粒，再随尿液自然排出体外。临床疗效受患者结石大小、位置及合并感染、梗阻程度等多种因素的影响。输尿管结石ESWL的最佳适应证是<1cm的结石。治疗过程中要注意仔细观察，结石粉碎即可，避免过量冲击。

3. 输尿管镜下碎石

对于体外冲击波碎石机定位困难、结石>1.0cm、结石形成时间较长、已被包裹或治疗失败及碎石后形成"石街"的输尿管结石则可采用输尿管镜治疗。在输尿管取石之后，均应放置输尿管导管，即使取石失败也要放。

分类：①软性输尿管镜：可以到达输尿管上段甚至肾脏，治疗上段泌尿系结石不开刀，可轻松完成；②硬性输尿管镜：适用于输尿管中下段结石，操作简便，安全无创，大大减轻了患者的痛苦，减少了并发症的发生，取石彻底。

4. 手术治疗

经非手术治疗无效者或尿石症合并其他病变者，如先天性泌尿系统畸形（如马蹄肾、肾盂输尿管连接部梗阻）、肾结核、输尿管狭窄、结石引起癌变等，宜行开放手术治疗。

第4节　尿路感染

尿路感染是由于病原体侵入尿路上皮而引起的一系列炎症反应，又称泌尿系统感染，是肾脏、输尿管、膀胱和尿道等泌尿系统各个部位感染的总称。按照感染部位可分为上尿路感染和下尿路感染。临床急诊上尿路感染常见急性肾盂肾炎，下尿路感染常见急性膀胱炎。下面分别对这两种临床急诊常见的尿路感染进行概述。

一、急性肾盂肾炎

急性肾盂肾炎是常见病。由于女性尿道短，老年妇女雌激素分泌减少引起膀胱黏膜保护层损害或者妊娠期膨大子宫压迫输尿管和黄体酮升高导致输尿管扩张引起输尿管反流，因此女性肾盂肾炎多于男性。感染病原体主要来自尿路上行感染，多为革兰阴性杆菌引起，其中大肠埃希菌最常见；血性感染仅约30%，多为葡萄球菌和链球菌等革兰阳性球菌引起。

【诊断要点】

肾盂肾炎的肾脏周围脂肪水肿，皮髓质分界不清，可见微小脓肿，肾盂肾盏壁增厚，黏膜充血，有炎性或溃疡性病变。镜下见肾实质内有白细胞浸润的弥散性和点状炎症、水肿。当炎症严重时，肾小管上皮剥落，肾小球一般较少受损。

1. 临床表现

尿路刺激症状：①上行性急性肾盂肾炎患者早期有膀胱刺激症状，尿频、尿急、尿痛和血尿。如急性膀胱炎治疗不及时或不彻底，或由于着凉、上火等原因免疫力下降，慢性膀胱炎急性复发，或前列腺增生症等引起下尿路梗阻，膀胱残存尿细菌大量滋生，或膀胱结石病，或一些有创检查治疗，如膀胱镜等，膀胱内细菌上行感染肾盂肾盏和肾脏组织，引起急性肾盂肾炎。患侧腰部疼痛，肾区叩击痛阳性。如细菌毒素入血，可突发急性脓毒性症状，表现为畏寒发热。常伴有胃肠道症状：多为恶心呕吐、腹胀；②血行性急性肾盂肾炎，起病快而急，畏寒高热，体温高达39~40℃，患侧腰痛叩击痛，伴有恶心、呕吐，鲜有膀胱刺激症状。常见于体质弱、免疫力差患者。

2. 临床诊断

（1）血液中白细胞总数和中性白细胞升高，血沉较快。

（2）尿液中有大量脓细胞、白细胞，少量蛋白，若干红细胞。尿沉渣涂片染色可找到致病细菌，细菌培养可阳性。

（3）超声见肾皮髓质界限不清，并有比正常回声偏低的区域。

（4）CT平扫+增强可见楔形强化降低区，从集合系统向肾包膜放散。

【急救措施】

（1）维持水与电解质平衡：急性肾盂肾炎患者有高热，胃肠不适，时有恶心呕吐，常需每日用量2500~3000mL，加强营养支持，维持体内水电平衡，更好地全身支持治疗有利于疾病治疗。

（2）抗感染治疗：抗感染治疗前首先做尿沉渣涂片、细菌培养和药敏试验，在细菌培养和药敏试验尚未明确时，根据涂片结果选用毒性小的广谱抗生素。如为革兰阴性杆菌，可选用头孢菌素、喹诺酮类或者广谱青霉素；如为革兰阳性球菌，可选用万古霉素。首先胃肠外给药（静脉滴注或肌肉注射），退热72h后再改用口服抗生素，治疗至少维持2周。

（3）预后：急性肾盂肾炎虽然发病急、病情重，若处理及时、治疗合理、彻底，预后良好。约有50%的患者菌尿复发，多数是由于治疗不彻底，再需进行4~6周治疗，方可治愈。如误诊或治疗不彻底，病情延迟，转为慢性肾盂肾炎，造成患肾皮质瘢痕形成，严重时可导致肾萎缩。

（4）预防：急性肾盂肾炎预防，首先要早期发现和解除尿路梗阻，如泌尿系结石、前列腺增生症和先天性畸形（尿道外口狭窄、输尿管反流和肾盂输尿管交界处狭窄）。严格无菌操作，避免医源性感染。对于全身或局部感染病灶，积极治疗，防止血行播散。

二、急性膀胱炎

临床上膀胱炎常指细菌感染引起的膀胱炎。在泌尿系统疾病中，膀胱炎属于常见病、多发病。膀胱炎由多种因素引起：膀胱结石、异物、肿瘤和留置导尿管破坏了膀胱黏膜防御，下尿路梗阻、神经源性膀胱引起排尿不畅，尿液冲洗作用减退，膀胱内残存尿成为细菌生长的良好培养基，有利于细菌大量滋生，最终引起细菌性膀胱炎；尿道炎治疗不及时或不规范，上行波及膀胱，造成膀胱炎。膀胱感染的途径以上行性最常见，女性高于男性，因为女性尿道短，易被临近的阴道和肛门内容物所污染。继发于肾脏的下行性感染少见。由邻近器官感染灶经淋巴或直接蔓延可引起膀胱炎。

【诊断要点】

膀胱炎分为急性膀胱炎和慢性膀胱炎。急性膀胱炎时，膀胱黏膜弥散性充血、水肿，黏膜下层多发性点状出血或瘀血，偶见表浅性溃疡，病变以三角区最明显。镜下见黏膜水肿、脱落，白细胞浸润可至肌层。

1. 临床表现

急性膀胱炎发病急或慢性膀胱炎病情延迟，再次急性发作，表现为明显的膀胱刺激症状，耻骨上膀胱区不适、胀痛、局部压痛、尿液浑浊，严重时伴有肉眼血尿。

2. 临床诊断

中段尿液检查。尿液中白细胞异常升高，可见脓细胞，血象可正常。超声检查可排除结石、异物、肿瘤和残存尿增多诱发的膀胱炎。

【急救措施】

（1）一般治疗：急性膀胱炎患者多饮水，卧床休息，口服碳酸氢钠片降低尿液酸度，缓降膀胱疼痛。口服宁泌泰，缓解症状。

（2）抗感染治疗：选用合适广谱如头孢类。经治疗后，病情可迅速转好。若症状无好转，尿白细胞急性存在，根据尿或血培养结果要及时调整，延长用药时间，最终达到彻底治愈。

（3）预后：一般急性膀胱炎经及时治疗后，都能迅速治愈。

第5节 前列腺增生症与尿潴留

良性前列腺增生（benign prostatic hyperplasia，BPH）又称前列腺增生症，是引起中老年男性排尿障碍最为常见的一种良性疾病。主要表现为组织上的前列腺间质和腺体成分的增生、解剖学上的前列腺增大、尿动力学上的膀胱出口梗阻和以下尿路症状为主的临床症状。

尿潴留是指膀胱内充满尿液不能完全排出。

【诊断要点】

1. 临床表现

下尿路症状包括储尿期症状、排尿期症状以及排尿后症状。储尿期症状包括尿频、尿急、尿失禁以及夜尿增多等；排尿期症状包括排尿踌躇、排尿困难、间断排尿等；排尿后症状包括排尿不尽、尿后滴沥等。

2. 临床诊断

（1）检查腹部：前列腺增生导致尿潴留的患者，膀胱内常有大量残余尿，触诊时可触及胀大的膀胱；但有时病史较长，膀胱处于长期慢性尿潴留状态，胀大的膀胱质地软，不易触察，可用叩诊法。

（2）肛门指诊：可以客观了解前列腺大小、质地、表面光滑度。增生腺体向膀胱内突出，肛门指检见前列腺大小与实际不符。肛门指检时，注意肛门括约肌的功能，有助于与神经病原性膀胱排尿障碍相鉴别。

（3）膀胱镜检查：通过此项检查了解膀胱内情况，排除其他病变。但膀胱镜检查容易引起增生的前列腺损伤、出血、感染等，故一定小心熟练细致操作，检查后需严密观察。

（4）测残余尿量：前列腺增生程度并不与疾病严重程度成正比，依腺体大小为本病分级无临床意义；而残余尿量与疾病关系密切，更能说明梗阻程度。测定残余尿的方法有：①超声波检查法：简便易行，患者负担很小；②导尿法：患者排尿后，立即放入导尿管检查，能准确地测定残余尿量，并可取得尿标本做培养；③静脉肾盂造影时，解除加压腹带拍最后一张片后，让患者排空膀胱再行拍片一张，即可显示残余尿情况。

（5）实验室检查：①PSA检查：初步筛选前列腺增生是否合并有前列腺癌，指导治疗；②肾功能检查：由于长时间尿潴留，导致双肾积水，影响肾功能，引起血肌酐、尿素氮异常升高。

【急救措施】

1. 保守治疗

（1）α-受体阻滞剂，如哈乐和可多华，1~2粒/d。

（2）5α-还原酶抑制剂，如保列治和爱普列特。

（3）M-受体拮抗剂。

（4）植物制剂，如普适泰。

（5）中药。

（6）联合治疗。

2. 手术和微创治疗

（1）经尿道前列腺电切术和经尿道前列腺切开术。

（2）经尿道前列腺等离子双极电切术。

（3）开放性前列腺摘除术。

（4）经尿道前列腺电气化术。

（5）经尿道激光手术。

3. 关于BPH合并尿潴留的处理

（1）急性尿潴留：BPH患者发生急性尿潴留时，应及时引流尿液。首选置入导尿管，置入失败者可行耻骨上膀胱造瘘。一般留置导尿管3~7d，如同时服用α-受体阻滞剂，1~2粒/d，3~7d，可提高拔管成功率。拔管成功者，可继续接受BPH药物治疗。拔管后再次发生尿潴留者，应择期进行外科手术治疗。

（2）慢性尿潴留：BPH长期膀胱出口梗阻、慢性尿潴留可导致输尿管扩张、肾积水及肾功能损害。如肾功能正常，可行手术治疗；如出现肾功能不全，应先行引流膀胱尿液，待肾功能恢复到正常或接近正常，病情平稳，全身状况明显改善后择期手术。

（邱　实）

第七章

风湿免疫系统及骨病性
急症

第1节　急性风湿热

急性风湿热（acute rheumatic fever）秋冬季、春季多发，发病年龄在5~15岁，3岁以下极少发病。发病无性别差异，但舞蹈症发病率女性明显高于男性。在我国心脏损害的发生率和严重程度减低，而皮肤损害的发生率较高，成人主要以非致畸性、游走性关节炎为主，关节出现急性红、肿、热、痛。

【诊断要点】

1. 主要表现

心肌炎、多关节炎、舞蹈症、环形红斑、皮下结节。

2. 次要表现

关节痛；发热；急性时相反应物（血沉、c-反应蛋白增高）；心电图：P-R间期延长。

3. A组B型溶血性链球菌前驱感染证据

咽拭子培养或快速：A组B型溶血性链球菌抗原试验阳性；A组B型溶血性链球菌抗体效价增高。

4. 诊断分类

（1）初次发作的风湿热：2条主要临床表现或1条主要临床表现和2条次要临床表现加既往A组链球菌感染证据。

（2）非风湿性心脏病患者的风湿热复发：2条主要临床表现或1条主要临床表现和2条次要临床表现加既往A组链球菌感染证据。

（3）风湿性心脏病患者的风湿复发：2条次要临床表现加既往A组链球菌感染的证据。

（4）风湿性舞蹈病，隐匿性发作风湿性心肌炎：1条主要临床表现加既往A组链球菌感染的证据。

（5）风湿性心脏病慢性瓣膜损害：若已经诊断风湿性心脏病，则无须具备其他诊断标准。

【急救措施】

（1）一般治疗：卧床休息、保暖、避寒、高热量饮食和补充维生素C及维生素A。

（2）抗风湿治疗：阿司匹林4~8g/d，维持血药浓度为20~30mg/dL，持续治疗至所有症状消失、实验室检查正常为止。

（3）若伴有严重的心肌炎，则应用激素治疗：泼尼松2mg/（kg·d），2周后根据症状和实验室检查结果的改善情况逐渐减量。

（4）根除链球菌的治疗：一旦确诊就必须行根除链球菌的治

疗，体重>27kg的患者，给予长效青霉素120万U，肌肉注射；低于该体重患者给予60万U，疗程不少于10d。

（5）风湿活动停止后2~4个月摘除反复发炎的扁桃体，术前用青霉素7d。

（6）预防用药：急性发作缓解后立即给予预防性青霉素治疗，最佳方案：口服青霉素V钾片（25万U，2次/d）或肌肉注射青霉素G（120万U，每4周1次）。青霉素过敏者可使用红霉素（250mg/d）。

（宋丽新）

第2节　系统性红斑狼疮

系统性红斑狼疮（systemic lupus erythematosus）是多见于15~40岁女性，临床多种表现累及全身任何脏器的自身免疫性疾病。在遗传、病毒感染、某些环境因素和刺激等因素的相互作用下使自身组织细胞结构改变或免疫活性细胞发生突变，从而失去自身耐受性，造成的机体免疫调节失常的结果。

【诊断要点】

（1）蝶形红斑。

（2）盘状狼疮。

（3）光敏感。

（4）口腔或鼻咽部溃疡。

（5）非侵蚀性关节炎。

（6）浆膜炎（胸膜炎或心包炎）。

（7）肾损害：①持续蛋白尿，每日尿蛋白>0.5g或尿蛋白"+++"或以上；②细胞管型。

（8）神经系统病变：抽搐或精神症状。

（9）血液学异常：①溶血性贫血；②白细胞<4×10^9/L；③淋巴细胞<1.5×10^9/L；④血小板<100×10^9/L。

（10）免疫学异常：①抗dsDNA抗体滴度异常；②抗Sm抗体；③心磷脂抗体阳性。

（11）荧光抗核抗体阳性。

患者具有上述11项标准中的4项或更多项，相继出现或同时出现，即可诊断为SLE。

【急救措施】

1. 一般治疗

（1）应该树立和疾病做斗争的坚强信心。

（2）避免日晒。

（3）避免过劳，急性期或活动期应该卧床休息。避免妊娠，也不宜服用避孕药，有肾功能损害或多系统损害者避孕失败宜及早做治疗性流产。

（4）避免受凉、感冒或其他感染。

（5）增强机体抵抗力，注意营养及维生素补充。

2. 药物治疗

治疗前必须对疾病的活动性如抗核抗体、抗DNA抗体和低补体血症及脏器受损程度做出正确的评价，用于制订治疗方案。

（1）非甾体类抗炎药：单独应用于轻型病例或与皮质类固醇并用，以尽量减少皮质类固醇的用量。阿司匹林3g/d；吲哚美辛25mg，3次/d或布洛芬1片，2次/d，口服。对于肾脏受累的患者要注意。

（2）皮质类固醇：

1）治疗原则：

A. 应用皮质类固醇应该注意治疗原则是早期、足量、持续用药。

B. 如果足量则在1~2d内退热，关节痛消失及一些急性活动性症状得到良好控制。若2d内上述症状不好转，应该立即将原量再增加25%~50%。一般经过2~3周病情得到最大限度控制后，逐渐减量，开始每周减10mg泼尼松，同时密切观察疾病活动，当减至30mg/d时，递减应该更缓慢，每周减2.5~5mg。如有活动迹象，则立即在先前剂量上增加5~10mg/d。最低维持量个体差异较大，一般泼尼松7.5~20mg/d。

C. 治疗后最早消失的症状是发热、关节痛、浆膜炎等。LE细胞、皮疹消失和心、肾及神经、精神损害恢复较慢。

D. 预防和及时处理皮质类固醇的副作用，当有应激情况如感染、手术、精神创伤时必须加大剂量。

E. 观察疗效：根据临床症状改善和有关实验室检查ANA和dsDNA抗体滴度与疾病活动常平行，血清补体与疾病活动有重要联系。另外与血沉、人血白蛋白、球蛋白和血、尿常规等有关。

2）具体用量：

A. 轻型病例：泼尼松每日<0.5g/kg，一般为20~40mg/d。

B. 病情中等：每日1.0g/kg，一般为60~80mg/d，理想的给药方法是每早8点顿服；病情重者用大剂量，每日相当于泼尼松2~3mg/kg，一般为100~200mg/d。

C. 糖皮质激素的冲击治疗：对于弥散性增殖性狼疮性肾炎，有明显神经、精神症状，重症溶血性贫血以及血小板减少等症状迅速恶化病例可应用大剂量甲基泼尼松龙静脉冲击治疗，剂量1g/d，溶于5%葡萄糖或生理盐水中，于3~12h内静脉滴注，1次/d，连续使用3~5d为1个疗程，然后迅速减至常规剂量40~60mg/d。冲击治疗应该慎重选择病例，因可导致一过性高血压、高血糖、急性胰腺炎、过敏性休克、电解质紊乱、致死性心律失常或不明原因的突然死亡。治疗过程中及治疗24h内应密切注意血压、血糖、电解质平衡及心脏监护，对服用利尿剂、低血钾、水电解质紊乱者禁用。

（3）抗疟疾药：羟氯喹或氯喹有抗光敏和稳定溶酶体膜的作用，用于病情较轻型患者及皮质类固醇减量过程中。用药时定期检查眼底。

（4）免疫抑制剂：用于单独使用激素无效者，长期大剂量应用激素治疗不能耐受者，为了更好控制SLE中的某些器官损害；在急性症状得到控制后，为了进一步减少激素维持量或更顺利地逐渐递减激素，常应用环磷酰胺每日1~4mg/kg，分次口服。治疗期间应注意预防感染、检测骨髓造血功能、预防症状性和出血性膀胱炎等副作用的发生，为预防膀胱炎的发生，可在用药时多饮水及夜间排尿1次。

（5）雷公藤：用于轻、中度病情的SLE患者。一般60mg/d，分3次口服。主要毒性损伤部位为胃肠道、肝脏及骨髓。用药前及用药期间应常规检查血象、肝、肾功能及心电图。

（6）免疫调节剂：胸腺素5~25mg，肌肉注射，1次/d，2周后，隔日或每周2次，连续数月。

（7）静脉注射丙种球蛋白：用于溶血性贫血或血小板减少症的患者及应用激素治疗效果不满意的SLE患者可考虑使用。剂量每日400mg/kg，连用5d，以后每3周用1个单剂。

（8）精神症状的对症治疗：以用氯丙嗪较好，剂量每日50~150mg，一般可控制症状。癫痫样抽搐的对症治疗以地西泮较好，其次为巴比妥类药物。

（宋丽新）

第3节　痛风

痛风（acut cout）是嘌呤代谢障碍性疾病，血清尿酸水平升高，尿酸盐以结晶形式沉积于组织，表现有急性、慢性疼痛性关节炎、关节畸形，并有风石、肾结石和肾脏病变。本病分原发性、继发性两型。前者25%有家族史，为常染色体显性遗传。继发性者因各种肾病性功能减退至尿酸排泄减少，血液病、淋巴瘤和骨髓增生性疾病的细胞核酸大量分解，恶性肿瘤细胞坏死、化疗或放疗后，银屑病表皮细胞增殖加快，铅中毒、高血压、心肌梗死、内分泌疾病和应用抑制性肾小管排泄尿酸的药物等形成高尿酸血症。当血中尿酸含量超过476 μmol/L时，它以钠盐的形式沉积于关节、滑囊、软骨、肾和皮下组织。

【诊断要点】

（1）临床表现：男性为主，中年发病临床有无症状期、急性关节炎期和慢性关节炎期。无症状历时较久，仅有血尿酸浓度增加（298~357 μmol/L以上）；急性关节炎见于踇趾、踝、膝、腕、肘和手足小关节红肿、灼热和疼痛，感觉过敏，活动受限，伴有畏寒、发热、头痛、乏力和纳减等症状，夜间发作，天明出汗热退，疼痛缓解。慢性关节炎期：关节炎首次发作后，缓解数月至数年后反复发作，因软骨和骨破坏或增生、滑膜增厚而产生关节畸形和僵硬。皮下组织有尿酸盐沉积而出现结节。肾脏并发症可有尿酸性肾结石及痛风性肾病。

（2）实验室检查：高尿酸血症。男性血尿酸＞420 μmol/L，绝经前期女性＞360 μmol/L。

（3）滑膜液中见双折光针形尿酸盐结晶。

（4）X线检查：急性关节炎期可见非特征性软组织肿胀；慢性期或反复发作后可见软骨缘破坏，关节面不规则，特征性改变为穿凿样、虫噬样圆形或弧形的骨质透亮缺损。

【急救措施】

（1）避免诱因，避免食用含嘌呤高的食物，多饮水，尿量保持在每天2000mL以上，肥胖者应控制饮食，蛋白质摄入量每天不超过1g/kg体重。同时，禁酒、戒烟。

（2）秋水仙碱：为急性关节炎期首选药物，但因其药物毒性，现已经少用。一般首选剂量1mg，以后每1~2h 0.5mg，24h总量不超过6mg。秋水仙碱的不良反应较多、较重，除严重的胃肠道反应外，部分患者可引起骨髓抑制、肝细胞损害、过敏、神经毒性等，极少数出现心力衰竭及严重室性心律失常，对肾功不全者应该减量使用。

（3）非甾体类抗炎药：可有效缓解急性痛风症状，为急性痛风性患者的一线用药。常用药物有：①吲哚美辛，每次50mg，3~4次/d；②布洛芬，每次0.2~0.4g，2~3次/d；③双氯芬酸，每次50mg，2~3次/d；④依托考昔（etoricoxib）120mg，1次/d。

（4）糖皮质激素：①泼尼松，每次10mg，3次/d；②曲安奈德，每次5.0~20mg，关节内注射。

（5）碱化尿液：碳酸氢钠可碱化尿液，使尿酸不易在尿中积聚形成结晶，成人口服3~6g/d。长期口服可能导致代谢性碱中毒，并可由于钠负荷过高而引起水肿，一般以保持尿pH在6.2~6.9为宜。

（宋丽新）

第4节 类风湿关节炎

类风湿关节炎（rheumatoid arthritis，RA）是由于遗传因素、感染因素、内分泌因素及吸烟等因素引起的自身免疫性疾病，主要累及小关节如掌指关节、近端指间关节，表现为关节疼痛、压痛、肿胀及活动受限等炎症表现。

【诊断要点】

（1）符合ACR关于RA的诊断要求：如进行性关节病变，多发性关节肿胀或积液、对称性关节炎、皮下结节，化验类风湿因子阳性等。

（2）放射学检查有骨侵蚀性或骨质疏松改变。

（3）病程较长。

（4）至少测定过3次RF，结果阴性。

【急救措施】

（1）金字塔方案：当确诊RA后，首先使用水杨酸和其他非甾体类抗炎药物。如果疗效不佳，可考虑用抗疟疾药或金制剂；如效果仍不佳，可考虑青霉胺或免疫抑制剂，最后才考虑糖皮质激素和某些试验性药物。

（2）下台阶方案：确诊RA后，应立即给予糖皮质激素或非甾体类抗炎药物及甲氨蝶呤、金制剂或青霉胺等，当联合治疗3个月后，甲氨蝶呤已经发挥疗效，此时减少糖皮质激素剂量至停用，到6个月后，金制剂已发挥疗效，此时可停用甲氨蝶呤，最终以一种二线药物如金制剂或青霉胺维持。

（3）上台阶方案：根据RA患者的病情轻重不同，采取药物依次增多的治疗措施，如轻症患者选用理疗、非甾体类抗炎药物及抗疟疾药，而在中度、重度患者则可分别加用柳氮磺胺吡啶或甲氨蝶呤，或金制剂。

（4）锯齿方案：根据患者的具体病情和全身症状，依次选用不同种类的慢作用抗风湿药，因每种二线药物在应用1~2年后，可能因耐药疗效开始减弱，此时即换用其他二线药物，以保持药物作用的连续性，使病情长期缓解。

（5）联合治疗：联合应用两种以上不同类别的二线药物，以期在不同作用环节阻止细胞和组织的免疫及炎症损伤，达到不良脊柱炎反应不叠加而疗效相加或协同的效果。

（宋丽新）

第5节　强直性脊柱炎

强直性脊柱炎（mandatory spondylitis）是一种进行性炎性疾病，主要侵犯骶髂关节、脊柱骨突（滑膜关节）、脊柱旁软组织及外周关节，并可伴有关节外表现。

【诊断要点】

（1）临床标准：①腰部3个方向（前、后、侧向）活动受限；②有腰背痛的过去史和现在史；③胸部扩张受限：扩张度<2.5cm（第4肋间水平）。

（2）骶髂关节炎X线分级：0：正常；1：轻度；2：中度；3：重度。

（3）确诊：①骶髂关节病变双侧3级以上加临床标准中任何1项；②骶髂关节病变单侧3级或双侧2级以上加临床标准的第1项或同时有第2项和第3项。

（4）可疑诊断标准：骶髂关节病变双侧3级以上但不伴有临床症状。

【急救措施】

（1）非甾体类抗炎药物：可用于止痛和控制炎症，塞来昔布可能抑制脊柱病变的影像学进展。

（2）柳氮磺吡啶：小剂量开始，0.25g，3次/d，逐渐加大剂量至2.0g/d，持续至少1年。

（3）沙利度胺：从小剂量逐步增加剂量，每晚50mg，1次/d，每周增加25mg，直至最佳有效剂量，如出现末梢神经炎等不良反应则减量或停用。孕妇忌用。

（4）甲氨蝶呤：7.5~10mg/周，可能有助于延缓疾病进展，一般在柳氮磺吡啶治疗4~6个月无效时选用，有髋关节受累或眼炎时及早应用。建议每周服用10mg叶酸预防甲氨蝶呤不良反应（与甲氨蝶呤间隔2d）。

（5）糖皮质激素：不常规用，尤其不主张大剂量长期使用。在以下情况时可考虑使用：①NSAIDS过敏或不能控制症状；②对NSAIDS耐受的严重关节炎（局部为主）；③有急性虹膜炎和肺受累。

（6）抗TNF生物制剂：依那西普25mg皮下注射，2次/周，3个月为1个疗程；阿达木单抗40mg皮下注射，1次/周，3个月为1个疗程；英夫利昔单抗3~5mg/kg，静脉输注，第0、2、6、14周各

1次，此后间隔6~8周1次。注意继发感染、过敏和肝损害等副作用，有活动性结核、肿瘤、重度心力衰竭及脱髓鞘病变者禁用。

（宋丽新）

第6节　结节性多动脉炎

结节性多动脉炎（polyarteritis nodosa）主要侵犯小至中等大的小动脉，而不侵犯静脉或淋巴管，20%~25%的病例仅表现有皮肤症状，多数有系统性病变，好发于中年男性。结节性多动脉炎的发生是一种免疫现象，可有γ-球蛋白血症、类风湿因子阳性、低补体血症，发病机制可能是免疫复合物沉积。另外乙型肝炎病毒抗原及其抗体的复合物是某些结节性多动脉炎的发病原因。

【诊断要点】

（1）皮肤型患者：皮下结节，多发于足、小腿及前臂，偶发于躯干、面部、头皮及肩部。两侧发病，不对称。单个或成群分布，多在网状青斑处发生，疼痛，结节可沿血管走行，持续1周或更久而消失。

（2）多系统的患者：临床表现为皮疹急性发生，有出血、大疱、急性栓塞及溃疡。全身症状有发热、不适、乏力、体重减轻、高血压、心动过速、冠状动脉梗死、心包炎、心包积血及急性主动脉炎。可有肝大或黄疸。淋巴结肿大。肠道受累则发生剧烈腹痛及便血等症状。通常6个月至1年。

【急救措施】

（1）首选皮质类固醇激素，开始大量，60~100mg/d，症状改善逐渐降至维持量10~20mg/d。注意糖皮质激素的副作用，给予补钾、补钙及保护胃黏膜等治疗。

（2）免疫抑制剂：可选用雷公藤制剂、环磷酰胺、硫唑嘌呤、环孢素A等。

（3）系统症状需要对症治疗。

（宋丽新）

第7节　成人斯蒂尔病

成人斯蒂尔病（adult onset still disese）是一种有不明原因的长期高热，发热时伴有皮疹、咽痛、肌肉关节痛等症状，热退后消失，热退后一般状况良好的疾病。

【诊断要点】

（1）主要条件：①高峰热>39℃；②关节痛；③一过性红斑；④咽炎；⑤中性粒细胞比例≥0.8；⑥糖化铁蛋白≤20%。

（2）次要条件：①斑丘疹；②白细胞总数≥10×10^9/L。

以上4条主要条件或3条主要条件+2条次要条件即可诊断，而无须排除其他诊断，诊断敏感性80.6%，特异性98.5%。

【急救措施】

（1）一般治疗：确诊前避免应用NSAIDS及糖皮质激素，以免干扰对热型的观察；发热前后注意观察皮疹的变化；怀疑普通细菌感染，可给予广谱抗生素；怀疑结核感染可试验性抗结核治疗。

（2）非甾体类抗炎药：约1/4有效，有效提示预后良好，但不能完全控制多数患者的高热和皮疹，可作为临时退热药物。

（3）糖皮质激素：①是治疗本病的主要药物；②当非甾体类抗炎药物效果不佳或出现严重并发症时，应及时改用糖皮质激素；③多数患者需要较大剂量[泼尼松0.5~2mg/（kg·d）]，待症状消失及实验室指标正常1~3个月后开始缓慢减少剂量，最后用最小有效量维持较长时间。

（4）免疫抑制剂及慢作用药物：①需要长期大剂量糖皮质激素才能控制全身症状及关节炎症者首选；②为了增强疗效，减少糖皮质激素的用量和不良反应，在病情基本控制后可并用小剂量免疫抑制剂，首选甲氨蝶呤。

（5）生物制剂：①用于3种治疗效果不佳或不能耐受时；②英夫利昔单抗：3~5mg/kg，第1、2、6周静脉给药，以后每6~7周给药1次；③依那西普：25mg/kg，2次/周，皮下给药；④阿达木单抗：0.5~10mg/kg，皮下给药，1次/周；⑤人源化抗IL-6受体。

（6）其他：对于病情严重者可试用环孢素A或大剂量免疫球蛋白静脉注射治疗。免疫球蛋白200~400mg/（kg·d）静脉注射，连用3~5d。必要时4周重复1次。

（宋丽新）

第8节　腰椎间盘突出症

腰椎间盘突出症（LDH）是现代医学的病名，腰椎间盘突出症是因腰椎间盘变性、纤维环破裂、髓核突出刺激或压迫神经根、马尾神经所表现的一种综合征，是腰腿痛最常见的原因之一。

【诊断要点】

1. 临床表现

（1）本病好发于20～40岁的青壮年，男性多于女性。多数患者因腰扭伤或劳累发病，少数可无明显外伤史。

（2）症状：腰痛和下肢坐骨神经放射痛。重者卧床不起，翻身极难。中央型突出造成马尾神经压迫症状为会阴部麻木、刺痛、二便功能障碍，阳痿或双下肢不全瘫痪。少数病例起始症状是腿痛，而腰痛不甚明显。

（3）体征：①步态：症状较轻的患者，其步态可无任何改变。急性期或者神经根受压明显者，患者可出现跛行，一手扶腰或患腿，怕负重及呈跳跃式步态等；②腰椎侧弯畸形：多数患者向患侧凸（突出物位于神经根外侧），少数患者向健侧凸（突出物位于神经根内侧）。此外尚有腰椎生理前突减少、消失，甚至后凸；③腰部压痛和叩痛：突出的椎间隙棘突旁有压痛和叩击痛，并沿患侧的大腿后外侧向下放射至小腿外侧、足跟部或足背外侧。沿坐骨神经走行有压痛；④腰部活动受限：急性发作期腰部活动可完全受限，绝大多数患者腰部屈伸和左右侧弯功能活动呈不对称性受限。

2. 体格检查

①直腿抬高试验及加强试验阳性；②仰卧挺腹试验及挺腹加强试验阳性；③屈颈试验阳性；④静脉压迫试验阳性；⑤踇趾背伸或跖屈力减弱；⑥健侧直腿抬高试验阳性。

3. 辅助检查

（1）X线摄片检查：正位片可显示腰椎侧凸，椎间隙变窄或者左右不等。侧位片显示腰椎前凸消失，甚至反张后凸，椎间隙前后等宽或者前窄后宽，椎体可见休默氏结节等改变。或还有椎体唇样增生等退行性改变。

（2）脊髓造影检查：脊髓造影能显示椎间盘突出的具体情况；蛛网膜下腔造影可观察蛛网膜下腔充盈情况，能较准确地反映硬脊膜受压程度和受压部位以及椎间盘突出部位和程度；硬膜外造影可描绘硬脊膜外腔轮廓和神经根的走向，反映神经根受压的情况。

（3）肌电图检查：根据异常肌电图的分布范围可判定受损的神经根及其对肌肉的影响程度。

（4）CT、MRI检查：可清晰显示出椎管形态、髓核突出的解剖位置和硬膜囊、神经根的受压情况。

【急救措施】

以手法治疗为主，配合牵引、理疗、药物、卧床及练功等治疗，必要时手术治疗。

1. 手法治疗

（1）按摩法：患者俯卧，术者用两手拇指或掌部自上而下按摩脊柱两侧膀胱经，至患肢承扶处改用揉捏，下抵殷门、委中、承山。

（2）推压法：术者两手交叉，右手在上，左手在下，手掌向下用力推压脊柱，从胸椎至骶椎；滚法，从背、腰至臀、腿部，着重于腰部。缓解、调理腰臀部的肌肉痉挛。

（3）俯卧位推扳法：推髋搬肩，术者一手掌于对侧推髋固定，另一手至对侧肩外上方缓缓搬起，使腰部后伸旋转到最大限度时，再适当推扳1～3次，对侧相同；推腰搬腿，术者一手掌按住对侧患肢以上腰部，另一手自膝上方外侧将腿缓缓搬起，直到最大限度时，再适当推扳1～3次，对侧相同。

（4）侧卧位推扳法：推髋搬肩，在上的下肢屈曲，贴床的下肢伸直，术者一手扶患者肩部，另一手同时推髋部向前，两手同时向相反方向用力斜扳，使腰部扭转，可闻及或感觉到"咔嗒"响声，换体位做另一侧；推腰扳腿，术者一手掌按住患处，另一手自外侧握住踝上，使之屈膝，进行推摩牵腿，做腰髋过伸动作1～3次，换体位做另一侧。推扳法可调理关节间隙，松解神经根粘连，或使突出的椎间盘回纳。推扳手法要有步骤、有节奏、缓缓地进行，绝对避免使用暴力。中央型椎间盘突出症不适于用推扳法。

（5）牵抖法：患者俯卧，两手抓住床头，术者双手握住患者两踝，用力牵拉并上下抖动下肢，带动腰部，再行按摩下腰部。

（6）滚摇法：患者仰卧，双髋膝屈曲，术者一手扶两踝，另一手扶双膝，将腰部旋转滚动1～2min。以上手法可隔日1次，1个月为1个疗程。

2. 牵引治疗

主要采用骨盆牵引法，适用于初期发作或反复发作的急性期患者。患者仰卧牵引床上，在腰胯部缚好骨盆牵引带后，每侧各用1/5体重重量牵引，并抬高床尾增加对抗牵引的力量，每天牵引1次，每次约30min，10次为1个疗程。

3. 物理治疗

可用微波、超声药物透入、负压低频、泥蜡疗、针灸、针刀、中药熏蒸、雷火灸、冲击波等治疗。

4. 药物治疗

（1）由于腰椎间盘突出症所致的腰骶神经根疼痛的机制中包含炎性介质的因素，故服用非甾体类抗炎症药物是保守治疗腰椎间盘突出症的重要方法。疼痛明显者给予脱水、非甾体类抗炎药静脉滴注治疗。

（2）初期治疗宜活血舒筋，可用舒筋活血汤加减；病程久者，体质多虚，治宜补养肝肾、宣痹活络，内服补肾壮筋汤等；兼有风寒湿者，宜温经通络，方用大活络丹等。

5. 练功活动

腰腿痛症状减轻后应积极进行腰背肌的功能锻炼，可采用燕飞式、拱桥式练功，经常后伸、旋转腰部、直腿抬高或压腿等动作，以增强腰腿部肌力，有利于腰椎平衡稳定。

6. 手术治疗

经上述保守治疗后患者病情无缓解或缓解后屡次复发，每次复发症状进行性加重，并持续较久，复发间隔期逐渐缩短，症状严重者及中央型突出压迫马尾神经者可手术治疗。可行椎板切除及髓核摘除术或经皮穿刺髓核透出术等。手术方式的选择，根据患者的病情、术者经验及设备而定。

（王福来）

第9节　腰腿痛

腰腿痛包括第3腰椎横突综合征、腰椎管狭窄症、梨状肌综合征、臀上皮神经损伤、急性腰扭伤。

一、第3腰椎横突综合征

第3腰椎是腰椎活动的中心，横突最长，其尖端易受外力影响出现损伤，如因急慢性损伤出现腰痛及下肢疼痛、腰部活动障碍等症状，称为第3腰椎横突综合征。

【诊断要点】

（1）有外伤史或劳损史。

（2）腰部中段单侧或双侧疼痛，腰痛连及臀后和大腿后外侧痛，不能弯腰和久立、久坐，严重者行走困难，站立时，常以双手扶持腰部，休息后可缓解。一旦腰部活动过多，疼痛又加重。

（3）在第3腰椎横突尖部单侧或双侧有敏感的压痛点，叩诊有酸胀痛感。

【急救措施】

（1）在腰痛发作的急性期，提倡适当卧床休息，以防止病情进一步发展，卧床以硬板为宜。严重者可在腰部两旁置沙袋制动。

（2）西药治疗：常可口服消炎止痛药如布洛芬、洛索洛芬等，也可用依托芬钠脂凝胶局部抹涂或激素加利多卡因痛点封闭。

（3）推拿疗法：可缓解疼痛，解除痉挛。患者用拇指顶在第3腰椎横突的压痛点处，随着患者呼吸而用力点按，吸气时减轻，呼气时用力，每次20下，然后用拳轻轻叩击3min，用双手掌搓热后轻揉疼痛处。每天可做1~2次。

（4）针灸：可在痛点（阿是穴）用一根针强刺激手法。深刺达病区，捻针柄以提高针感，已有酸、麻、胀、串等"得气"征时，可留针10~15min。10次为1个疗程，一般需1~2个疗程。

（5）针刀治疗：针刀治疗后配合腰椎侧板。

二、腰椎管狭窄症

腰椎管狭窄症是指因原发或继发因素造成椎管结构异常，椎管腔内变窄，出现以间歇性跛行为主要特征的腰腿痛。

【诊断要点】

（1）症状重，体征轻。

（2）腰前屈不受限制，后伸活动往往受限。

（3）间歇性跛行：患者行走时，下肢发生逐渐加重的疼痛、麻木、沉重感、乏力等不同的感觉，以至于不得不改变姿势或停止行走，蹲下或休息片刻后症状可减轻或消失，继续行走症状再次出现而被迫再次休息。因反复行走与休息，其行走的距离则逐渐缩短。

（4）CT、MRI检查，可帮助明确诊断。

【急救措施】

腰椎管狭窄是导致慢性腰腿痛的病症之一，对本病的治疗主要包括保守治疗和手术治疗。

1. 保守治疗

（1）手法治疗：手法治疗的目的是活血舒筋，疏散瘀血，松解粘连，使症状得到缓解。常用手法为按揉法、滚法、拿法、搓法、擦法以及下肢屈伸的被动运动。

（2）针灸治疗：可取腰阳关、肾俞、大肠俞、气海俞、命门、环跳、风市、委中、昆仑等穴位，1次/d，10次为1个疗程。

（3）药物治疗：对神经根的无菌性炎症可采用镇痛消炎药物如扶他林、洛索洛芬、萘普生钠等。中药治宜温通经络、强壮筋骨，可用补肾壮筋汤加减，常用药如熟地、炮姜、杜仲、牛膝、制狗脊、续断等。气虚血亏者加黄芪、党参、当归、白芍。腰腿冷痛者加鸡血藤、独活、桂枝、淫羊藿等。

（4）封闭治疗：可用硬膜外封闭，能消除炎症、水肿，松解粘连，缓解症状，1次/周，一般5次为1个疗程。

（5）物理治疗：可用三维微波、低频、超生药物透入、泥蜡疗。

2. 手术治疗

经上述保守治疗无效或效果不显著，可考虑手术治疗。

三、梨状肌综合征

梨状肌综合征是由于各种原因所致梨状肌发生炎症、粘连、挛缩等病变，挤压、刺激、卡压坐骨神经，而导致干性的坐骨神经痛。

【诊断要点】

（1）梨状肌体表投影区有明显压窜痛，并可触及"条索状"隆起的肌束，慢性者可见臀部肌肉松软或肌肉萎缩。

（2）患肢直腿抬高试验在60°以前，臀部及下肢隐约痛，但当抬腿超过60°时，疼痛反而减轻。

（3）梨状肌紧张试验阳性：患者取仰卧位，双下肢伸直，医者手握患者足部被动使患肢内收内旋，此时患肢若出现坐骨神经反射痛者即为阳性。

（4）大腿内旋抗阻力试验阳性。

（5）影像学检查X线片、CT常无异常改变。

（6）根据症状和梨状肌压痛点，排除腰椎间盘突出症和髋关节疾病即可确诊。

【急救措施】

（1）局部药物注射和小针刀治疗效果较好、见效快，可以达到消除炎症、软化瘢痕、松解粘连、减张减压、解除神经受压的作用。

（2）其余的方法如按摩、理疗、针灸、穴位注射等也可以，但是疗程较长。

四、臀上皮神经损伤

臀上皮神经容易在劳动中因久弯腰、躯干左右旋转时受到损伤，造成严重的腰臀部疼痛，产生一系列症状，即为臀上皮神经损伤。

【诊断要点】

（1）绝大部分患者均有腰骶部的急性损伤或慢性劳损病史。

（2）患者常表现为一侧腰臀部与大腿后侧部位有牵拉样疼痛，但多超不过膝关节。弯腰受限，行走不便，需人搀扶或坐后立起或在直立后坐下时均感困难。

（3）检查患者下腰部或臀部皮肤及肌肉呈板状痉挛。

（4）髂嵴最高点内侧2～3cm处压痛明显，并在损伤部软组织内可触及一个可移动、隆起的条索状硬结，触压时患者感到酸、麻、痛难忍。

（5）在臀上皮神经分布区域压痛较明显。

【急救措施】

（1）臀上皮神经损伤以保守治疗为主，急性期可采用痛点封闭或针刀治疗，疗效迅速。其余的方法如按摩、理疗、针灸等，疗程较长。

（2）臀上皮神经损伤通常经保守治疗均可缓解，但若遇顽固疼痛，经久不愈者，也可采取手术治疗，将臀上皮神经髂嵴一段切除，可获痊愈。

五、急性腰扭伤

急性腰扭伤是腰部肌肉、筋膜、韧带、椎间小关节、腰骶关节的急性损伤，多系突然遭受间接外力所致，俗称闪腰。

【诊断要点】

（1）有明显的外伤史，外伤严重时有撕裂感。

（2）腰部受伤后腰部肌肉可有痉挛、肿胀、疼痛，稍一用力疼痛明显加剧，腰部活动受限。

（3）肌纤维或腰背筋膜撕裂严重时，局部皮下可见到瘀血斑、肿胀。

（4）影像学检查排除腰椎骨质病变。

【急救措施】

（1）卧床（硬板床）休息。

（2）骨盆牵引。

（3）局部痛点封闭。

（4）局部热敷或理疗治疗。

（5）旋转推拿法对椎间小关节滑膜嵌顿效果明显。

（6）病情缓解后逐渐加强腰背肌功能锻炼。

（王福来）

第10节 颈椎病

颈椎病是指颈椎间盘退行性改变及其继发性椎间关节退行性变所致邻近组织（神经根、脊髓、椎动脉、交感神经等）受累而引起的一系列相应的症状和体征。

一、颈型颈椎病

是低头过久等劳累后引起的颈肩部肌肉劳损，紧张、痉挛的颈肩部肌肉刺激、压迫脊神经后支引起相关临床症状。

【诊断要点】

（1）颈部、肩部及枕部疼痛，头颈部活动因疼痛而受限制。

（2）检查可发现患侧肌紧张，一侧或双侧有压痛点，头颅活动受限。

（3）X线片上颈椎生理弧度在病变节段中断，此节段小关节分开，有时称为半脱位，因肌痉挛头偏斜歪，侧位片出现椎体后缘一部分有重影，称为双边双突征象。

【急救方法】

颈肩部中药熏蒸、颈部牵引、颈部手法、理疗、针灸、局部软组织封闭等。

二、神经根型颈椎病

是由于颈椎间盘和周围结构逐渐发生退行性变、骨质增生，或颈椎生理曲线改变后刺激或压迫颈神经根引起的与神经根分布区相一致的感觉、运动及反射障碍。

【诊断要点】

（1）病程较长，时轻时重，具有较典型的根性症状（麻木、疼痛），其范围与颈神经支配的区域相一致。

（2）X线片显示：颈椎曲度改变、不稳或骨赘形成，钩椎关节增生，椎间孔狭窄，韧带钙化。颈项强痛，活动不利，常伴肢体麻木，臂丛神经牵拉试验或压颈试验阳性。

【急救方法】

一般分为手术和非手术两大类，非手术疗法主要包括药物治疗、中药熏蒸、牵引、颈部手法、理疗、针灸、针刀等。急性发作期疼痛较明显，给予脱水、消炎镇痛药物静滴治疗。

三、椎动脉型颈椎病

是以头痛、头晕、耳鸣、颈部活动时出现一过性的眩晕、恶心、呕吐甚至突然晕倒为主要临床表现，近几年来患者呈低龄化趋势。

【诊断要点】

（1）颈性眩晕（即椎-基底动脉缺血征）。

（2）旋颈诱发试验阳性。

（3）猝倒：患者突然发作，下肢无力跌倒在地，但患者神志清楚，可自己爬起来。多在行走时偶一转颈后发作，可能在转头时脑某区突然缺血所致。

（4）X线提示颈椎不稳、钩椎关节明显横向增生。

（5）脑血流图、彩超提示椎动脉狭窄、颈动脉缺血或颈内动脉高信号。

【急救方法】

颈部手法、口服或静滴改善脑供血及治疗眩晕药物、牵引、理疗、针灸等。

四、交感神经型颈椎病

病因是与椎动脉型颈椎病相同，多是在椎动脉型颈椎病基础之上，又出现自主神经系统功能紊乱的症状。

【诊断要点】

（1）有交感神经兴奋或抑制的症状，如眼睑乏力、视物模糊、瞳孔扩大、眼窝胀痛或流泪。

（2）头痛、偏头痛，头晕，枕颈部痛。

（3）心动过速或缓慢，心前区疼痛，血压不稳，血糖不稳，四肢发冷，局部温度下降，一侧肢体多汗或少汗，或可有耳聋耳鸣、眼球震颤等。

（4）三叉神经出口处疼痛、压痛、枕大神经痛、舌下神经功能障碍等。

（5）X线提示颈椎曲度改变、不稳或骨赘形成，钩椎关节增生，韧带钙化，椎管矢状径狭窄。

（6）脑血流图、彩超提示椎动脉异常血流。

【急救方法】

颈部牵引、颈部手法、理疗、针灸、口服营养神经类药物治疗。

五、脊髓型颈椎病

主要由椎间关节、颈椎间盘组织等发生退行性改变，颈椎管的容积与形态发生改变，脊髓受压所致。其临床表现主要为肢体麻木、疼痛、乏力、行走时有踩棉花感、束带感、肌张力升高等。

【诊断要点】

（1）有脊髓受压表现。中央型症状先从上肢开始，周围型症状先从下肢开始，肢体萎软力弱，行动困难，或有束带感，感觉异常。

（2）生理反射亢进，病理反射出现，如霍夫曼征及巴宾斯基征阳性等。

（3）CT检查示间盘突出压迫脊髓。MRI检查示脊髓受压成波浪样压迹，严重者脊髓可变细，或呈念珠状。

【急救方法】

主要包括颈部牵引、中药熏蒸、理疗、颈部手法、针灸、静滴营养等治疗。

若疼痛较明显给予脱水肿、消炎镇痛药物静滴治疗。病情重者手术治疗。

六、食管压迫型颈椎病

是脊柱外科常见的颈椎退变性疾病，是颈脊髓长期受压变性所产生的一系列脊髓功能受损的临床综合征。

【诊断要点】

（1）吞咽困难：早期惧怕吞咽较干燥的食物。颈前屈时症状较轻，仰伸加重。

（2）X线片及食道钡餐检查显示椎节前有骨赘形成，并压迫食管引起食管痉挛与狭窄症。

【急救方法】

颈部牵引、手法、手术等治疗。

七、混合型颈椎病

是兼有上述两个类型以上的症状和体征。

(王福来)

第八章

血液系统急症

第1节　弥散性血管内凝血

弥散性血管内凝血（disseminated intravascular coagulation，DIC）不是一个独立的疾病，而是众多疾病复杂病理过程中的中间环节，其主要基础疾病包括严重感染、恶性肿瘤、病理产科、手术及外伤等。在许多疾病基础上，致病因素损伤微血管体系，导致凝血活化、全身微血管血栓形成、凝血因子大量消耗并继发纤溶亢进，引起以出血及微循环衰竭为特征的临床综合征。在DIC发生发展的过程中涉及凝血、抗凝、纤溶等多个系统，临床表现也多样化，容易与其他引起的出凝血异常疾病相混淆，因此DIC的诊断仍然是一项需要丰富专业经验和具有挑战性的工作。

【诊断要点】（表8-1-1）

表8-1-1　中国弥散性血管内凝血诊断积分系统（CDSS）

积分项	分数
存在导致DIC的原发病	2
临床表现	
不能用原发病解释的严重或多发出血倾向	1
不能用原发病解释的微循环障碍或休克	1
广泛性皮肤、黏膜栓塞、灶性缺血性坏死、脱落及溃疡形成，不明原因的肺、肾、脑等脏器功能衰竭	1
实验室指标	
血小板计数	
非恶性血液病	
$\geqslant 100 \times 10^9/L$	0
$< 80 \sim 100 \times 10^9/L$	1
$< 80 \times 10^9/L$	2
24 h内下降$\geqslant 50\%$	1
恶性血液病	
$< 50 \times 10^9/L$	1
24 h内下降$\geqslant 50\%$	1
D-二聚体	
< 5 mg/L	0

积分项	分数
<5~9 mg/L	2
≥9 mg/L	3
PT及APTT延长	
PT延长<3 s且APTT延长<10 s	0
PT延长≥3 s或APTT延长≥10 s	1
PT延长≥6 s	2
纤维蛋白原	
≥1.0 g/L	0
<1.0 g/L	1

注：非恶性血液病：每日计分1次，≥7分时可诊断为DIC；恶性血液病：临床表现第一项不参与评分，每日计分1次，≥6分时可诊断为DIC。PT：凝血酶原时间；APTT：部分激活的凝血活酶时间。

【急救措施】

1. 治疗基础疾病及去除诱因

根据基础疾病分别采取控制感染、治疗肿瘤、积极处理病理产科及外伤等措施。

2. 抗凝治疗

临床上常用的抗凝药物为肝素，主要包括普通肝素和低分子量肝素。

（1）使用方法：①普通肝素：一般不超过12500U/d，每6h用量不超过2500U，静脉或皮下注射，根据病情决定疗程，一般连用3～5d；②低分子量肝素：剂量为3000～5000U/d，皮下注射，根据病情决定疗程，一般连用3～5d。

（2）适应证：①DIC早期（高凝期）；②血小板及凝血因子呈进行性下降，微血管栓塞表现（如器官功能衰竭）明显者；③消耗性低凝期但病因短期内不能去除者，在补充凝血因子情况下使用；④除外原发病因素，顽固性休克不能纠正者。

（3）禁忌证：①手术后或损伤创面未经良好止血者；②近期有严重的活动性出血；③蛇毒所致DIC；④严重凝血因子缺乏及明显纤溶亢进者。

（4）监测：普通肝素使用的血液学监测最常用者为APTT，肝素治疗使其延长为正常值的1.5～2.0倍时即为合适剂量。普通肝素过量可用鱼精蛋白中和，鱼精蛋白1mg可中和肝素100U。低分子肝素常规剂量下无须严格血液学监测。

3. 替代治疗

（1）新鲜冷冻血浆等血液制品：每次10～15mL/kg，也可使用冷沉淀。纤维蛋白原水平较低时，可输入纤维蛋白原：首次剂量2.0～4.0g，静脉滴注。24h内给予8.0～12.0g，可使血浆纤维蛋白原升至1.0 g/L。

（2）血小板悬液：未出血的患者PLT<20×10^9/L，或者存在活动性出血且PLT<50×10^9/L的DIC患者，需紧急输注血小板悬液。

（3）FⅧ及凝血酶原复合物：偶在严重肝病合并DIC时考虑应用。

4. 其他治疗

（1）支持对症治疗。

（2）纤溶抑制药物治疗：临床上一般不使用，仅适用于DIC的基础病因及诱发因素已经去除或控制，并有明显纤溶亢进的临床及实验证据，继发性纤溶亢进已成为迟发性出血主要或唯一原因的患者。

（3）糖皮质激素治疗：不作常规应用，但下列情况可予以考虑：①基础疾病需糖皮质激素治疗者；②感染中毒性休克合并DIC已有效抗感染治疗者；③并发肾上腺皮质功能不全者。

（李敏燕）

第2节　白细胞减少症和粒细胞缺乏症

白细胞减少症（leukopenia）是指外周血白细胞计数<4.0×10^9/L；当中性粒细胞极度减少，其绝对数低于0.5×10^9/L时，称为粒细胞缺乏症（agranulocytosis）。

【诊断要点】

1. 临床表现

（1）发病诱因与发病特点：粒细胞缺乏症多由药物、化学毒物或意外X线引起，起病急骤，突发寒战、高热、头痛、乏力、咽痛、全身肌肉或关节酸痛，甚至衰竭。伴严重感染，如肺炎、败血症等。

（2）白细胞减少的临床表现：除头晕、乏力、四肢酸软、低热等症状外，多无特殊表现，易感性增加，如感冒、肺炎、皮肤感染等。

（3）体征：粒细胞缺乏症常有咽喉部溃疡和坏死，颌下及颈部淋巴结肿大，肛周坏死性溃疡，严重感染时可出现相应感染部位的体征。体检时注意骨有无触痛、淋巴结肿大，特别应注意隐蔽的脾大。

2. 辅助检查

（1）血象：红细胞及血小板计数多正常，某些恶性肿瘤浸润骨髓、意外急性放射事故可致贫血和血小板减少。白细胞计数均 $<4.0 \times 10^9$/L，粒细胞缺乏时中性粒细胞绝对值0.5 $\times 10^9$/L。淋巴细胞或单核细胞相对增多。中性粒细胞胞浆内常有中毒颗粒、空泡等变性。严重感染者可见到核左移或幼稚细胞。应注意非典型的淋巴细胞核异常细胞。

（2）骨髓象：因病因不同而异。早期可无明显变化，也可呈幼粒细胞不少而成熟粒细胞减少的"成熟障碍"表现，或疾病急性期呈粒系减少，恢复期逐渐出现各阶段粒细胞。

（3）骨髓活检：对骨髓纤维化、骨髓转移癌、淋巴瘤等的诊断有重要价值。骨髓检查可帮助排除MDS。

（4）骨髓培养：体外CFU-GM、集落培养，可了解骨髓增生活性、骨髓中性粒细胞贮备，帮助鉴别药物直接毒性作用或是免疫因素抑制粒细胞生成。

（5）肾上腺素试验：帮助鉴别是否为假性粒细胞减少症。

（6）抗中性粒细胞抗体测定：帮助识别是否为免疫性粒细胞减少。

（7）抗核抗体（ANA）、类风湿因子（RF）滴度测定，免疫球蛋白测定。

（8）血清溶菌酶测定：溶菌酶升高提示粒细胞减少或缺乏是因破坏过多所致，溶菌酶正常或减低示粒细胞生成减少。

【鉴别诊断】

（1）急、慢性再生障碍性贫血：根据病史、体征，有严重贫血，且有血小板减少，特别是一般无肝脾大、淋巴结肿大以及骨髓活检，可与之相鉴别。

（2）慢性特发性中性粒细胞减少与MDS：后者脾脏肿大，其他系造血细胞异常（贫血、淋巴细胞减少、血小板减少）、非典型造血细胞、染色体异常，提示MDS可能，特别是年龄大的患者。

（3）白细胞不增多性白血病：骨髓检查具有鉴别价值。

由于白细胞生理性变异较大，必须反复定期查血象方能确定是否为白细胞减少症。详细询问病史，特别是服药史、化学品或放射线接触史、感染史等有助于诊断病因。

【急救措施】

1. 去除病因或诱因

如停服有关药物，积极治疗感染等。

2. 白细胞减少症，选用药物如下

（1）维生素B_2：10mg，3次/d。

（2）肌苷片，0.2g：3次/d。

（3）强力升白片，0.2g：3次/d。

3. 粒细胞缺乏症：立即急诊住院治疗

（1）首先应去除病因。

（2）严密消毒隔离措施，有条件时应置层流室隔离：应用4%碳酸氢钠溶液和0.1%雷夫奴尔溶液交替漱口，用1：2000的氯己定液清洁皮肤。反复做血培养、咽拭子、痰、尿、大便培养加药敏试验。

（3）积极应用杀菌抗生素控制感染：可用亚胺培南（imipenem，泰能）+氨基糖苷类抗生素静脉滴注，轻至中度感染亚胺培南0.5g，每8h 1次，重度感染每次1g。

4. 应用粒细胞集落刺激因子（G-CSF）或粒-巨噬细胞集落刺激因子（GM-CSF）

按5μg/kg体重，300μg/d，皮下注射，重症时可2次/d，共600μg。

5. 浓集白细胞悬液输注

以血细胞分离机从单个献血者身上采集$1×10^{10}$以上的粒细胞，静脉滴注连续3~4d，疗效较好。

6. 严重感染且适宜的抗生素治疗无效时

加用静脉免疫球蛋白注射液滴注，5g/d，连续3d。对免疫性白细胞减少症，每日0.2~0.4g/kg体重，连续3d。

（李敏燕）

第3节 血栓性血小板减少性紫癜

血栓性血小板减少性紫癜（TTP）为一组微血管血栓出血综合征，其主要临床特征包括微血管病性溶血性贫血、血小板减少、神经精神症状、发热和肾脏受累等。TTP的主要发病机制涉及血管性血友病因子（VWF）裂解蛋白酶（ADAMTS13）活性缺乏、血管内皮细胞VWF异常释放、血小板异常活化等方面。TTP分为遗传性和获得性2种，后者根据有无原发病分为特发性和继发性。遗传性TTP系ADAMTS13基因突变导致酶活性降低或缺乏所致，常在感染、应激或妊娠等诱发因素作用下发病。特发性

TTP多因患者体内存在抗ADAMTS13自身抗体（抑制物），导致ADAMTS13活性降低或缺乏，是主要的临床类型。继发性TTP系因感染、药物、肿瘤、自身免疫性疾病、造血干细胞移植等因素引发，发病机制复杂，预后不佳。本病起病急剧，病死率较高，少数较慢而反复发作。30～40岁育龄期女性多见。

【诊断要点】

目前，TTP的诊断需具备以下各点：

（1）具备TTP临床表现。如微血管病性溶血性贫血、血小板减少、神经精神症状"三联征"，或具备"五联征"。临床上需仔细分析病情，力争早期发现与治疗。

（2）典型的血细胞计数变化和血生化改变。贫血、血小板计数显著降低，尤其是外周血涂片中红细胞碎片明显增高；血清游离血红蛋白增高，血清乳酸脱氢酶明显升高。凝血功能检查基本正常。

（3）血浆ADAMTS13活性显著降低，在特发性TTP患者中常检出ADAMTS13抑制物。部分患者此项检查正常。

（4）排除溶血尿毒综合征（HUS）、弥散性血管内凝血(DIC)、HELLP综合征、Evans综合征、子痫等疾病。

【急救措施】

（1）血浆置换疗法：为首选治疗，采用新鲜血浆、新鲜冰冻血浆；血浆置换量推荐为每次2000mL（或为40～60mL／kg），1～2次/d，直至症状缓解、PLT及LDH恢复正常，以后可逐渐延长置换间隔。对暂时无条件行血浆置换治疗或遗传性TTP患者，可输注新鲜血浆或新鲜冰冻血浆，推荐剂量为20～40mL/（kg·d），注意液体量平衡。当严重肾功能衰竭时，可与血液透析联合应用。对继发性TTP患者血浆置换疗法常无效。

（2）免疫抑制治疗：发作期TTP患者辅助使用甲泼尼龙（200mg／d）或地塞米松（10～15mg／d）静脉输注3～5 d，后过渡至泼尼松[（1mg/（kg·d）]，病情缓解后减量至停用。复发和难治性（或高滴度抑制物）特发性TTP患者也可加用抗CD20单克隆抗体，清除患者体内抗ADAMTS13自身抗体，减少复发。推荐剂量为抗CD20单抗每周375mg/m²，连续应用4周。

（3）静脉滴注免疫球蛋白：效果不及血浆置换疗法，适用于血浆置换无效或多次复发的病例。

（4）贫血症状严重者可以输注浓缩红细胞。

（5）抗血小板药物：病情稳定后可选用双嘧达莫（潘生丁）和（或）阿司匹林，对减少复发有一定作用。

第4节 再生障碍性贫血

再生障碍性贫血（简称再障）（aplastic anemia，AA）是指由于骨髓造血功能衰竭，导致全血细胞减少的一种疾病。临床上以贫血、感染和出血为特征，发病的快慢和轻重程度差异极大，部分患者急性起病，数月内死亡。

【诊断要点】

（一）诊断标准

（1）全血细胞减少，网织红细胞绝对值减少。

（2）一般无肝脾大。

（3）骨髓至少1个部位增生减低或重度减低（如增生活跃，须有巨核细胞明显减少）。骨髓小粒非造血细胞增多（有条件者做骨髓活检等检查，显示造血组织减少、脂肪组织增加）。

（4）能除外引起全血细胞减少的其他疾病：如阵发性睡眠性血红蛋白尿、骨髓增生异常综合征、急性造血功能停滞、骨髓纤维化、恶性组织细胞病等。

（5）一般抗贫血药物治疗无效。

（二）诊断为再障后需进一步鉴别是急性型还是慢性型

1. 急性再障（亦称重型AA－Ⅰ型）的诊断标准

（1）临床表现：发病急，贫血呈进行性加剧；常伴严重感染，内脏出血。

（2）血象：除血红蛋白下降较快外，须具备以下3项中的2项：①网织红细胞<1%，绝对值<15×10^9/L。②白细胞明显减少，中性粒细胞绝对值<0.5×10^9/L。③血小板<20×10^9/L。

（3）骨髓象：①多部位增生减低，三系造血细胞明显减少，非造血细胞增多。如增生活跃，须有淋巴细胞增多。②骨髓小粒中非造血细胞及脂肪细胞增多。

2. 慢性再障的诊断标准

（1）临床表现：发病慢、贫血、感染、出血均较轻。

（2）血象：血红蛋白下降速度较慢，网织红细胞、白细胞、中性粒细胞及血小板值常较急性AA为高。

（3）骨髓象：① 三系或二系减少，至少1个部位增生不良，如增生良好，红系中常有晚幼红（碳核）比例增多，巨核细胞明显减少。②骨髓小粒中非造血细胞及脂肪细胞增加。

（4）病程中如病情恶化，临床、血象及骨髓象与急性AA相同，称重型AA－Ⅱ型。

【急救措施】

1. 支持治疗：是所有类型再障患者治疗的重要组成部分

（1）保护措施：预防感染（保持个人和环境卫生，重症再障患者需保护性隔离）；避免出血（防止外伤，血小板低于 20×10^9/L 时强调绝对卧床休息）；必要的心理护理。

（2）纠正贫血：严重贫血者给予红细胞输注，维持血红蛋白在60g/L以上。

（3）控制出血：①有出血时给予止血药，如酚磺乙胺（止血敏）；②女性子宫出血可用肌肉注射睾酮；③血小板低于 20×10^9/L 或有明显出血倾向者宜输注浓缩血小板，以预防致命性出血（颅内出血）；④当任意供者的血小板输注无效时，改输HLA配型相合的血小板；⑤凝血因子不足（合并肝炎）时，输注冷沉淀或新鲜血浆等。

（4）控制感染性发热时取可疑感染部位的分泌物或血、尿、粪便等行细菌培养及药敏试验，并用广谱抗生素治疗，待细菌培养有结果后再依据药敏结果调整用药。长期广谱抗生素要警惕真菌感染，及时用药。

2. 雄激素：适用于非重型再障

3. 造血细胞生长因子

粒细胞集落刺激因子（G-CSF）或粒-巨噬细胞集落刺激因子。

4. 免疫抑制治疗

5. 异基因造血干细胞移植

（李敏燕）

第5节 溶血危象

溶血危象（hemolytic crisis，HC）是指急性或者慢性溶血性贫血在过劳、受凉或感染等诱因作用下，发生急性溶血发作，导致贫血急骤加重，黄染加深，并伴有发热、腹痛、厌食及呕吐、休克、心力衰竭或急性肾衰竭等，称作溶血危象。

【诊断要点】

（1）溶血性贫血（hemolytic anemia，HA）确诊：贫血急骤加重，黄染加深，可有严重的腰背及四肢酸痛，伴头痛、呕吐、寒战。

（2）Coombs试验若为阳性则可确定为自身免疫性溶血性贫血；如果为阴性，再进一步做RBC脆性实验、Hb电泳、酶活性测定，并注意RBC形态。

（3）Hb下降至≤70g/L：同时出现面色苍白、呕吐、酱油色尿、气促、心脏Ⅲ级以上收缩期吹风样杂音和肾功能异常中5种以上的表现时应高度疑诊为溶血危象。

（4）如伴有高热、腹痛、血压下降、意识障碍、惊厥、心力衰竭或急性肾衰竭表现之一者即可确诊。

（5）Hb下降至30g/L以下的极重度AHA，无论患者的表现如何，均可诊断为溶血危象。

（6）外周血WBC≥20×10⁹/L和血清LDH≥850U/L有助于溶血危象的诊断。

【急救措施】

（1）终止溶血发作：①应迅速确定发生溶血危象的病因并去除病因。在明确病因的溶血性贫血病例，如果是由外来因素引起的，一般可以去除病因。如因食用蚕豆或接触药物、毒物而引起的溶血，应停止接触这类物品。如血型不合或污染引起的输血反应，应立即停止输血。去除病因是最有效、最根本的治疗方法；②肾上腺皮质激素（简称激素）为治疗温抗体型自身免疫性溶血性贫血的主要药物，对冷抗体多无效；③静脉注射丙种球蛋白；④激素治疗无效或需较大剂量维持者，常应用免疫抑制剂，如环磷酰胺、环孢素、霉酚酯、长春新碱等；⑤抗过氧化剂；⑥常规治疗仍不能终止溶血加重者，可紧急切脾。

（2）输血支持：①迅速恢复血容量，以防止休克、心衰竭等并发症；②补充RBC以恢复或保持受血者机体血液循环的平衡和生理功能。需输注洗涤红细胞。

（3）保护脏器功能：①肾功能：可改善肾血管痉挛，充分水化、碱化，密切观察尿量；②肝功能：补充白蛋白，用中药退黄汤和甘草酸二胺；③心功能：由于溶血性贫血属于急性贫血，故心脏耐受性较差，输血支持是防止心力衰竭的最佳方法，应使Hb维持在60g/L以上为佳。

（4）维持水电解质平衡：溶血时由于RBC内的钾离子释放出细胞，而使血清钾浓度升高。严重者可产生心脏骤停及低钙血症。

（5）一般治疗：休息、营养、预防感染。

（李敏燕　周　凡）

第6节　噬血细胞性淋巴组织细胞增生症

噬血细胞性淋巴组织细胞增生症（HLH），又称噬血细胞综合征（HPS），是一组由活化的淋巴细胞和组织细胞过度增生但免疫无效，引起多器官高炎症反应的临床综合征。HLH以发热、肝脾肿大、肝功能损害、血细胞减少和组织细胞噬血现象（主要见于骨髓、肝脾和淋巴结）为主要临床特征，起病急、病情进展迅速、病死率高。目前认为主要发病机制在于NK细胞和细胞毒性T淋巴细胞（CTL）功能低下，不能及时有效地清除病毒或其他抗原而持续刺激和活化免疫细胞，导致淋巴细胞和组织细胞增殖并大量释放多种细胞因子，引起多器官高炎症反应和组织损伤。

【诊断要点】（表8-6-1）

表8-6-1　HLH的诊断标准（HLH—2004）

满足以下1或2条任1条的可诊断为HLH
1. 发现HLH相关的分子遗传学异常
2. 满足下列诊断标准8条中的5条：
①发热
②脾肿大
③血细胞减少（两系或三系）：
Hb<90g/L[新生儿（100 g/L）]
ANC<1.0 × 10^9/L
PLT<100 × 10^9/L
④高甘油三酯血症和（或）低纤维蛋白原血症：甘油三酯（空腹）≥ 3.0 mmol/L，纤维蛋白原≤1.5g/L
⑤骨髓检查／活检或脾、淋巴结、皮肤穿刺／活检发现噬血细胞，无恶性病证据
⑥NK细胞活性降低或完全缺少
⑦血清铁蛋白增高（≥500 μg/L）
⑧可溶性CD25（IL-2受体）增高（≥2400U/mL）

【急救措施】

（1）原发性HLH的治疗：一旦确诊，尽早按HLH—2004方案治疗，有条件的应尽早行HSCT方能根治。HLH—2004方案是目前国际上最常用的HLH治疗方案，主要由糖皮质激素、依托泊苷（VP-16）和环孢素A（CSA）组成，该方案包括前8周的诱导治疗和后续的维持治疗2个阶段。

（2）sHLH的治疗：由于HLH病情复杂、疾病轻重差别较大，部分病例可不需要完全按照HILH—2004方案进行治疗。

（3）对症支持治疗：HLH病情危重，加强对症支持治疗。治疗过程中要加强血常规、凝血功能、肝肾功能、电解质的监测。必要时输注红细胞、血小板等。

（4）HSCT：HSCT为HLH重要治疗手段，尤其是提高原发性HLH患者生存率的关键。HSCT的指征包括：原发性 HLH；NK细胞活性持续降低；虽无明确阳性家族史或基因突变，但诱导治疗8周仍未缓解；HLH停药后复发者。移植方式方面骨髓移植、脐带血移植、外周血干细胞移植国际上均有采用。关于移植时机，是否疾病缓解后进行移植成功率高于疾病活动期移植尚有争议。

（李敏燕）

第7节　原发免疫性血小板减少症

原发免疫性血小板减少症(ITP)既往亦称特发性血小板减少性紫癜，是一种获得性自身免疫性出血性疾病，约占出血性疾病总数的1/3，成人的年发病率为5/10万 ~ 10/10万，育龄期妇女发病率高于同年龄组男性，60岁以上老年人是该病的高发群体。临床表现以皮肤黏膜出血为主，严重者可发生内脏出血，甚至颅内出血，出血风险随年龄增长而增加。部分患者仅有血小板减少而没有出血症状。部分患者有明显的乏力症状。该病主要发病机制是由于患者对自身抗原的免疫失耐受，导致免疫介导的血小板破坏增多和免疫介导的巨核细胞产生血小板不足。阻止血小板过度破坏和促进血小板生成是ITP现代治疗不可或缺的重要方面。

【诊断要点】

ITP的诊断是临床排除性诊断。其诊断要点如下：

（1）至少2次血常规检查示血小板计数减少，血细胞形态无异常。

（2）脾脏一般不增大。

（3）骨髓检查：巨核细胞数增多或正常、有成熟障碍。

（4）须排除其他继发性血小板减少症：如自身免疫性疾病、甲状腺疾病、淋巴系统增殖性疾病、骨髓增生异常（再生障碍性贫血和骨髓增生异常综合征）、恶性血液病、慢性肝病脾功能亢进、常见变异性免疫缺陷病（CVID）以及感染等所致的继发性血小板减少，血小板消耗性减少，药物诱导的血小板减少，同种免疫性血小板减少，妊娠血小板减少，假性血小板减少以及先天性血小板减少等。

【急救措施】

（1）PLT $\geq 30 \times 10^9$/L、无出血表现且不从事增加出血危险工作（或活动）的成人ITP患者发生出血的危险性比较小，可予以观察和随访。

（2）若患者有出血症状，无论血小板减少程度如何，都应积极治疗。

（3）紧急治疗：重症ITP患者（PLT<10×10^9/L）发生胃肠道、泌尿生殖道、中枢神经系统或其他部位的活动性出血或需要急诊手术时，应迅速提高血小板计数至50×10^9/L以上。对于病情十分危急，需要立即提升血小板水平的患者应给予随机供者的血小板输注，还可选用静脉输注丙种球蛋白（IVIg）和（或）甲泼尼龙和（或）促血小板生成药物等。

（4）新诊断ITP的一线治疗：肾上腺糖皮质激素。

（5）新诊断ITP的二线治疗：促血小板生成药物、抗CD20单克隆抗体、脾切除术、其他二线药物治疗等。

（李敏燕）

内分泌系统急症

第1节　腺垂体功能减退性危象

腺垂体功能减退症患者如未获得及时诊断和治疗或遇到感染、外伤、手术、麻醉和应用镇静药、精神刺激、寒冷、饥饿、急性胃肠功能紊乱等诱因或垂体卒中，垂体促肾上腺皮质激素细胞和促甲状腺激素细胞功能进一步丧失而诱发多种代谢紊乱和器官功能失调，称为腺垂体功能减退性危象（或称垂体危象）（hypopituitarism crisis）。临床表现呈高热型（$T > 40℃$）、低温型（$T < 30℃$）、低血糖型、低血钠型、低血压循环衰竭型、水中毒型和混合型等多种类型。如不积极治疗常危及生命。一旦怀疑有垂体危象，需要立即治疗。应根据病史和查体，判断病因和类型，以加强治疗的针对性。对腺垂体功能减退危象昏迷的患者，应立即进行抢救治疗。

【诊断要点】

（1）有垂体功能减退症病史。

（2）治疗不当或遇到各种应激如感染、败血症、腹泻、呕吐、失水、饥饿、寒冷、急性心肌梗死、脑血管意外、手术、外伤、麻醉及使用镇静药、安眠药、降糖药等诱因。

（3）存在各种临床类型相应的症状，表现为高热或低体温、恶心、呕吐、低血糖、低氧血症、低钠血症、水中毒、低血压或休克、神志模糊、谵妄、抽搐、昏迷等，应高度怀疑垂体危象可能。

（4）化验检查存在垂体-肾上腺皮质轴、垂体-甲状腺轴、垂体-性腺轴的功能低下。

【急救措施】

（1）补充葡萄糖和水、电解质：首先静脉注射50%葡萄糖40~60mL，继以10%或5%葡萄糖溶液静脉滴注。为了避免内源性胰岛素分泌再度引起低血糖，除了继续静脉滴注葡萄糖外，还需静脉滴注氢化可的松。有失钠病史（例如呕吐、腹泻）及血容量不足表现者，应静脉滴注5%葡萄糖生理盐水，视体液损失量及血容量不足严重程度来定需用盐水量。

（2）补充氢化可的松：100mg氢化可的松加入500mL葡萄糖液内静脉滴注，第一个24h用量200~300mg，有严重感染者，必要时还可增加。如并无感染、严重刺激等急性并发症，而为低温型昏迷，则氢化可的松的用量不宜过大，否则有可能抑制甲状腺功能，使昏迷加重。

（3）其他治疗：①有发热并感染者，应积极采用有效抗生素治疗。有感染性休克者，除补液、静脉滴注氢化可的松外，还需用升压药物。②水中毒患者，应给予利尿治疗；如能口服，立即给予泼尼松10~20mg，不能口服者，可用氢化可的松50mg溶于25%葡萄糖溶液40mL内缓慢静脉注射，继以氢化可的松100mg溶于5%或10%葡萄糖液250mL内静脉滴注。③对低温型患者，应予以保温，注意避免烫伤。应给予甲状腺激素口服。如不能口服则鼻饲；可用干甲状腺片，每6h 30~45mg；如有T_3，则效果更为迅速，可每6h静脉注射25μg。低温型患者在用甲状腺激素治疗的同时，宜用适量氢化可的松（如50~100mg静脉滴注），以免发生严重肾上腺皮质功能不足。④其他对症治疗。⑤禁用或慎用麻醉剂、镇静药、催眠药或降糖药等。

（苗 巍 王涤非）

第2节 急性化脓性甲状腺炎

急性化脓性甲状腺炎（acute suppurative thyroiditis，AST）又称感染性甲状腺炎（infectious thyroiditis），是一种少见的甲状腺疾病，大多数由化脓性细菌经血行或邻近感染蔓延到甲状腺所致，常见于败血症，死亡率约8.6%。本病在临床上以发热，甲状腺疼痛为特征。

【诊断要点】

（1）急性起病，病情较重，表现为急性感染症状，往往伴有高热、寒战、出汗、心悸、呼吸困难等。

（2）甲状腺肿大、疼痛，伴有吞咽困难，且于吞咽、颈部转动或后仰时疼痛加重，常向耳、颊部及枕部放射。

（3）往往伴有甲状腺周围组织红、肿、发热、疼痛。

（4）甲状腺局部压迫症状明显，触痛明显。

（5）起病后易迅速形成脓肿，甲状腺局部可有波动感。

（6）化验血常规可见白细胞总数升高，中性粒细胞明显增多伴核左移；血沉加快；c-反应蛋白升高。

（7）甲状腺功能检查一般正常，在急性期甲状腺激素水平可一过性轻度上升，一般认为是甲状腺组织早期破坏的缘故；但若甲状腺广泛化脓，导致甲状腺被大量破坏时，可有极少数患者出现甲状腺功能减退。

（8）甲状腺B超显示甲状腺肿大，可见液性暗区。

（9）甲状腺穿刺可吸出大量脓液，其涂片可见大量中性粒细胞，脓液培养，生长致病菌。

（10）甲状腺扫描显像：可见局部显示放射性减低区；甲状腺摄[131]I率多在正常范围，但感染严重者可降低。

【急救措施】

（1）对症支持治疗：局部热敷，卧床休息；对高热者可给予物理降温或药物降温。

（2）积极抗感染治疗：急性期应给予抗生素治疗，需采用包括抑制厌氧菌在内的广谱抗生素或根据细菌培养结果选用敏感抗生素。

（3）切开引流：如局部已形成脓肿或经一般治疗不能使感染消退时，则需行手术切开引流；也可行针吸治疗。

（4）雾化吸入：对于咽喉肿痛明显者、吞咽困难者，可给予雾化吸入治疗。

（5）理疗：发病早期除应用抗生素外，配合以局部热敷或理疗，可使炎症在3～5d后改善，3~4周可消退。

（6）手术治疗：根治手术一般应至少待炎症消退后数月进行。对于原先患有甲状腺疾病如甲状腺肿瘤以及证明患有梨形隐窝瘘管者，可在抗感染等治疗的基础上，使化脓性病变局限化，待病情稳定后，方可施行甲状腺部分切除术。

（7）预防：①为了预防炎症复发，应该注意观察患者有无咽痛、扁桃体肿大等症状，一旦出现，应立即应用抗生素早期控制感染；②切除梨形隐窝瘘管。

（8）预后：只要积极采取有效的抗感染或手术切开引流等措施，一般预后良好。但对于那些伴有真菌感染或艾滋病患者，其预后较差。

（张培毅　王祖禄　荆全民　石　英　丁　娇　张亚卓）

第3节　亚急性甲状腺炎

亚急性甲状腺炎（subacute thyroiditis，亚甲炎）又称肉芽肿性甲状腺炎、巨细胞性甲状腺炎、亚急性疼痛性甲状腺炎或Quervain甲状腺炎，临床常见，约占甲状腺疾病的5%。常见于20～50岁的成年女性，女性发病3~6倍于男性。本病通常在流行性感冒或普通感冒后1～2周发病，起病较急，主要表现为发热、甲状腺疼痛及甲状腺功能异常。亚甲炎为自限性疾病，病程多持续于2~3个月，仅有少数患者迁延至1~2年，其甲状腺功能一般均可恢复正常，发生永久性甲状腺功能减退者仅占少数。

【诊断要点】

1. 多见于中青年女性

男女之比为1∶3~1∶6，年龄以20~50岁最为多见。

2. 起病较急，常伴有上呼吸道感染的前驱症状

发热，体温一般轻、中度升高，少数高热达40℃，发热多在发病3~4d达高峰，1周左右消退。同时可出现全身无力、肌肉疼痛、咽痛及食欲减退等，常伴有淋巴结肿大。

3. 甲状腺部位疼痛

为本病的特征性表现，甲状腺部位的疼痛和压痛常向耳、咽喉、下颌角、颞、枕、颈、胸背部等多处放射，咀嚼和吞咽时加重。疼痛程度多较剧烈，有时难以忍受，少数患者可呈隐痛，易误诊为咽喉炎。可有声音嘶哑。

4. 甲状腺肿大

常为弥散性、不对称性甲状腺肿，以一叶为著，呈轻、中度增大，伴或不伴结节，质地多较硬，触痛明显。可先累及一叶，以后扩大或转移到另一叶，待病情缓解后可完全消退，也可遗留轻度甲状腺肿和小结节。

5. 发病不同阶段的临床特点

（1）发病初期（急性发作期）：在发病最初几周，约半数患者会出现一过性甲状腺毒症表现，如发热、乏力、焦虑、震颤、心悸等，系因甲状腺腺体破坏，甲状腺激素大量释放入血所致。此阶段，患者血清TSH降低，T_3、T_4升高，与甲状腺摄碘率（RAIU）下降呈分离现象，为本期发病的重要特征。

（2）发病中期（缓解期）：此期患者临床出现短时间无症状或症状轻微的甲状腺功能正常期，炎症消退，甲状腺疼痛基本缓解。有少数患者出现甲状腺功能减退，出现水肿、怕冷、便秘等症状，但大多在短时间恢复正常，仅极少数成为永久性甲状腺功能减退症。此期患者血清TSH升高，T_3、T_4降低，RAIu逐渐恢复正常。

（3）发病后期（恢复期）：临床症状完全消失，甲状腺疼痛缓解，TSH、T_3、T_4恢复正常，血沉基本正常，RAIu回升至正常。

6. 一般实验室检查

化验血常规可见白细胞计数正常或稍高，中性粒细胞或淋巴细胞可增多；血沉在急性发作期明显增快，常>50mm/h，缓解期逐渐恢复至正常；c-反应蛋白在急性发作期显著增高；免疫球蛋白水平明显增高。

7. 甲状腺激素测定

在急性发作期血清T_3、T_4升高，TSH降低，呈现为一过性的甲状腺功能亢进的激素谱；缓解期部分患者可有T_3、T_4水平降低，

TSH升高；恢复期则T_3、T_4、TSH一般恢复至正常水平。

8. 甲状腺摄碘率（RAIu）测定

在疾病发展的不同阶段结果各异。急性发作期RAIu常明显降低，一般<10%，甚至测不出；缓解期之后，随之恢复正常。

9. 甲状腺核素扫描

甲状腺不显影或呈冷结节，随着病情的缓解结节消失，甲状腺图像逐渐恢复正常。

10. 甲状腺超声检查

在急性期，受累的甲状腺呈低回声区，典型者呈局灶性、多灶性或弥散性低回声；而在恢复期则显示为轻微血运增加的等回声区。通常于1年后血运恢复正常。

11. 甲状腺活检

可见特征性多核巨细胞或肉芽肿样改变，可见受累滤泡淋巴细胞与多形核巨细胞浸润，胶质减少或消失。

【急救措施】

1. 一般治疗

注意休息，保持情绪稳定。对高热者可采用物理降温或药物降温。

2. 特殊治疗

（1）解热镇痛剂：多数轻症患者经给予非甾体类抗炎镇痛剂治疗即可缓解症状，也适用于病情复发病例。可酌情选用阿司匹林0.5~1.0g，2~3次/d；或吲哚美辛25~50mg，2~3次/d；或扶他林25mg，3次/d；或芬必得0.3g，2~3次/d。疗程约2周。

（2）糖皮质激素：可迅速缓解症状，适用于全身症状较重、持续高热、甲状腺肿大且压痛明显者。首选泼尼松20~40mg/d，分次服用。服用数小时后症状即迅速控制，疼痛缓解，甲状腺肿大或结节开始缩小，体温下降。规律而足量使用糖皮质激素，对于提高治愈率，减少复发很有好处。当症状控制并持续1~2周后，可逐渐减量，如每周减5mg/d，疗程1~2个月。停药后部分患者可能复发，再次足量用药仍然有效。注意切不可长期使用激素治疗，以防药物依赖及其产生的毒副作用。

3. 甲状腺功能亢进（甲亢）阶段的治疗

在起初的急性期甲亢阶段，由于这种甲亢征象往往是一过性的，故临床上不主张应用抗甲状腺药物治疗，也不主张应用放射性碘或手术治疗。在该阶段，可在上述治疗的基础上，加用β-受体阻滞剂，可给予普萘洛尔10~40mg，3次/d；或阿替洛尔25~100mg，2次/d；或美托洛尔12.5~100mg，2次/d，可减轻甲亢毒症症状。

4. 甲状腺功能减退（甲减）阶段的治疗

在针对缓解期少数患者出现的一过性甲减阶段，可适当给予中小剂量甲状腺制剂替代治疗：左甲状腺素钠（L-T$_4$）100~150μg/d；或甲状腺片40~120mg/d，待症状好转后逐渐减量至停用。应用适量的甲状腺激素替代治疗，亦有利于甲状腺肿和结节的缩小及症状消除。对于极少数（5%~10%）发生永久性甲状腺功能减退的患者，需给予长期乃至终身甲状腺激素替代治疗。

5. 局部治疗

国内有报道，给予利美达松经皮穿刺局部注射治疗本病，治疗后1~2d体温下降，甲状腺疼痛减轻，2周后甲状腺体积明显缩小，甲状腺功能基本恢复正常，血沉下降。无明显糖皮质激素的副作用。

6. 预防

因本病有一定的复发倾向，故应嘱患者平时加强体育锻炼，增加机体免疫力，有效预防病毒感染，这是预防病情复发的关键。

7. 预后

亚甲炎是由病毒感染引起的一种自限性疾病，一般预后良好，仅有5%~10%的患者可能发生永久性甲减，需长期应用甲状腺制剂替代治疗。

（王　路　张培毅　王聿杰）

第4节　甲状腺功能亢进症危象

甲状腺功能亢进症危象（hyperthyroidism crisis，甲亢危象），又称甲状腺危象（thyroid crisis），是甲状腺毒症病情极度增重、危及患者生命的甲亢的严重并发症。此种情况虽不常见（发病率占入院患者的1%~2%），但一旦发生，其病死率很高。引起甲亢危象的常见诱因有上呼吸道感染、胃肠及泌尿道的感染，精神、环境因素及伴有其他疾病的应激，不适当地停用抗甲状腺药物，甲状腺本身的外伤，手术或身体其他部位的急症手术等，均可诱发危象的发生。弥散性和结节性甲状腺肿引起的甲亢均可发生危象，多数患者甲状腺肿大不明显，不少老年患者，仅有心脏方面的异常，尤其以心律不齐或胃肠道症状为突出表现。典型的甲亢危象表现有高热、大汗淋漓、心动过速、频繁呕吐及腹泻、谵妄，甚至昏迷。不少患者因休克、呼吸、循环衰竭及电解质紊乱而死亡。

【诊断要点】

（1）有明显的发病诱因，甲亢症状突然明显加重。

（2）典型甲亢危象临床表现：①体温升高：体温急骤升高，高热常在39℃以上，大汗淋漓，皮肤潮红，继而汗闭，皮肤苍白和脱水。高热是甲亢危象的主要特点，是与重症甲亢的重要鉴别点；②中枢神经系统：焦虑、震颤、极度烦恼不安、谵妄、嗜睡，最后陷入昏迷；③循环系统：窦性或异源性心动过速，常达160次/min以上，与体温升高程度不成比例。可出现心律失常，也可发生肺水肿或充血性心力衰竭。最终血压下降，休克。一般伴有甲亢性心脏病的患者，更容易发生危象，且一旦发生甲亢危象后，会促心功能进一步恶化；④消化系统：食欲极差、恶心、呕吐频繁、腹痛、腹泻明显。恶心和腹痛是本病的早期表现。体重锐减、肝脏肿大，肝功能异常。随着病情进展，肝衰竭，出现黄疸。临床上一旦出现黄疸，则提示预后不良；⑤电解质紊乱：由于患者进食差，呕吐、腹泻及大量出汗，最终会导致电解质紊乱。约半数患者出现低钾血症，1/5患者血钠降低。

（3）特殊类型的甲亢危象——淡漠型甲亢危象：临床上，有一小部分患者的症状和体征不典型，突出特点是表情淡漠、木僵、嗜睡、反射降低、低热、明显乏力、心率缓慢、脉压小、突眼及恶病质，甲状腺仅轻度肿大，最后陷入昏迷而死亡。

（4）实验室检查：甲状腺激素水平显著升高，对于临床诊断和判断预后有着重要价值，但也有甲亢危象时甲状腺激素水平仍在正常范围者，故甲状腺激素测定的结果与临床表现和诊断可不一致；血常规白细胞总数和中性粒细胞升高；肝功能可出现异常；电解质紊乱。约半数患者有低钾血症，1/5患者出现低钠血症。

【急救措施】

当甲亢危象（包括甲亢危象前期）诊断确定后，不需要等待甲状腺激素等化验结果，即应尽早开始抢救治疗。治疗目的是尽快纠正严重的甲状腺毒症和诱发疾病，其中占很重要地位的是保护机体重要脏器，防止其功能衰竭，加强支持疗法。治疗开始后，有条件者可在内科ICU进行监护。

1. 降低循环中甲状腺激素水平

（1）抑制甲状腺激素的合成：确诊后首选并立即给予丙硫氧嘧啶（PTU）600mg口服或经胃管注入，继之200mg，每8h 1次。PTU和甲巯咪唑相比，其优点是PTU可以抑制甲状腺外周组织T_4脱碘转变为T_3。使用PTU 1d以后，可以使血中的T_3水平降低50%。如无PTU时可给予甲巯咪唑首剂60mg口服，继之20mg，每8h 1次。

（2）抑制甲状腺激素的分泌：使用复方碘溶液：①服用PTU后1h加用，每次5滴，每6h 1次；②碘化钠0.5 ~ 1.0g加入5%葡萄糖盐水中缓慢滴注，第一个24h可用1~3g，以后逐渐减量；③一般使用3~7d。患者过去未用过碘剂者，使用碘剂效果较好。实际上，在临床抢救中经常将PTU与碘剂两药同时使用，不需等待。

2. 降低周围组织对甲状腺激素的反应

常用β-肾上腺素能受体阻滞剂普萘洛尔：①普萘洛尔20~40mg，每6h口服1次；②普萘洛尔1~2mg经稀释后缓慢静脉注射，可间歇给药3~5次；③有心脏泵衰竭者禁用，对有心脏传导阻滞、心房扑动、支气管哮喘等患者，应慎用或禁用，但对于使用洋地黄制剂后，心力衰竭已被纠正者，可以在严密观察下使用普萘洛尔；④短效制剂如拉贝洛尔，较普萘洛尔安全。目前认为普萘洛尔有抑制甲状腺激素对交感神经的作用，也可较快地使T_4向T_3的转变降低。

3. 迅速降低循环中甲状腺激素水平

在上述常规治疗效果不满意时，可选用腹膜透析、血液透析或血浆置换等措施，能迅速降低血浆甲状腺激素水平。

4. 保护机体脏器，防止功能衰竭

（1）保证足够热量，积极补充液体：一般每日补充液体3000~6000mL，静脉滴注或鼻饲给予。

（2）高热者积极降温：可采用物理降温或药物降温，可用湿袋、电扇、冰袋；必要时进行人工冬眠，应用哌替啶100mg、氯丙嗪及异丙嗪各50mg，混合后静脉持续泵入。值得注意的是，大剂量的阿司匹林可进一步升高患者的代谢率，它还可与T_3及T_4竞争结合甲状腺结合球蛋白（TBG）及甲状腺素运载蛋白（TTR），使游离甲状腺素增多，故应避免使用阿司匹林。

（3）氧气吸入。

（4）维持水及电解质平衡：由于患者呕吐及大量出汗，易发生脱水及电解质失衡，需积极补充液体，纠正电解质失衡。补充葡萄糖可以提供热量和糖原，同时应补充大量维生素。

（5）心力衰竭的处理：可使用洋地黄制剂及利尿剂。

（6）肾上腺皮质激素的应用：①地塞米松2mg，每6~8h静脉注射1次；②氢化可的松100mg加入5%~10%葡萄糖盐水中静脉滴注，每6~8h 1次；③一般应用3~5d。甲亢危象时，机体对肾上腺糖皮质激素的需要量增加，尤其适用于伴有高热或休克者。糖皮质激素还能抑制血中T_4向T_3的转换。

5. 去除诱因

如有感染，应给予抗生素治疗。对其他引发甲亢危象的疾病及因素也应同时进行积极处理。

6. 预防

平时加强对甲亢患者的规范性治疗，早期发现和去除发病诱因，这是预防甲亢危象的关键。

7. 预后

经上述治疗，甲亢危象一般在1~2d内明显改善，1周后恢复。甲亢危象的病死率在20%以上。

（石　英　张培毅　丁　娇　张亚卓）

第5节　甲状腺功能亢进症性周期性麻痹

甲亢患者中有3%~4%可发生周期性麻痹，其中3/4的甲亢性周期性麻痹（hyperthyroidism periodc paralysis）患者在甲亢发病后短期内发生麻痹，但其症状可发生在甲亢症状之前或之后，也可见于甲亢缓解之后。男性较女性多见，多见于东方国家尤其是日本和中国。通常在应用抗甲状腺药物及对症治疗后，病情可缓解。但严重者也有死于阿-斯综合征和呼吸肌麻痹者。

【诊断要点】

（1）甲亢性周期性麻痹多见于东方国家的年轻男性，无家族性，国内报告本症占甲亢病例的3%~4%。

（2）发病诱因有精神紧张、过度劳累、寒冷、受凉、发热、饮酒、饱餐、高糖、注射葡萄糖或胰岛素等。但有时无明显诱因可查。

（3）病情发作多较突然，一般无明显前驱症状。病情轻者仅为双下肢瘫痪，重者为四肢瘫痪，无神志改变及感觉异常。其症状特点是间歇性发作的四肢迟缓性瘫痪，双侧对称，也可仅见双上肢或双下肢，一般近心端重于远心端，向上发展至颈部，颈以上很少发生。严重者可有肋间和膈肌麻痹，因而出现呼吸困难。夜间发作较多，麻痹发作时间，短者仅数十分钟或数小时，长者可达数日。发作频率个体差异很大，可1日数次，也可数年1次。

（4）周期性麻痹可与甲亢同时出现，也可先于或后于甲亢出现。甲状腺肿大可不明显。甲亢控制后，周期性麻痹亦随之消失。

（5）发作时肌张力减低，膝腱反射减弱或消失，发作缓解后，腱反射恢复，但无感觉障碍及膀胱功能障碍。

（6）化验血钾于发作时降低，多<3.5mmol/L；心电图有低钾

改变或出现心律失常；血糖及血中胰岛素浓度在发作时可升高；肌电图显示低动作电位。

【急救措施】

（1）预防：①避免饱餐、高糖饮食、寒冷、情绪激动及感染等；②如血钾经常≤3.5mmol/L时，应酌情适量服用钾盐以预防，同时积极治疗甲亢。

（2）发作时应迅速补充钾盐：补钾剂量应根据血钾及麻痹程度而酌定，可口服氯化钾6~12g/d，可每6~8h口服1次，每次2~3g。发作严重者，应静脉滴注氯化钾，但不宜将氯化钾放入高渗葡萄糖液体中。可每日给予氯化钾3~5g，加入5%葡萄糖或生理盐水1000~1500mL内静脉滴注。每小时补钾剂量一般不宜超过1g，否则需用心电监护。待病情稳定后，改用口服氯化钾或枸橼酸钾。一般经上述治疗1~5d可恢复。

（3）对于同时伴有低镁血症者，应同时补充镁剂，方能激活细胞膜上的"钠泵"，以利于细胞内外钠钾平衡，使病情得到控制。

（4）普萘洛尔既可预防发作，又有治疗作用，剂量为20~40mg，每6~8h 1次口服。

（5）病因治疗：积极控制甲亢是控制本病的关键。此类患者行甲状腺次全切除术效果较好，术后随甲亢的治愈，周期性麻痹一般不再发作。

（6）预后：本病有复发倾向，可随甲亢的复发而随之再次发作。

（石 英 张培毅 丁 娇 张永安）

第6节　甲状腺功能亢进症伴重症肌无力

甲状腺功能亢进症（甲亢）与重症肌无力（hyperthyroidism followed myasthenia gravis）均系自身免疫性疾病，女性多见，常有胸腺增大。但此两种疾病的关系目前尚不明了。两者可同时发生于一个有自身免疫缺陷的患者，各种感染，尤其是呼吸道感染和某些抗生素如链霉素、庆大霉素、四环素、土霉素等，均可诱发或加重肌无力危象。

【诊断要点】

（1）发病率：甲亢伴重症肌无力的发病率为0.7%~1%，以女性为多见。

（2）起病方式：可两种疾病同时发生，也可先后发生。在重症肌无力中，约2%有突眼而无甲亢。关于甲亢对重症肌无力的影响，尚有不同看法。一般认为，甲亢并不使重症肌无力加重，也不使新斯的明的需要量增加，但当此两种疾病并存时，两种原因所致的肌无力相加起来，可使病状进一步加重。

（3）发病特点：甲亢伴重症肌无力主要累及眼部肌群和延髓肌。首先出现眼睑下垂，眼球活动受限，视物模糊及复视，症状朝轻暮重。延髓肌受累时可出现吞咽困难、咀嚼无力、进食发呛及发音障碍。颈、躯干和四肢肌肉也常累及，出现全身肌肉极度无力等。严重者可因呼吸肌衰竭而危及生命。

（4）治疗效应：新斯的明对本病有良好疗效。

【急救措施】

（1）甲基新斯的明0.5～1.0mg肌肉注射，15～30min后症状明显好转。

（2）依酚氯铵10mg静脉注射，30s～1min后症状明显改善。

（3）应用抑酶宁治疗亦有效。

（4）同时注意积极控制甲亢。

（5）预防：①当重症肌无力患者选用抗生素时，必须禁用一切阻断神经肌肉接头的抗生素，以免诱发危象；②当甲亢伴重症肌无力患者合并感染时，可首选青霉素、红霉素、氯霉素等。

（6）预后：新斯的明一般对本病有良效，但严重者可因呼吸肌衰竭而危及生命。

（丁　娇　张培毅　石　英　王　欣）

第7节　黏液性水肿昏迷

黏液性水肿昏迷（myxedema coma）又称甲状腺功能减退（甲减）危象（hypothyroid crisis），是甲减患者严重而又罕见的并发症，多见于老年患者，好发于冬季，往往发生于甲减未能及时诊治，病情发展到晚期阶段所致。其特点除具有严重的甲减表现外，尚有低体温、昏迷，甚至发生休克。发病前多有感染、外伤、手术、心脑血管意外应用镇静剂和麻醉剂及寒冷低温等应激诱发因素。本病预后差，病死率达20%以上。

【诊断要点】

（1）具有甲减典型表现和本病前驱症状：如畏寒、皮肤干燥、便秘、嗜睡、表情淡漠等，体检可见典型的黏液性水肿外貌，但甲状腺肿大不明显。约1/3患者有心脏增大或心包积液、心动极度缓慢、心音低钝，可有心律不齐。

（2）昏迷：可有瞌睡、意识不清，以后在短时间内逐渐发展为昏迷。一旦发生昏迷后，常常难以恢复，其病死率可在50%以上。

（3）低体温：低体温往往是本病的标志和特点，发生率占70%~80%，体温一般在35℃以下，很多患者甚至低至27℃以下。但也有约1/5患者的体温正常。本症体温低，但不伴有战栗。

（4）低血压：约半数患者血压低于100/60mmHg，可接近休克水平；血压正常者约1/6。

（5）低血糖：主要与甲状腺激素不足、肝糖原生成减少及肾上腺皮质功能相对不足有关。

（6）低血钠与水中毒。

（7）胃肠道症状：除常见的腹胀、便秘外，也可发生麻痹性肠梗阻及腹水。

（8）多脏器损害：可出现呼吸衰竭、心力衰竭等，且一旦发生，提示预后较差。

（9）化验：可有贫血，血钠、血氧正常或减低，血钾正常或升高，血糖多数正常，少数降低；血尿素氮、肌酸磷酸激酶均可升高，血清乳酸脱氢酶也可增高；肝功能可有异常；胆固醇常升高，有1/3正常或降低。

（10）甲状腺激素测定：一般明显减低。原发性甲减患者TSH显著升高，而继发性或三发性甲减者TSH降低或测不出来。

（11）血气分析：可显示低氧血症、高碳酸血症、呼吸性或混合性酸中毒等。

（12）脑脊液检查：蛋白多异常升高，可高至3g/L，压力偶可升高，可高达53.3kPa（400mmHg）。

（13）心电图：显示心动过缓，各导联低电压，Q-T延长，T波低平或倒置，也可以有传导阻滞。

（14）影像学检查：超声心动图可发现心包积液；胸部X线显示心影增大；脑电图示a波，波率减慢，波幅普遍降低。

【急救措施】

当临床上排除了产生昏迷的其他原因，临床诊断确定后，不需要等待实验室检查结果（如甲状腺激素测定），即应积极开始治疗。治疗的目的是尽快提高患者的甲状腺激素水平及控制威胁生命的并发症。

1. 一般治疗及支持疗法

（1）积极去除和治疗诱因：首先注意防治感染（感染诱因占35%），治疗心律失常。避免使用镇静剂和麻醉剂，慎用胰岛素。治疗原发疾病。

（2）保温：一般只需要盖上毛毯、被子或室温稍加升高已足够。一般患者经用甲状腺激素治疗后，体温可缓慢上升至正常水平，而不必采用体外加热的方法，如避免使用电热毯，因其可以导致血管扩张，血容量不足。

（3）纠正代谢紊乱，维持电解质平衡：根据需要适当补液，但应特别注意控制入水量，可给予5%~10%葡萄糖生理盐水500~1000mL/d，缓慢静脉滴注。低血钠时，更宜严格限制水量，如果血钠很低（如＜110mmol/L）可用小量高渗盐水。

（4）改善呼吸循环功能：供氧，保持呼吸道通畅，必要时行气管切开、机械通气等。出现充血性心力衰竭时，应用洋地黄制剂。及时纠正低血压或休克，必要时应予输血。

（5）加强护理：如翻身、避免异物的吸入、防止尿潴留等都很重要。

（6）加强监护：注意监测心肺功能，水，电解质，血T_3、T_4，皮质醇，酸碱平衡，尿量及血压等。

2. 特殊治疗

（1）补充甲状腺激素：①首选T_3（liothyronine）静脉注射，10μg，每4h 1次，直至患者症状改善，清醒后改为口服。②L–T_4首次静脉注射300μg，以后每日50μg，至患者清醒后改为口服。③如无注射剂，可予片剂磨碎后由胃管鼻饲，T_3 20~30μg，每4~6h 1次，症状改善以后每6h 5~15μg；或L–T_4片剂，首次100~200μg，以后每日50μg，至清醒后改为口服；或甲状腺片，30~60μg，每4~6h 1次，清醒后改为口服。④如补充甲状腺激素过急、过快，可以诱发或加重心力衰竭；对于伴有心脏病患者，甲状腺激素的起始剂量则为一般剂量的1/4。⑤由于黏液水肿性昏迷时，T_4向T_3的转换受到严重抑制，口服制剂肠道吸收差，故临床上应首选静脉制剂。

（2）补充糖皮质激素：氢化可的松200~300mg/d，持续静脉滴注，待患者清醒后逐渐减量。原发性甲减时，肾上腺皮质储备功能差，而垂体功能减低者，可有继发性甲状腺功能减低，而当患者应用甲状腺激素后，此种现象更加明显，故当黏液水肿性昏迷时，同时使用糖皮激素治疗是必要的。如患者合并休克、低血糖和低血钠时，则糖皮质激素的应用就尤其必要。

3. 预防

积极治疗甲减原发病，去除和治疗发病诱因。

4. 预后

前48h的救治对本病的预后至关重要。如未能及时有效治疗，则预后差，呼吸衰竭是主要致死原因之一。病死率达20%以上。诸多因素如患者体温明显降低、昏迷时间延长、休克、恶病质及未能及时识别和有效处理等，均可影响预后。

（丁　娇　张培毅　石　英　谭　笑）

第8节　甲状腺结节

甲状腺结节（thyroid nodule）是指存在于甲状腺腺体内的与周围实质具有明显界线的孤立病灶。可呈现单发、多发、实性或囊性改变，伴或不伴有内分泌功能障碍。临床需明确甲状腺结节的形态特征、功能状态和病理学特征。甲状腺结节可分为非肿瘤性结节和肿瘤性结节，肿瘤性结节又有良性和恶性之分。

【诊断要点】

（1）临床评估：多数甲状腺结节没有临床症状，通常由患者本人或医生行颈部触诊时发现。体格检查应关注甲状腺癌的相关症状和体征，尤其常规体检和影像检查，特别强调的是影像学筛查阳性率在逐年增加，偶然发现的机会愈发突显。

（2）实验室检查：甲状腺球蛋白与甲状腺腺体程度有关，也是判定甲状腺恶性肿瘤行甲状腺全切术或/和放射性碘治疗后是否复发的标志物，对于鉴别甲状腺结节良恶性无明显价值。降钙素在甲状腺髓样癌的诊断、随访监测和判断预后中是一敏感而特异的分子标志物，但并不作为常规检测推荐。

（3）超声检查：评估甲状腺结节具有高度准确性和敏感性，因操作方便、无创且具备高度可重复性，同时能够检出体格检查不能发现的甲状腺偶发瘤，可作为评估甲状腺的首选影像学方法。甲状腺结节超声检查的指征如下：①所有类型的甲状腺结节；②有颈部射线暴露史的甲状腺结节；③有甲状腺恶性肿瘤家族史或2型多发内分泌腺瘤病的甲状腺结节，即使甲状腺触诊正常。与恶性肿瘤相关的超声影像特点包括实性结节、低回声、微小钙化、边界不清、局限于包膜下、浸润性生长、多灶性病变、多普勒下结节血流增加（当TSH水平正常时）、可疑的区域淋巴结转移以及结节纵横比(A/T＞1)等。

（4）甲状腺核素扫描：除显示甲状腺的位置、大小、形态、也提供甲状腺结节的功能和血供情况。结节的功能和血供状态与病变良恶性相关，功能越低，血供越丰富，结节恶性的可能性越大。由于核素显像存在一定的局限性，因此有无功能一般不能作为鉴别良性或恶性的依据。

（5）细胞和组织学检查：细针穿刺（fine needle aspiration，FNA）是鉴别良恶性结节的重要方法。结节触诊为明显时可在或不在超声引导下进行FNA。超声引导下的FNA适应证如下：①

大于1cm但不能触及的结节；②小于1.5cm可触及的肿块；③位置较深的结节；④距离血管较近的结节；⑤行常规FNA后无法诊断的结节；⑥囊性或混合性结节，尤其是之前的FNA结果无法诊断的；⑦存在不可触及的淋巴结病变。不符合以上行穿刺活检标准的甲状腺结节需要定期进行甲状腺超声检查的随访。

【治疗原则】

（1）FNA为良性的甲状腺结节：定期随访，包括临床检查、高分辨超声检查和TSH检测，间隔时间为6～12个月。绝大多数的良性结节不需要任何治疗，对于甲状腺功能正常的病人也不推荐左旋甲状腺制剂（LT4）的抑制治疗。在碘缺乏地区，推荐补充碘。对于年轻病人，甲状腺肿大伴结节时，可选择LT4治疗，但不必抑制TSH。亚临床甲状腺功能低下的病例可以适当用LT4替代治疗。无论甲状腺功能是否亢进，有症状（包括颈部压迫感、吞咽困难、呼吸困难和疼痛等）的甲状腺结节应该考虑手术或放射性碘治疗。对于良性的甲状腺单发结节，合适的手术切除范围是腺叶和峡部，对于多发结节应行甲状腺全切除或次全切除，采用传统的开放手术或腔镜辅助手术均可。

（2）FNA为不确定的甲状腺结节：处理包括重复FNA检查、密切随访观察、手术治疗或征求病人的意愿等方面。

（3）FNA为可疑恶性的甲状腺结节：应该手术治疗，但术中需冰冻切片从而有助于手术方式的选择。可疑恶性的含义是FNA标本的细胞学特征为恶性，却又不能完全满足诊断恶性的要求或细胞数量不足。

（4）FNA为恶性的甲状腺结节：手术治疗，根据具体情况选择甲状腺全切除、淋巴结清扫或相对保守的手术方式。手术前应进行评估，包括超声检查、FNA以及其他必要的影像学检查等，以便判定适当的手术方式。对于意外发现的甲状腺微小癌，如果手术治疗的风险高，且没有甲状腺外浸润的证据时，也可以选择密切临床随访和观察。

（杨乃龙　薛冰　罗欢）

第9节　甲状旁腺功能减退症及低钙危象

甲状旁腺功能减退症（hypoparathyroidism）简称甲旁减，是指甲状旁腺素（PTH）分泌过少和（或）效应不足而引起的一组临床综合征。PTH生成减少、分泌受抑制或PTH作用障碍三者中任何一个环节的障碍均可引起PTH缺乏，其结果是骨钙动员及肠钙吸收减少，肾脏排钙增加、排磷减少，导致低钙血症，高磷血症。血钙过低促使神经肌肉的应激性增加，可致麻木刺痛或甚而肌肉痉挛，手足搐搦和惊厥，长期缺钙更引起皮肤、毛发、指（趾）甲等外胚层组织病变，小儿牙齿发育不全。其临床特点是手足搐搦、癫痫样发作、低钙血症和高磷血症。严重低钙血症出现手足搐搦、喉痉挛、哮喘、惊厥或癫痫大发作时，发生低钙危象，必须通过静脉补充钙剂等治疗及时抢救。

【诊断要点】

（1）血钙过低，一般以血清总钙低于2.2mmol/L称为低钙血症。严格讲，则以血清离子钙低于1.18mmol/L为准。血磷过高：超过检测正常上限值。

（2）无甲状腺手术或前颈部放射治疗等病史。

（3）慢性发作性抽搐症。

（4）除外可引起血浆钙离子过低的其他原因，如肾功能不全、脂肪痢、慢性腹泻、维生素D缺乏症及碱中毒等。

（5）血清PTH多数显著低于正常或缺如，也可以在正常范围。

（6）Ellsworth-Howard试验有排磷反应。

（7）无体态畸形，如身材较矮、指（趾）短而畸形或软骨发育障碍等。

【急救措施】

1. 积极治疗诱因和原发病

2. 低钙危象的治疗原则

（1）静脉补充钙剂；10%氯化钙或10%葡萄糖酸钙10~20mL（10mL葡萄糖酸钙含90mg元素钙）加等量葡萄糖注射液稀释，静脉缓慢推注。必要时可在1~2h内重复1次。

（2）若抽搐不止，可10%氯化钙或10%葡萄糖酸钙20~30mL，加入5%~10%的葡萄糖溶液1000mL中，持续静脉点滴。速度小于4mg元素钙/（h·kg体重），2~3h后查血钙，到2.22mmol/L（9mg/dL）左右，不宜过高。例如，体重60kg患者用10%葡萄糖酸钙溶液100mL稀释于生理盐水500~1000mL中，5~12h内滴注。每4h监测血清钙1次。

（3）补钙效果不佳，应注意有无低血镁，必要时可补充镁。在心电监护下将25%硫酸镁5mL稀释于25%~50%葡萄糖液20~40mL中缓慢推注，或肌肉注射10%硫酸镁10mL，3~4次/d；症状缓解后再每日补充镁25~50mmol。治疗期间应监测血镁和心脏情况，对肾功能不全者，补镁应慎重，量宜少。

（4）若发作严重，可短期内给予地西泮或苯妥英钠肌内注射，以迅速控制抽搐和痉挛。

（5）症状好转后，可改为高钙饮食，口服钙剂加维生素D（营养性维生素D或活性维生素D）。

（6）低钙血症反复发作或经上述治疗无效者，应采用人工合成PTH治疗，同时应将VD剂量减量或停用。

（苗 巍 王涤非）

第10节 肾上腺危象

肾上腺危象（adrenal crisis）是指慢性肾上腺皮质功能减退症突然加重或急性肾上腺破坏、出血而导致的急性肾上腺皮质功能性衰竭产生的危急综合征。临床表现为恶心、呕吐、脱水、休克乃至高热、惊厥、昏迷。若未及时抢救，常于24～48h内死亡。

【诊断要点】

（1）若有慢性肾上腺皮质减退症、肾上腺手术或长期服用糖皮质激素而骤然停药史，出现发热、呕吐、循环衰竭及意识障碍时，应立即考虑肾上腺危象的可能性。

（2）对于病史不清，但有明显的特征性全身色素沉着者，应高度重视，并于抽血进行ACTH和皮质醇检查后及时处理。

（3）化验检查存在皮质醇水平的明显降低伴ACTH水平的明显升高。

【急救措施】

本症病情危重且进展迅速，未及时治疗病例常于1～2d内死亡。故一旦确诊或疑诊为肾上腺危象，无须等待试验结果，应立即采取抢救措施。

（1）补充糖皮质激素：氢化可的松100mg立即静脉注射，以后每6h加入补液中静脉点滴100mg。用糖皮质激素后患者多于12h内病情改善。第2～3d可减至200~300mg，分次静脉点滴。病情稳定，继续减至每日100~200mg，继而50~100mg。当呕吐停止，可进食者，可改为口服，再根据病情调整剂量。但对于病情严重者，尤其有败血症等较重并发症时，进行大剂量糖皮质激素治疗持续时间应相对长些，氢化可的松300～400mg/d，直至病情稳定。

（2）补充液体：液体补充根据病情而定，主要静脉滴注葡萄糖及生理盐水，以补充血容量，纠正低血压和低血糖。典型危象患者失水量约为细胞外液的1/5，初治患者第1d可补充液体2000～4000mL，第2d补充2000～3000mL。对于以糖皮质缺乏为主，脱水失钠不十分严重者及心肾功能不全者，生理盐水的补充

第九章 内分泌系统急症

205

量可适当减少，补充葡萄糖以避免低血糖。在不能进食和极少量进食情况下，需补充葡萄糖。在低血糖情况下，要补糖维持血糖在7~10mmol/L。既往血糖不低，每天补充碳水化合物应不少于150g。补液时应根据患者的失水、失钠程度，血压、尿量情况和患者年龄、心肾情况适当调整剂量。

（3）支持疗法：补充糖皮质激素和补液2d后，患者仍处于昏迷状态或患者心脏功能较差不能耐受大量输液时可同时下鼻饲，根据患者的情况，可补充液体、牛奶、果汁等。

（4）纠正电解质紊乱：危象时可有高血钾，但机体的总体钾常减少。在严重呕吐、腹泻的患者和在治疗过程中经大量输液、激素治疗后尿量增加明显的患者容易发生低血钾。若尿量每小时超过30mL，可在1000mL中加入氯化钾2.0g~3.0g静脉滴注。

（5）积极抗感染：对于以感染为诱因或合并感染者，积极有效的抗感染措施是非常重要的。

（6）去除病因和诱因：在积极治疗危象的同时也应积极寻找导致肾上腺危象的诱因并及时消除。对于有严重器官脏器功能障碍的也应及时治疗。

（王涤非　苗　巍）

第11节　嗜铬细胞瘤危象

嗜铬细胞瘤（pheochromocytoma）是起源于神经嵴的嗜铬细胞肿瘤，肿瘤细胞主要合成和分泌儿茶酚胺，瘤细胞阵发性或持续性分泌大量儿茶酚胺，影响血管的收缩反射，血压骤升超过警戒水平或高血压与低血压反复交替发作，血压大幅度波动，时而急剧升高，时而突然下降，甚至出现低血压休克，可造成心、脑、肾等重要脏器的严重损害，甚至危及生命，此类综合征称嗜铬细胞瘤危象。其表现形式各异，本文主要介绍其中较常见的高血压危象。

【诊断要点】

当出现下列综合征可考虑存在嗜铬细胞瘤危象：

（1）高血压：可为阵发性、持续性或在持续性高血压基础上的阵发性加重，血压可明显升高达200~300/150~180mmHg，常规降压药物无效。常由于体位变化、腹部受压、情绪激动、排便等因素诱发，且发作时间和发作频度不等。

（2）发作时多伴有全身大汗、四肢厥冷、肢体抽搐、神志障碍及意识丧失，可出现头痛、心悸、多汗的三联征，重者出现恶性高血压、高血压性脑病、眼底出血、急性心肌梗死等严重并发症。

（3）部分持续性高血压患者常伴直立性低血压，少数表现为低血压或休克或高血压与低血压交替出现。

（4）可同时出现高热、白细胞升高和血糖异常等代谢异常。可伴发轻度酮症酸中毒。发作终止后尿糖及尿酮体消失，血糖亦可降至正常，发作频繁，病程较长者以及合并原发性糖尿病者即使在不发作期间，其血糖亦升高。

（5）消化道大出血和急腹症：表现为呕血、黑便、血压下降乃至休克。

（6）实验室检查：血尿儿茶酚胺升高，尿香草苦杏仁酸（VMA）升高。肾素活性和血管紧张素Ⅱ均呈显著低值，肾上腺素和去甲肾上腺素以及甲氧基肾上腺素（MN）和甲氧基去甲肾上腺素（NMN）测定均明显增高。

（7）肾上腺增强CT：可见肾上腺圆形或椭圆形肿物。

【急救措施】

1. 主要注意维持血压及血流动力学稳定

（1）取半卧位，立即建立静脉通道，迅速静脉注射酚妥拉明，首剂用1mg，然后每5min静脉注射2～5mg，直到血压控制，再静脉滴注酚妥拉明以维持血压；也可在注射首剂酚妥拉明后持续静脉滴注以控制血压。酚妥拉明是短效的非选择性的α-肾上腺能受体阻滞剂，对α$_1$-受体和α$_2$-受体的阻断作用相等，其作用迅速，半衰期短，需反复静脉注射或静脉滴注，用于高血压危象发作时，手术中控制血压，不适合长期治疗和术前准备。必要时可加用硝普钠静脉滴注，可用50mg硝普钠加入50mL GS中静脉泵入，自0.6mL/h（10μg/min）开始，可加量至200~300μg/min。

（2）如用酚妥拉明后心率加快，可静脉注射1～2mg普萘洛尔控制。

（3）用肾上腺阻滞剂的同时应注意补充血容量，以免发生低血压休克。

（4）血压危象一旦被控制后，即应改为口服α-受体阻滞剂直到手术前。

2. 选择α-受体阻滞剂

（1）酚苄明（氧苯苄胺）。

药理作用：是长效的、非选择性的、非竞争性的α-受体阻滞剂，同时阻断α$_1$-受体和α$_2$-受体，阻断儿茶酚胺在外周血管的作用，扩张外周血管。不对胎儿产生影响。

用法用量：初始剂量5～10mg/次，每12h 1次，据血压调整剂量，每2～3d递增10～20mg/次，直至血压控制。大部分患者需

40 ~ 80mg/d 才能控制血压，少数患者需要200mg/d 或更大剂量。

不良反应：直立性低血压、鼻黏膜充血、鼻塞、口干、瞳孔缩小、反射性心跳加快和胃肠刺激。

（2）哌唑嗪。

药理作用：选择性 α_1-受体阻滞剂，阻断儿茶酚胺在外周血管的作用，扩张外周血管。不阻断 α_2-受体，故不影响心率和心排出量。半衰期2 ~ 3h，作用时间6 ~ 10h。

用法用量：起始剂量每次1mg，逐渐增加到每次2 ~ 5mg，4 ~ 6次/d，维持剂量，根据血压决定。

不良反应：直立性低血压、晕厥、头痛、嗜睡、心悸、消化道症状。

（3）特拉唑嗪。

药理作用：选择性 α_1-受体阻滞剂，阻断儿茶酚胺在外周血管中的作用，扩张外周血管。不阻断 α_2-受体，故不影响心率和心排出量。半衰期为12h。

用法用量：起始剂量1mg，逐渐增至2 ~ 5mg，1次/d。维持剂量根据血压决定。

不良反应：直立性低血压、晕厥、无力、视觉模糊、头晕、鼻充血、恶心、外周水肿、心悸。

（苗 巍 王涤非）

第12节　糖尿病酮症酸中毒

糖尿病酮症酸中毒（diabetic ketoacidosis，DKA）是最常见的糖尿病急症。以高血糖、酮症和酸中毒为主要表现，是胰岛素不足和拮抗胰岛素激素过多共同作用所致的糖、脂肪和蛋白质严重代谢紊乱综合征。常见的诱因有急性感染、胰岛素不适当减量或突然中断治疗、饮食不当、胃肠疾病、脑卒中、心肌梗死、创伤、手术、妊娠、分娩、精神刺激等。胰岛素活性的重度或绝对缺乏和升糖激素过多（如胰高血糖素、儿茶酚胺类、皮质醇和生长激素）是DKA发病的主要原因。胰岛素缺乏和胰高血糖素升高，促使糖异生、糖原分解和肝酮体生成，肝的酶作用底物（游离脂肪酸、氨基酸）产生增加，导致高血糖、酮症和酸中毒。

【诊断要点】

（1）无论有无糖尿病病史，对于临床上原因不明的恶心、呕吐、昏迷、酸中毒、失水、休克的患者，尤其是呼吸有酮味道（烂苹果味）、血压低而尿量多者，均应想到DKA的可能性。

（2）血糖增高，一般为16.7 ~ 33.3mmol/L，伴尿酮阳性和酮血症，当血酮体＞1.0mmol/L提示为高血酮，＞3.0mmol/L提示可有酸中毒。血pH＜7.3及（或）血碳酸氢根＜15mmol/L，CO_2结合力降低，阴离子间隙增大，可诊断为糖尿病酮症酸中毒。同时常伴有电解质紊乱，血钾在治疗前可正常、偏低或偏高，治疗后如果补钾不足可严重降低。血钠、血氯常降低，血肌酐和尿素氮常偏高。血浆渗透压轻度上升。血清淀粉酶和脂肪酶升高，治疗后数天内可降至正常。血白细胞计数和中性粒细胞往往明显增高，如无感染存在，治疗后常迅速恢复正常。

【急救措施】

治疗原则：尽快补液以恢复血容量，纠正失水状态，降低血糖，纠正电解质及酸碱平衡紊乱，同时寻找和去除诱因，防治并发症。

1. 评估病情，建立通道

迅速评估脱水状态，建立静脉通道。同时急检血糖、血酮、电解质、血气分析等指标。根据病情可留置胃管，给予吸氧等相应处理。

2. 补液

（1）补液量和速度须视失水情况而定，原则上先快后慢，先盐后糖。要在第一个24h内补足预先估计的液体丢失量（约10%以上）。监测血流动力学、出入水量、血糖、血酮、电解质和动脉血气分析及临床表现。

（2）第1h输入等渗盐水，速度为15~20mL/（kg·h）（一般成人1~1.5L）。随后补液速度取决于脱水的程度、电解质水平、尿量。

（3）对于心功能正常的患者前4h可补充总脱水量的1/3~1/2。对合并心肾功能不全者，补液过程中检测血浆渗透压，对患者的心、肾、神经系统进行评估以防止出现补液过多。

（4）当血糖≤13.9mmol/L时，需补5%葡萄糖注射液并继续胰岛素治疗，其比例按每2~4g葡萄糖加入1U短效胰岛素，直至血酮、血糖均得到控制。

3. 胰岛素治疗

（1）首次静脉给予0.1U/kg体重的短效胰岛素负荷剂量，继以0.1U/（kg·h）速度持续静脉滴注。若第1h内血糖下降不到10%，则以0.14U/kg静脉注射后继续先前的速度输注，以后根据血糖下降程度调整，一般以每小时血糖下降3.9~6.1mmol/L较理想。

（2）床旁监测患者血糖及血酮，当DKA患者血酮值的降低速度<0.5mmol/（L·h）时，则增加胰岛素的剂量1U/h。

（3）当DKA患者血糖达到13.9mmol/L，可减少胰岛素输入量至0.02～0.05U/（kg·h），此时静脉补液中应加入葡萄糖。此后需调整胰岛素给药速度及葡萄糖浓度以维持血糖值在8.3～11.1 mmol/L，血酮<0.3mmol/L。

（4）DKA缓解标准参考如下：血糖<11.1mmol/L，血清酮体<0.3mmol/L，血清HCO_3^-≥15mmol/L，血pH值>7.3，阴离子间隙≤12mmol/L。

（5）血酮稳定转阴，患者恢复进食后，可以改用胰岛素多次皮下注射或胰岛素泵持续皮下注射。

4. 纠正水电解质紊乱和酸中毒

（1）积极补钾：补钾治疗应和补液治疗同时进行，血钾<5.2mmol/L时，并在尿量>40mL/h的前提下，应开始静脉补钾；血钾<3.3mmol/L，应优先进行补钾治疗。

（2）纠正酸碱失衡：限制性补碱原则，血pH<7.0，或HCO_3^-<5mmol/L（CO_2CP<4.5~6.7mmol/L）进行补碱治疗，可考虑适当补充等渗碳酸氢钠液（1.25%~1.4%），或将5%碳酸氢钠84mL加入注射用水至300mL配制成1.4%等渗溶液，直到pH>7.0。静脉pH应每2h测定1次，直至维持pH在7.0以上。

5. 严密监测

密切观察生命体征，记24h出入量，补液后保持尿量>2mL/min为宜。在起初6h内每1h检测血酮、血糖，每2h检测血电解质。目标24h内纠正酸中毒和酮症。

6. 诱因和并发症治疗

积极寻找诱发因素并予以相应治疗，感染是最常见的诱因，应及早使用敏感抗生素。此外，要自始至终高度重视其相关并发症的防治，特别是脑水肿和肾衰竭，以维持重要脏器功能。

（苗巍 王涤非）

第13节 糖尿病乳酸性酸中毒

糖尿病乳酸性酸中毒（diabetic lactic acidosis）主要是糖尿病患者体内无氧酵解的糖代谢产物乳酸大量堆积，导致高乳酸血症，进一步出现血pH降低，即为乳酸性酸中毒。糖尿病合并乳酸性酸中毒的发生率较低，但死亡率很高，常在50%以上。大多发生在伴有肝、肾功能不全或慢性心、肺功能不全等缺氧性疾病患者，主要见于服用苯乙双胍者。在缺氧或氧利用障碍时，大部分丙酮酸在乳酸脱氢酶的作用下还原成乳酸，乳酸在体内堆积过多，大大超过肝、肾的代谢能力，出现代谢性酸中毒。

【诊断要点】

（1）确诊糖尿病。

（2）临床表现：疲乏无力，厌食，恶心或呕吐，呼吸深大，嗜睡等。大多数有服用双胍药物史。

（3）血乳酸明显升高：血乳酸$\geq$5mmol/L者可诊断为乳酸性酸中毒，血乳酸/丙酮酸$\geq$30；2mmol/L<血乳酸<5mmol/L者可诊断为高乳酸血症。

（4）代谢性酸中毒：动脉血气pH<7.35，pH一般<7.2，血HCO_3^-<10mmol/L，阴离子间隙>18mmol/L，但血、尿酮体不升高。

（5）排除DKA和尿毒症。

【急救措施】

乳酸性酸中毒病情严重，如不及时抢救常因休克死亡，病死率高达50%以上。

（1）去除诱因，治疗原发病：包括立即停用双胍类药物改胰岛素治疗、维持氧合、扩容、补液、抗休克、抗感染等。

（2）迅速纠正酸中毒是治疗的关键：严重酸中毒时如pH<7.0时，应争取短时间内把pH提高到7.1以上，力争在2~8h内恢复并维持pH在正常范围。纠正酸中毒时应将5%碳酸氢钠稀释成1.25%的等渗液体静脉滴注，在治疗的前12h内，用量一般为600~1500mmol（1.25%碳酸氢钠4000~10 000mL）。在补充碳酸氢钠过程中，应每小时监测pH、PCO_2、HCO_3^-、钾、钠、乳酸和血糖，来调整碳酸氢钠用量、调整钾离子和胰岛素用量等，碳酸氢钠避免与胰岛素使用同一静脉通路，以防胰岛素效价下降。

（3）纠正循环衰竭：监测中心静脉压，若中心静脉压低，血容量不足，应及时补充生理盐水，必要时输注全血或血浆。异丙肾上腺素具有扩血管和兴奋心肌作用，可改善组织灌流和心排量，必要时可以应用。而肾上腺素和去甲肾上腺素血管收缩作用会使乳酸增加，应避免应用。

（4）胰岛素治疗：可以增加葡萄糖利用，减少肝脏和周围组织中葡萄糖无氧酵解，减少乳酸生成。因此，当血糖>14mmol/L时，可应用小剂量胰岛素。每1~2h静脉注射或肌肉注射6U，如血糖<14mmol/L时，可应用5%葡萄糖加入等效量胰岛素静脉滴注，根据血糖调整胰岛素用量，避免低血糖。

（5）维持水电解质平衡：监测血钾和血钙，大量补碱和胰岛素的应用常使治疗中出现血钾下降，视情况酌情补钾和补钙。

（6）必要时透析治疗：多用于伴肾功能不全或严重心力衰竭及血钠较高的危重患者。

（7）支持对症处理：积极改善心功能、保护肝功能、保护肾功能及加强营养、护理等综合治疗。

（王涤非　苗　巍）

第14节　高血糖高渗综合征

高血糖高渗综合征（hyperosmolar hyperglycemic syndrome, HHS）是糖尿病的严重急性并发症之一，临床以严重高血糖而无明显酮症酸中毒、血浆渗透压显著升高、脱水和意识障碍为特征。HHS的发生率低于DKA，且多见于老年2型糖尿病患者。常见的诱因有各种感染、药物、糖尿病治疗不规范或治疗的依从性差、糖尿病的诊疗延迟与遗漏、药物与毒物滥用以及非糖尿病并发症。HHS是上述原因致体内胰岛素相对缺乏使血糖明显升高，并进一步引起脱水，最终导致严重的高渗状态。

【诊断要点】

1. 下列情况强烈提示HHS可能

（1）既往有糖尿病病史，多饮、口渴和多尿等较前明显加重。

（2）进行性意识障碍伴明显脱水。

（3）在大量服糖、静脉输糖或应用糖皮质激素、苯妥英钠和普萘洛尔后出现多尿和意识障碍。

（4）在感染、心肌梗死、严重创伤和外科手术等应激下出现多尿。

（5）水摄入不足、失水或应用利尿剂、脱水治疗及透析治疗者。

（6）无其他原因可解释的中枢神经系统的症状和体征。

（7）尿糖强阳性，尿比重增高。

（8）血糖显著增高。对上述可疑者，应立即行血糖、血电解质、血尿素氮、血肌酐、血气分析、血酮体、尿酮体和心电图等相关实验室检查。

2. 确诊HHS的主要依据

（1）血糖≥33.3mmol/L。

（2）有效血浆渗透压≥320mOsm/L。

（3）血清HCO_3^-≥18mmol/L，或动脉血pH≥7.3。

（4）尿糖呈强阳性，而尿酮阴性或为弱阳性。

（5）阴离子间隙＜12mmol/L。

【急救措施】

主要包括尽早补液，纠正脱水；小剂量胰岛素静脉输注控制血糖，纠正水、电解质和酸碱失衡以及去除诱因和治疗并发症。

1. 补液：尽早和足量补液是成功抢救HHS的关键

（1）补液总量：补液总量可按患者病前体重的10%～15%估算。

（2）补液速度：应先快后慢。如患者无心肺疾病，一般前2h内静脉输入2000mL生理盐水，24h补液量可达6000～10000mL，输液中监测尿量和心功能，必要时进行中心静脉压及血浆渗透压监测下调整补液量和补液速度。一般当血钠降至150mmol/L后或血渗透压降至330mOsm/（kg·H_2O）后，输液速度应减慢。

（3）补液途径：经静脉和经胃肠道补液。有心肺疾病和输液速度不可过快的患者，可经口补充温开水为主，必要时下胃管进行经胃肠补液，可大大减少静脉输液量。

（4）补液种类：一般先静脉输入生理盐水，如补液2h后，血浆总渗透压仍＞350mOsm/（kg·H_2O），血钠＞150mmol/L，同时血压正常，可改输入0.45%的氯化钠溶液，而同时血压低或有休克，则仍首选输入生理盐水或补充血浆等胶体溶液（100～200mL）。当血糖降至16.7mmol/L，则改输5%葡萄糖溶液，按葡萄糖（g）：胰岛素（U）2：1～4：1加入短效胰岛素。

2. 补充胰岛素

（1）胰岛素补充必须在补充液体和纠正循环衰竭有效后进行；如果胰岛素补充过早，可因大量液体进入细胞内而诱发低血压、循环衰竭甚至死亡。

（2）先予短效胰岛素（每小时0.05～0.1U/kg）静脉注射，直至血糖降至13.9～16.7mmol/L，改用葡萄糖–胰岛素–钾盐溶液维持。

（3）控制血糖下降的速度以每小时2.8～3.9mmol/L为宜，如果血糖下降速度慢于每小时2.8mmol/L，液体和胰岛素的补充量应适当增加。

（4）当患者能进食后，胰岛素的给药途径可改为皮下。

3. 合理补钾

由于高血糖所致的渗透性利尿使肾脏排钾增多，缺钾可能相当严重，故应及时补充，其方法与用量见DKA的急救措施。

4. 抗凝治疗：

HHS患者发生静脉血栓的风险显著高于DKA患者，因为其高钠血症及抗利尿剂激素分泌的增多，均可促进血栓的形成。因此，除非有禁忌，建议给予低分子肝素预防性抗凝治疗。

5. 连续性肾脏替代治疗（CRRT）

尽早给予CRRT治疗，可有效减少，各种并发症的发生，减少住院时间，并且有效减低其病死率。此外，CRRT可以清除血循环中的各种炎性介质、内毒素等，从而可减少多器官功能障碍综合征（MODS）发生的可能。虽然CRRT治疗可成为治疗HHS的新的治疗方法选项，但仍然需要更多的循证证据来提供支持。

6. 治疗诱因和防治并发症

（苗 巍　王涤非）

第15节　低血糖昏迷

低血糖昏迷（hypoglycemia coma）是指低血糖症导致的神经精神障碍，而低血糖症是一组多种病因引起的以静脉血浆葡萄糖（简称血糖）浓度过低，临床上出现以交感神经兴奋和脑细胞缺糖为主要特点的综合征。对于非糖尿病患者来说，一般以静脉血浆葡萄糖浓度低于2.8mmool/L（50mg/L）作为诊断低血糖的标准。而接受药物治疗的糖尿病患者，只要血糖水平≤3.9mmol/L，就属于低血糖范畴；血糖水平<3.0mmol/L，则提示有严重的、临床上有重要意义上的低血糖。严重的低血糖可导致多脏器功能受累，甚至出现生命危险。

【诊断要点】

（1）低血糖症的诊断标准。根据低血糖典型表现（Whipple三联征）可确定：①低血糖症状；②发作时血糖<2.8mmol/L；③供糖后低血糖症状迅速缓解。对于非糖尿病患者来说，低血糖症的诊断标准为血糖<2.8mmol/L；而对于应用降糖药物等治疗的糖尿病患者而言，只要血糖水平<3.9mmol/L就属于低血糖范畴，临床上即应按低血糖来处理。

（2）可引起低血糖的降糖药物。包括胰岛素、磺脲类和非磺脲类胰岛素促泌剂均可引起低血糖，其他类型的降糖药物如二甲双胍、α-糖苷酶抑制剂等单独使用时，一般不会导致低血糖。而DPP-4抑制药和GLP-1受体激动剂出现低血糖的风险较小。

（3）低血糖症的一般临床表现。决定低血糖的严重程度往往与血糖降低的程度、血糖下降的速度、低血糖的持续时间、个体对低血糖的反应程度、患者的年龄及病程等相关。可表现为交感神经兴奋症状：①饥饿感、软弱、乏力等；②心悸、焦虑、出汗；③感觉异常、面色苍白、肢体颤抖；④心率加快、四肢冰凉、收缩压轻度升高等。

（4）低血糖症的脑功能障碍表现：①神志和性格变化：可出现思维和语言迟钝、头晕、嗜睡、视物不清等；②认知障碍：如精神不集中、幻觉、行为怪异等；③抽搐与昏迷：可有躁动不安、惊厥，直至进入昏迷状态，各种反射消失；④不良结局：如果低血糖持续得不到纠正，常不易逆转甚至死亡。

（5）低血糖与自主神经功能障碍。糖尿病患者常伴有自主神经功能障碍，影响机体对低血糖的反馈调节功能，从而增加了发生严重低血糖的风险。同时，反复低血糖也可能会诱发或加重患者自主神经功能障碍，从而形成恶性循环。

（6）低血糖的分类：①严重低血糖：常有意识障碍，需要他人帮助，低血糖纠正后其神经系统症状即可明显改善或消失；②症状性低血糖：一般血糖≤3.9mmol/L，且伴有低血糖症状；③无症状性低血糖：血糖≤3.9mmol/L，但患者无低血糖症状；④可疑症状性低血糖：部分患者虽然出现低血糖症状，但没有检测血糖证实是否为低血糖症，对此类患者，临床上也应给予及时处理；⑤低血糖昏迷：低血糖伴神志障碍，严重者如处理不及时，可导致死亡。

【急救措施】

（1）轻度到中等度的低血糖治疗。立即进食糖水或含糖饮料，或进食糖果、面包、饼干、馒头等即可缓解。

（2）重症低血糖或低血糖昏迷的治疗。应立即测定毛细血管血糖，甚至无须等待血糖结果，立即给予50%葡萄糖液40~60mL静脉注射，继以5%或10%葡萄糖液静脉滴注，维持24~48h或更久，直至患者能进食碳水化合物类食物为止。否则，若过早停止补充葡萄糖液，则容易再度导致患者的低血糖发作，如再次发作时仍需继续应用5%或10%葡萄糖液静脉滴注，维持24h以上。

（3）病情严重者的治疗。可给予胰高血糖素0.5~1.0mg肌内或静脉注射。

（4）顽固性低血糖或伴肾上腺皮质功能低下所导致低血糖的治疗。可给予氢化可的松100~300mg/d静脉滴注。

（5）低血糖昏迷合并脑水肿的治疗。应用20%甘露醇，每6h静脉滴注250mL（或0.25~0.5g/kg）。一般应用不宜超过5d。此外，一般不主张把甘露醇作为预防性脑水肿使用。必要也可加用肾上腺糖皮质激素治疗，但应警惕增加感染机会的可能性。

（6）低血糖治疗中值得注意的几个问题。①对于神志不清者，切忌喂食，以避免发生呼吸道窒息；②注意详细询问病史，如果患者因应用长效磺脲类降糖药物或中、长效胰岛素所致低血糖者，则低血糖往往不易纠正，不仅持续时间长，而且可能需要更长时间葡萄糖输注维持；③当患者意识恢复后，还应至少监测血糖24～48h；④积极寻找病因并治疗原发病。

注：低血糖病和分类请参阅《中华医学百科大辞海》内科第二卷346～357页。

（张培毅　薛　兵）

第16节　电解质紊乱

一、低钙血症

低钙血症（hypocalcemia）是指血清蛋白浓度正常时，血清总钙低于2.2mmol/L（8.8mg/dL）。低钙血症的病因很多，发病机制因病因而异。血钙低引起神经肌肉兴奋性升高，出现唇、鼻、四肢麻木或刺痛、共济失调、肌束颤动、记忆力减退、性格改变、抑郁、焦虑、精神错乱等症状，如果短时间内血钙迅速下降或伴有碱中毒，低钙血症会引起自发性手足搐搦、支气管哮喘或癫痫样大发作，如处理不当可导致死亡。

【诊断要点】

（1）血清总钙（校正后）<2.2mmol/L。

（2）存在导致血钙减低的疾病。

【急救措施】

（1）病因治疗。

（2）一般可给予10%葡萄糖酸钙10mL（10mL含钙90mg，2.25mmol），或10%氯化钙10mL（10mL含钙360mg，6mmol）溶于25%～50%葡萄糖液20～40mL时，缓慢注射，速度不超过2mL/min。症状反复者，数小时后可重复注射或静脉持续滴注葡萄糖酸钙或氯化钙，15mg/kg维持4～6h。待病情稳定后，可改为口服钙剂。

（3）对于慢性低钙血症及低血钙症状不显著者可口服补钙。常用制剂有乳酸钙（含钙量13%）、葡萄糖酸钙（含钙量9%）、碳酸钙（含钙量40%）等，一般需补充元素钙1～2g/d。

（4）噻嗪类利尿剂和限制钠盐，均可增加肾小管对钙的重吸收，减少尿钙，升高血钙水平。可用于肾功能不全时低血钙的辅助治疗，但应注意防止低钾血症。

（5）因维生素D缺乏、抵抗引起的低钙血症，应根据病因选择维生素D制剂，在肾衰竭、甲状旁腺功能减退症或维生素D依赖性佝偻病时，应选用1，25-OH$_2$D$_3$（骨化三醇）0.25～1.0μg/d。

其他原因的维生素D缺乏，可补给维生素D 15 000～50 000U/d或更大剂量，并治疗病因。

（6）伴有急性低镁血症时，可将25%硫酸镁5mL稀释于25%～50%葡萄糖液20～40mL中，缓慢推注或肌内注射10%硫酸镁10mL（约含镁4mmol），3～4次/d。症状缓解后，再给予每日补充镁25～50mmol数日。

二、低钾血症

低钾血症（hypokalemia）是指血清钾<3.5mmol/L的一种病理生理状态，严重低钾血症可降至2.0mmol/L以下。根据病因可分为缺钾性低钾血症、转移性低钾血症和稀释性低钾血症。低钾血症可引起神经、肌肉应激性减退，心肌兴奋性增强，肾功能障碍，酸碱失衡，出现肌无力、软瘫、呼吸困难、神智改变甚至昏迷、肠蠕动减弱、心悸、低比重尿、夜尿增多等症状。临床表现主要取决于低钾血症发生的速度、程度以及病因。

【诊断要点】

1. 血清钾<3.5mmol/L

（1）轻度缺钾：血清钾3.0～3.5mmol/L，需补钾100mmol（相当于氯化钾8g）。

（2）中度缺钾：血清钾2.5～3.0mmol/L，需补钾300mmol（相当于氯化钾24g）。

（3）重度缺钾：血清钾2.0～2.5mmol/L，需补钾500mmol（相当于氯化钾40g）。

2. 反复发作的周期性瘫痪是转移性低钾血症的重要特点

其他类型的低钾血症均缺乏特异的症状和体征。

【急救措施】

（1）积极治疗原发病。

（2）一般情况下，轻度缺钾需补钾100mmol（相当于氯化钾8g），中度缺钾需补钾300mmol（相当于氯化钾24g），重度缺钾需补钾500mmol（相当于氯化钾40g），但一般每日补充钾以不超过200mmol/L（相当于氯化钾15g）为宜。如果患者不能进食或进食困难时，应根据病情适当补充每日钾生理需要量（3～4g/d）。

（3）临床常用的制剂：氯化钾、磷酸钾、碳酸氢钾、谷氨酸钾和枸橼酸钾等，其中以氯化钾（1.5g氯化钾含钾20mmol）最常用，相对安全。碳酸氢钾在代谢性酸中毒时使用。枸橼酸钾含钾9mmol，适合高氯血症。谷氨酸钾（31.5%谷氨酸钾20mL，含钾34mmol）有碱化血液的作用，尤其适用于肝功能不良者及酸中毒者。门冬氨酸钾镁：10%门冬氨酸钾镁10mL（含钾2.9mmol），对既缺钾又缺镁者尤为适用。枸橼酸钾、醋酸钾含钾特别适用于高氯血症性低血钾，如肾小管性酸中毒者。

（4）一般以口服途径较安全，轻者可立即给予10%氯化钠20～40mL口服，多食肉类、青菜、水果、豆类等含钾量高的食物。但血钾＜2.5mmol/L、有心律不齐危险者，可静脉补钾，但需控制补钾的浓度和速度，同时进行心电监护。

（5）见尿补钾（尿量≥30mL/h或＞700mL/d），少尿或无尿时，除非有严重心律失常或呼吸麻痹等紧急情况，应待补充血容量后再考虑补钾。

（6）补钾所配制的液体浓度应≤40mmol/L（0.3%），输注速度不宜过快，一般20~40mmol/h为宜，不能超过≤50～60mmol/h（80滴/min），每日补钾总量≤200mmol（15g/d）。补钾不可操之过急，控制症状后可逐步补给，常需要1周甚至更长时间才能完全纠正。

三、低钠血症

低钠血症（hyponatremia）是临床上常见的电解质紊乱综合征。摄钠过少、摄入水过多、血钠由细胞外转入细胞内、神经调节异常、肾脏排钠过多等多种原因均可出现血清钠减低，导致细胞外容量减缩，低渗状态，引起循环衰竭、神经损伤，出现疲乏、淡漠、低血压、起立时晕倒、恶心、呕吐及木僵状态、抽搐、癫痫样发作甚至昏迷等症状，病情严重程度与缺钠情况相关，重度缺钠死亡率高达50%。通常根据低钠血症的病因分为失钠性、稀释性和特殊类型低钠血症等3种类型。

【诊断要点】
血清钠＜135mmol/L。

【急救措施】

1. 失钠性低钠血症的治疗

补钠计算公式：缺钠（补钠）数（mmol）=（140－实测血钠）×0.6×（kg）体重，换算成克数再除以17（1g NaCl=17mmol Na$^+$）。一般按公式补钠，系按体重60%（女50%）的体液计算，包括细胞内、外液来补钠。在第一个24h内，可先用计算量的1/3～1/2补给较安全，然后根据效果，如血压、皮肤弹性、神志、血渗透压（Posm）、尿渗透压（Uosm）、血尿钠浓度来判断，再补给剩余量及继续补给量，特别是对有心肺疾病及老年患者应密切观察病情变化。

2. 稀释性低钠血症的治疗

（1）限制水摄入量：患者每日摄水量原则上应少于尿量与不

显性失水量，形成一定程度的水负平衡。具体根据患者的体重、血清钠、渗透压的变动调整治疗措施。强效利尿剂可起到暂时缓解的作用。部分病例可进行腹膜透析，排出过多水分。对于已经出现中枢神经系统症状的重症患者，可选用高渗盐水滴注，并根据有无周围水肿加利尿剂，以帮助过多水分排出。

（2）排水量计算公式：

需排出的水量（男）=体重（kg）×0.6-{[体重（kg）×0.6×测得Posm]+ 270 }。

需排出的水量（女）=体重（kg）×0.5-{[体重（kg）×0.5×测得Posm]+ 270 }。

3. 特殊类型低钠血症的治疗

（1）不伴水肿的低血容量性低钠血症：应限制水分并促使排水，严重者静脉滴注高渗盐水。如精神性烦渴、AVP不适当分泌综合征，应限制水分并促使排水，症状严重者可采用呋塞米利尿并静脉滴注高渗盐水。长期限制饮水无效者，可用地美环素、碳酸锂、苯妥英钠等治疗。

（2）无症状性低钠血症：治疗的重点在于原发病而无须补钠，患者虽有摄入量减少，但并无明显失钠病史，细胞内、外液均呈低渗状态，血清钠可以降至125mmol/L以下，而无低血钠症状，一般无须补钠治疗。低钠性低渗状态有时尚合并其他电解质紊乱，需做相应处理。

（3）噻嗪类利尿药引起的低钠血症：长期服用噻嗪类利尿药的老年人，水负荷后的水排泄功能降低，诱发低钠血症。通常在服药2周后发生。除了停用药物外，严重者应根据病情给予高渗盐水或等渗盐水治疗。

四、高钙血症

高钙血症（hypercalcemia）是指血清总钙高于2.75mmol/L或血清钙离子高于1.75mmol/L。根据甲状旁腺细胞功能是否紊乱分为两大类，即甲状旁腺依赖性高钙血症和非甲状旁腺依赖性高钙血症。高钙血症的临床表现累及多个系统，其主要危险是高钙危象和肾间质钙盐沉积引起的肾衰竭。偶尔亦导致消化性溃疡或急性胰腺炎。主要死亡原因是严重心律失常和呼吸衰竭。

【诊断要点】

（1）血清总钙高于2.75mmol/L或血清钙离子高于1.75mmol/L，但需重复多次测定血清钙浓度，同时应排除绑压带捆扎时间过长、血液浓缩和血清蛋白对钙测定值的影响。

（2）根据血钙水平可将高钙血症分为：轻度：血钙

2.75~3.0mmol/L；中度：血钙3.0~3.4mmol/L；重度：血钙高于3.5mmol/L（即高钙危象）。

【急救措施】

高钙血症是多种疾病的并发症，治疗上主要针对原发病进行处理，血钙低于3.0mmol/L时可暂不予处理，当血钙高于3.5~4.0mmol/L即达高钙危象时，则需紧急处理降低血钙，维持机体内环境的稳定，减少并发症，为原发病的治疗争取机会，本文主要阐述高钙危象的处理。

（1）补给等渗盐水4000~6000mL/d以上可纠正脱水及增加尿钠、尿钙排泄。血容量极度减少伴低血压、休克，可酌情用血管收缩剂。高血钙合并低钾血症者并不少见，故需同时补充钾盐。大量输液需注意心、肺功能，以免诱发心力衰竭、肺水肿。积极输注生理盐水的同时使用髓袢性利尿剂，以加强钙的排泄。给予呋塞米40~80mg静脉注射，每2~6h注射1次。

（2）抗骨吸收药物主要有3种：①二磷酸盐：可作为首选，能抑制破骨细胞活性，降低血钙并对抗肿瘤的骨转移，治疗恶性肿瘤诱发的高钙血症有效率达90%。一般需从静脉给药，维持输注4h以上。副作用主要为肾损害及抑制骨矿化，少数可引起下颌骨坏死。②氨磷汀：为有机三磷酸盐，为放射治疗或化学治疗中正常组织的保护剂。由于能抑制PTH的分泌及降低血钙，因而用于原发性甲状旁腺功能亢进及肿瘤所致的高钙血症，也能直接抑制骨钙吸收，减少肾小管钙的重吸收。③降钙素：蛙鱼降钙素2~8U/kg，鳗鱼降钙素0.4~1.6U/kg，每6h 1次，肌肉注射或皮下注射，使用6h内可降低血钙0.25~0.5mmol/L。

（3）糖皮质激素：用于治疗维生素D中毒、结节病及血液系统肿瘤所致的高钙血症。口服泼尼松40~80mg/d至血钙正常，或氢化可的松200~300mg/d静脉滴注，3~5d有一定效果，但起效慢、维持时间短，因而常与其他降低血钙药合用。

（4）钙整合剂依地酸二钠：可与钙结合成为可溶性复合物，增加尿钙排出，2~4g/d，于糖盐水中静脉点滴4h以上。因其有肾毒性作用，故肾功能减退者慎用。

（5）透析疗法：经以上治疗无效的重症急性高血钙，尤其是并发严重肾功能不全者，用无钙或低钙透析液做腹膜透析或血液透析有效。

（6）磷制剂：过去用于高血钙伴低磷血症的患者，可抑制破骨细胞并使血钙在体内重新分布，由于可能诱发全身性异位钙化及威胁生命的低血压或低钙血症，故对其治疗尚有争论，目前多不主张静脉输注，对高血钙并发肾功能不全者禁用。常用Fleet 溶液5mL（含磷酸钠3.8g），口服或灌肠，3次/d。口服中性磷酸盐40～80mg，3次/d。

五、高钾血症

临床上，通常血清钾＞5.5 mmol/L时称为高钾血症（hyperkalemia）。血清钾升高时，体内的钾总量可增多、正常或缺乏。高钾血症是内科重要急症之一，高钾对心肌有抑制作用，常可导致心肌收缩功能降低、心律失常甚至心脏骤停，也可影响神经—肌肉的负极过程，引起疲乏无力、四肢松弛性瘫痪、腱反射消失，吞咽呼吸困难及神智改变，故应及早发现、及早防治。

【诊断要点】

（1）血清钾＞5.5mmol/L。

（2）存在摄入过多、肾排钾过少、转移性因素、有效血容量减少等导致血钾增高或（和）肾排钾减少的基础疾病。

（3）神经肌肉症状：早期有肢体异常、麻木感觉、极度疲乏、肌肉酸痛、肢体苍白和湿冷等类似缺血现象。严重者可出现吞咽、发音及呼吸困难，甚至上行性瘫痪、松弛性四肢瘫痪。腱反射可能消失。偶见中枢神经系统受累，可表现为烦躁不安、昏厥及神志不清。

（4）心血管系统表现：通常出现心动过缓或心律失常，室性异源搏动、心动过速、扑动、心室颤动，乃至心脏停搏。这是引致猝死的主要原因。

（5）心电图改变：心电图的改变和血钾的高低无固定关系，但具有较高的特异性。一般当血清K^+＞5.5mmol/L 时，先是Q-T间期缩短，T波高尖对称，基底狭窄而呈帐篷状。至7～8mmol/L时，P波振幅降低，P-R间期延长，以至P波消失。至9～10mmol/L时，室内传导更为缓慢，QRS变宽、R波振幅降低、S波加深，与T波直线相连、融合。至11mmol/L时，QRS波群、RS-T段和T波融合而成双相曲折波形。

【急救措施】

（1）限钾饮食，停用升高血钾的药物。

（2）注射钙剂以对抗K^+的心脏毒性：当发现严重心律失常时应立即在心电图监护下3～5min内静脉注射10%葡萄糖酸钙20～30mL（溶于25%葡萄糖液40mL内），在数分钟内即可见效，但需多次应用。也可继续在1L葡萄糖液中加入10%葡萄糖酸钙20～40mL静脉滴注。并观察心电图改变，如心电图恢复而血钾并未恢复，仍需以10% 葡萄糖酸钙做预防治疗。

（3）静脉注射25%～50%葡萄糖液60～100mL时，每2～3g糖加胰岛素1U，继以静脉滴注10%葡萄糖液500mL，内加胰岛素15U，可促使将细胞外钾转移至细胞内。遇有心、肾疾病须限制入水量的患者，可用25%～50%葡萄糖液静脉滴注，一般胰岛素与葡萄糖之比为1U∶3g～1U∶4g，以免发生低血糖。

（4）纠正酸中毒：最常用的是5%碳酸氢钠液60～100mL（36～60mmol），急重症患者可在5min内直接静脉注射，往往数分钟内即能看到效果。必要时15～30min后重复1次，或在第1次注射后继续静脉滴注5%碳酸氢钠125～250mL，15～45滴/min速度，以免矫枉过正而抑制呼吸。

（5）高渗盐水：应用本法尚存在争议。主要是高氯可致高氯性酸中毒，对高钾血症不利，尤其在肾功能不全时。常用3%～5%氯化钠液100～200mL静脉滴注，效果迅速，并可扩容、增加尿量，促进钾的排泄。如肾功能正常，也可应用等渗盐水。

（6）将钾清除至体外，同时须除去引起高钾血症的原因。①利尿剂：选用排钾利尿剂，如呋塞米、依他尼酸和噻嗪类利尿剂，严重者可经静脉应用，如呋塞米20～80mg静脉注射；②阳离子交换树脂及山梨醇：常用的为聚磺苯乙烯树脂。因为胃肠道内含有丰富的钾离子，该树脂能与钾离子结合而随树脂排出体外。用时先清洁灌肠，然后将此树脂40g置于200mL 25%山梨醇中做保留灌肠，保留1h以上。也可口服树脂10～20g，2～3次/d，可单独或并用25%山梨醇液口服20mL，酌情增加剂量至大便稀薄为止，以防止钠吸收过多及诱发肠梗阻；③透析疗法：经以上治疗无效，而病情危重者可行血液或腹膜透析治疗。

六、高钠血症

高钠血症（hypematremia）是指血清钠＞145mmol/L，机体总钠量可以增高、正常或减少。按病因可分为浓缩性高钠血症、潴钠性高钠血症及特发性高钠血症。钠和水的平衡紊乱常同时发生，呈高钠高渗状态，导致严重失水和脑细胞脱水，从而出现口渴、少尿、低血压、神志恍惚、烦躁不安、抽搐、惊厥、癫痫样发作、昏迷等神经精神症状乃至死亡。

【诊断要点】

血清钠＞145mmol/L。

【急救措施】

高钠性高渗状态的治疗根据病因失水、低渗液体丢失或钠中毒而有所不同：

（1）失水的治疗原则是早期应补充足量的水分以纠正高渗

状态，然后再酌量补充电解质。常用的失水总量的计算方法如下：

水缺乏（男）=0.6×kg体重×[1-（140mmol/L）/（测得血Na$^+$mmol/L）]

水缺乏（女）=0.5×kg体重×[1-（140mmol/L）/（测得血Na$^+$mmol/L）]

补液另应包括每日生理必须补充的液体约1500mL以及目前继续额外丢失的液体量。

（2）钠中毒则需要补水利钠：除限制钠的摄入外，给予5%葡萄糖液稀释疗法或鼓励多饮水，同时使用排钠性利尿药。需严密监护心肺功能，防止输液过快过多，以免导致肺水肿。必要时可考虑透析疗法。

（3）低渗液体丢失则需要及时纠正循环衰竭，再酌情给予低渗盐水。如患者低血压伴钠轻度升高（≤160~170mmol/L），提示除脱水外，合并低渗液丧失。最迫切的需要是恢复组织灌注，输给等渗生理盐水能获得最满意的效果，必要时可予血浆及其他扩容剂。一旦组织灌注充足，循环衰竭纠正后，可考虑给予低渗盐水液（1：1的5%葡萄糖液和0.9%盐水液）。补液量估算公式：

缺水量=0.6×kg体重×[（测得血Na$^+$mmol/L）/（140mmol/L）-1]

（王涤非　苗　巍）

第十章

传染性急症

第1节 肝衰竭

肝衰竭（liver failure）是多种因素引起的严重肝脏损害，导致其合成、解毒、排泄和生物转化等功能发生严重障碍或失代偿，出现以凝血功能障碍、黄疸、肝性脑病、腹水等为主要表现的一组临床症候群。在我国引起肝衰竭的主要病因是肝炎病毒(主要是乙型肝炎病毒)，其次是药物及肝毒性物质(如乙醇、化学制剂等)。肝衰竭分为急性肝衰竭、亚急性肝衰竭、慢加急性（亚急性）肝衰竭和慢性肝衰竭4类。

【诊断要点】

1. 急性肝衰竭

特征是起病急，发病2周内出现以Ⅱ度以上肝性脑病为特征的肝衰竭综合征：

（1）无基础肝脏疾病，以急性黄疸型肝炎发病，出现严重的消化道症状，极度乏力，黄疸急剧加深。

（2）常有肝浊音界进行性缩小，凝血酶原活动度低于40%并排除其他原因者，伴精神症状。

2. 亚急性肝衰竭

起病较急，发病2～26周内出现肝衰竭综合征：

（1）急性黄疸型肝炎发病，极度乏力，并有明显厌食、呕吐和腹胀等严重消化道症状。

（2）黄疸进行性加深，血清总胆红素大于正常值上限10倍或每日上升≥17.1 μmol/L，血清ALT升高或酶胆分离、白/球蛋白倒置，球蛋白升高。

（3）有出血倾向，凝血酶原活动度低于40%并排除其他原因者。

（4）伴或不伴有肝性脑病或明显腹水。

3. 慢加急性(亚急性)肝衰竭

是在慢性肝病基础上出现的急性(通常在4周内)或亚急性肝功能失代偿：

（1）极度乏力，有明显的消化道症状。

（2）黄疸迅速加深，血清总胆红素大于正常值上限10倍或每日上升≥17.1 μmol/L。

（3）出血倾向，PTA≤40%(或INR≥1.5)，并排除其他原因者。

（4）失代偿性腹水。

（5）伴或不伴有肝性脑病。

4. 慢性肝衰竭

是在肝硬化基础上，肝功能进行性减退和失代偿。主要表现为腹水或门静脉高压、凝血功能障碍和肝性脑病等。

（1）有腹水或其他门静脉高压表现。

（2）可有肝性脑病。

（3）血清总胆红素升高，白蛋白明显降低。

（4）有凝血功能障碍，PTA≤40%。

【急救措施】

1. 内科综合治疗

原则上强调早期诊断、早期治疗，针对不同病因采取相应的综合治疗措施，并积极防治各种并发症。早期进行人工肝治疗，视病情进展情况进行肝移植前准备。

（1）卧床休息，减少体力消耗，减轻肝脏负担。

（2）加强病情监护。

（3）高碳水化合物、低脂、适量蛋白质饮食。进食不足者，每日静脉补给足够的液体和维生素，保证146.5～167.4kJ/（d·kg）以上总热量。肝性脑病患者需限制经肠道蛋白摄入。

（4）积极纠正低蛋白血症，补充白蛋白或新鲜血浆，并酌情补充凝血因子。

（5）注意纠正水电解质及酸碱平衡紊乱。

（6）注意消毒隔离，加强口腔护理及肠道管理，预防医院内感染发生。

2. 针对病因的治疗

（1）对HBV DNA阳性的肝衰竭患者，在知情同意的基础上尽早使用核苷类似物如恩替卡韦0.5mg/d口服或替诺福韦300mg/d口服。

（2）对于药物性肝衰竭，应首先停用可能导致肝损害的药物；对乙酰氨基酚中毒所致者，立即口服活性炭（中毒后30min内给药较佳，起始剂量为30～100g或1～2g/kg口服，之后给予20～50g/2～6h），静滴N-乙酰半胱氨酸（NAC）治疗（起始剂量为140mg/kg口服，继之以每4h 70mg/kg口服；或静脉用药，起始剂量为150mg/kg，加入10%葡萄糖注射液250mL内静脉滴注1h；此后4h内按每小时12.5mg/kg静滴，继之以每小时6.25mg/kg静滴，维持16h）。必要时给予人工肝吸附治疗。

（3）毒蕈中毒可应用水飞蓟宾（每日30～40mg/kg，维持3～4d。）或青霉素G（每日1g/kg静脉滴注）。

（4）对确定或疑似疱疹病毒或水痘-带状疱疹病毒感染引发

的急性肝衰竭患者，可使用阿昔洛韦(5～10mg/kg，每8h静滴)治疗，并应考虑进行肝移植。

（5）妊娠急性脂肪肝所导致的肝衰竭立即终止妊娠，如果终止妊娠后病情仍继续进展，考虑人工肝和肝移植治疗。

3. 针对发病机制的治疗

（1）免疫调节治疗：非病毒感染性肝衰竭，如自身免疫性肝病及急性乙醇中毒（严重酒精性肝炎）选用肾上腺皮质激素泼尼松，40～60mg/d。

（2）其他原因所致的肝衰竭早期，在病情发展迅速且无严重感染、出血等并发症者，可酌情使用胸腺素α1（1.6mg，每周2次皮下注射）调节肝衰竭患者机体的免疫功能、减少感染等并发症。

（3）促肝细胞生长治疗：酌情使用促肝细胞生长素（80～120mg加入10%葡萄糖液250～500mL中静脉滴注，1～2次/d）和前列腺素El（PEG1）脂质体（100～200μg加入0.9%氯化钠注射液250～500mL或5%葡萄糖液中250～500mL静脉滴注，1次/d）。

（4）其他治疗：应用肠道微生态调节剂、乳果糖或拉克替醇，减少肠道细菌易位或内毒素血症；选用改善微循环药物及抗氧化剂，如N-乙酰半胱氨酸和还原型谷胱甘肽等治疗。

4. 防治并发症

（1）肝性脑病：去除诱因，限制蛋白质饮食，应用乳果糖或拉克替醇口服或高位灌肠，酸化肠道促进氨的排出，减少肠源性毒素吸收。选用精氨酸（15～20g用5%葡萄糖注射液1000mL稀释后应用，静脉滴注，4h内滴完）、门冬氨酸鸟氨酸[10g加入0.9%的氯化钠注射液或5%（或10%）的葡萄糖注射液中，静脉滴注，2～4次/d]等降氨药物静滴。使用支链氨基酸（250ml静脉缓慢滴注，不超过40滴/min，2～4次/d）纠正氨基酸失衡。

（2）脑水肿：颅内压增高者，给予高渗性脱水剂20%甘露醇（0.5～1.0g/kg，静脉滴注，2～4次/d）或甘油果糖（250mL，静脉滴注1～1.5h，1～2次/d）；襻利尿剂呋塞米静推，可与渗透性脱水剂交替使用；人工肝支持治疗。

（3）肝肾综合征：大剂量襻利尿剂冲击，呋塞米持续泵入；限制液体入量，24h总入量不超过尿量的500～700mL；应用白蛋白扩容或加用特利加压素（1.0mg静脉滴注，每2～4h给药1次）等药物。

（4）抗感染：首先根据经验用药，选用强效抗生素或联合应用抗生素，同时可加服微生态调节剂。并根据药敏实验结果调整用药。同时注意防治二重感染。

（5）出血：常规预防性使用H_2受体拮抗剂（法莫替丁20mg，每12h/次，以0.9%氯化钠注射液或5%葡萄糖注射液20mL稀释后缓慢静脉注射，不少于3min）或质子泵抑制剂（埃索美拉唑20mg，加入0.9%氯化钠溶液100mL静脉滴注，1次/d）；门静脉高压性出血患者，首选生长抑素类似物（十四肽生长抑素250～500μg/h，奥曲肽25～50μg/h，加入0.9%氯化钠注射液或5%葡萄糖注射液250mL中持续静脉点滴，一般使用3～5d），也可使用垂体后叶素（或联合应用硝酸酯类药物）；可用三腔管压迫止血，或行内窥镜下硬化剂注射或套扎治疗止血。内科保守治疗无效时，可急诊手术治疗。弥漫性血管内凝血患者，可给予新鲜血浆、凝血酶原复合物和纤维蛋白原等补充凝血因子，血小板显著减少者可输注血小板，可酌情给予小剂量低分子肝素或普通肝素，对有纤溶亢进证据者可应用氨甲环酸或止血芳酸等抗纤溶药物。

（6）肝肺综合征：$PaO_2 < 80mmHg$时应给予氧疗，通过鼻导管或面罩给予低流量氧（2～4L/min），对于氧气需要量增加的患者，可行加压面罩给氧或者行气管插管后上同步呼吸机。

5. 人工肝支持治疗

6. 肝移植治疗

（黄敦武）

第2节　肝性脑病

肝性脑病（hepatic encephalopathy）是由急、慢性肝功能衰竭和（或）各种门–体分流引起的、以代谢紊乱为基础的，并排除了其他已知脑病的中枢神经系统功能失调综合征。发病机制迄今尚未完全阐明，临床表现为潜在的有可逆性的程度和范围较广的神经精神异常，根据基础疾病分为3种类型：A型由急性肝功能衰竭引起；B型主要由门体静脉分流导致，患者往往无肝脏本身的疾病，肝组织学正常；C型在慢性肝病、肝硬化基础上发生。

【诊断要点】

（1）存在有引起肝性脑病的基础疾病，如A型患者存在急性肝衰竭，B型患者有门体分流的存在，C型患者常有严重肝病及广泛门–体分流的病史等。

（2）出现神经精神症状及体征，如情绪和性格改变、意识错乱及行为失常、定向障碍、嗜睡和兴奋交替、肌张力增高、扑翼样震颤、踝阵挛及病理反射阳性等，严重者可出现昏睡、神志错乱、昏迷。

（3）轻微性患者虽无神经精神症状及体征，但学习、理解、注意力、应急和操作能力有缺陷。神经心理智能测试存在有2项以上异常。

（4）有引起肝性脑病的诱因，如上消化道出血、放腹水、大量利尿、高蛋白饮食、服用镇静药物、感染等诱发肝性脑病发生的因素。

（5）辅助检查可能出现血氨升高、血浆氨基酸失衡（支链氨基酸减少、芳香族氨基酸增高、二者比值≤1）、肝功能异常、凝血酶活动度下降。

（6）需要排他性诊断，如代谢性脑病（酮症酸中毒、低血糖、尿毒症、肺性脑病）、中毒性脑病、神经系统疾病（颅内出血、颅内感染、脑血管意外）、精神疾病及镇静剂过量运用等情况。

【急救措施】

1. 寻找肝性脑病的诱发因素，及时去除诱因

（1）A型肝性脑病患者，常常无明确诱因，主要治疗肝功能衰竭，关注脑水肿和颅内压增高。

（2）食管曲张静脉破裂大出血者，积极止血、纠正贫血、清除肠道积血。

（3）预防和控制各种感染。

（4）纠正水电解质紊乱及酸碱失衡、消除便秘、改善肾功能。

（5）调整饮食结构，适当控制饮食中蛋白质摄入量，尤其是动物蛋白质的摄入，以植物蛋白摄入为主，保证足够的能量供给。

（6）避免使用苯二氮䓬类药物〔安定、艾司唑仑（舒乐安定）〕、巴比妥类、吩噻嗪类及其他镇静类药物。

2. 对症及支持治疗

（1）肠内营养：每天需要的热量为104.6～167.4kJ/kg体重，需要摄入的食物蛋白质为1.0～1.5g/kg体重，以植物蛋白质和奶类蛋白质为主，每天至少摄入25～45g植物纤维，还应适当补充微量元素锌（醋酸锌220mg口服，2次/d）和多种维生素。

（2）低蛋白血症患者，静滴血浆、人血白蛋白，维持胶体渗透压。

3. 减少肠道内氨及其有害物质的生成和吸收

（1）乳果糖（10～30mL口服，2～3次/d）或拉克替醇（5～10g口服，2～3次/d），保证每日排出2～4次稀软便。

（2）便秘或口服乳果糖与拉克替醇无效的患者，一次性口服20%甘露醇注射液150～250mL，1周内可重复使用2～3次；也可口服或鼻饲25%硫酸镁30～60mL导泻。

（3）清洁肠道：用乳果糖300mL或拉克替醇100g加入1000mL温水中，抬高患者臀部，经肛门灌入结肠内（尽可能让更多的液体流入右侧结肠），保留至少1h后排出。

（4）生大黄（50～100g），泡水口服。

（5）双歧三联活菌制剂，2～3粒口服，3次/d。地衣芽孢杆菌2粒口服，3次/d，调节肠道菌群。

（6）利福昔明400mg，3次/d，口服，抑制肠道细菌的过度繁殖。作为乳果糖预防肝性脑病复发时添加治疗。新霉素、甲硝唑作为利福昔明的备选药物。

4. 降低血氨

门冬氨酸鸟氨酸10g，加入0.9%氯化钠注射液或5%葡萄糖注射液250mL中，静脉滴注，2～4次/d，24h给予40g，待意识改善后减量至20g/d。

5. 减少氨对中枢的毒性作用

25%盐酸精氨酸40～80mL，加入250mL葡萄糖注射液中，静脉滴注，1～2次/d。

6. 改善氨基酸平衡

支链氨基酸250mL静脉滴注，2次/d。

7. 逆转镇静药物的过度作用

氟马西尼（flumazenil）1mg静脉注射，用于使用过苯二氮䓬类药物（安定、舒乐安定）肝性脑病患者。

8. 肝性脑病患者的椎体外系症状的治疗

溴隐亭30mg，2次/d，口服。

9. 其他治疗

对于明显烦躁且用其他方法无法控制的肝性脑病患者，可选用苯二氮䓬类药物（安定）进行镇静治疗。

（黄敦武）

第3节　自发性细菌性腹膜炎

自发性细菌性腹膜炎（spontaneous bacterial peritonitis，SBP）是肝硬化常见的一种严重并发症，指无任何邻近组织炎症的情况下发生的腹膜和（或）腹水的细菌感染，病原菌多为来自肠道的革兰阴性菌，主要表现为发热、腹痛、出现腹水或者原有的腹水近期大量增加。如不及时诊治会迅速发展为感染性休克、肝肾衰竭，导致肝硬化患者死亡。

【诊断要点】

（1）患者为晚期肝硬化腹水及重症肝炎患者。

（2）患者出现发热、腹痛与腹壁压痛和反跳痛等典型临床表现。

（3）少数病例无腹痛或发热等典型的临床症状，表现为低血压或休克、顽固性腹水或进行性肝功能衰竭。

（4）实验室检查：腹水浑浊，呈渗出液。腹水白细胞计数多 $>0.5 \times 10^9/L$，其中多形核白细胞（PMN）$>0.25 \times 10^9/L$，伴有感染症状和体征者可确认感染。

（5）腹水培养可有细菌生长，鲎溶解物试验常为阳性。外周血白细胞与患者基础值相比，可有增高。

（6）可能的预警：无明确诱因的肝性脑病；无明确原因的急进型肾功能损害；未予抗生素预防用药的胃肠道出血。

【急救措施】

1. 经验性抗菌治疗：遵循广谱、足量、肾毒性小的原则

（1）首选第三代头孢菌素静滴，推荐头孢他啶2g，每8h 1次。或头孢噻肟2g，每12h 1次。

（2）其次可选用阿莫西林/克拉维酸1~2g，每6~8h 1次。

（3）对二者过敏者可选用氟喹诺酮类抗生素，如环丙沙星200mg，每12h 1次。

2. 针对性抗感染治疗

（1）根据药敏实验选择窄谱抗生素。

（2）院内感染革兰阳性球菌可选用万古霉素、替考拉宁、利奈唑胺及亚胺培南。

（3）对院内感染ESBLs肠杆菌可选用碳青霉烯类抗生素联合糖肽酶，或选用第三代头孢菌素联合β-内酰胺酶抑制剂。

3. 抗菌药物的经验性更换

抗感染治疗48h无效者，应及时换用其他抗生素。

4. 人血白蛋白的运用

按每天1.5g/kg体重给予，第3天后改为1.0g/kg体重。

5. 一般治疗

卧床休息，限制水和盐的摄入，运用利尿剂。

6. 支持治疗

给予积极的静脉营养支持，补充富含支链氨基酸的优良蛋白。使用促胃动力药和口服益生菌，调节肠道微生态，维护肠道屏障功能。

7. 腹腔局部处理

适合腹腔严重感染者，可以腹腔注射抗生素、腹腔穿刺放液、腹膜腔灌洗。

8. 严密观察病情

密切监测生命体征。抗生素治疗48 h后进行第2次腹腔穿刺，评估疗效。

（黄敦武）

第4节　霍乱

霍乱（cholera）是由霍乱弧菌污染水和食物，经消化道传播所引起的一种烈性肠道传染病，夏季为发病高峰，临床表现起病急骤、剧烈泻吐、排泄大量米汤样肠内容物、脱水、肌痉挛和尿闭为特征，严重者因休克、尿毒症或酸中毒在数小时内死亡。

【诊断要点】

1. 确诊标准：下列三项之一者

（1）凡有腹泻、呕吐等症状，大便培养霍乱弧菌阳性者。

（2）霍乱流行期，在疫区有典型霍乱症状而大便培养阴性无其他原因可查者。双份血清凝集素试验，滴度4倍或4倍以上可诊断。

（3）疫源检索中发现粪便培养阳性前5d内有腹泻症状者，可诊断为轻型霍乱。

2. 疑似标准

（1）在病原学检查未确诊前，凡有典型泻吐症状的非疫区首发病例。

（2）霍乱流行期，曾接触霍乱患者，有腹泻症状而无其他原因可查者。

3. 典型的临床表现

（1）夏季突起剧烈的无痛性腹泻，继而呕吐，先泻后吐，无里急后重感。大便次数不等，重者不计其数。大便性状初为黄色稀水便，后转变为米泔水样。

（2）查体可见表情恐慌、呆滞，神志淡漠，烦躁不安，声音嘶哑、口渴、唇干皮皱，眼球下陷，呈脱水貌。失水及循环衰竭。腹直肌及腓肠肌痉挛。

（3）辅助检查：可呈现低血钾、尿毒症、酸中毒。

4. 病原菌检查

取粪便涂片染色，新鲜粪便做悬滴或暗视野显微镜检、制动试验、增菌、分离培养鉴定。

【急救措施】

1. 静脉补液

原则是损失多少，补充多少；损失什么，补充什么；量要足够，又要及时；先盐后糖，先快后慢，纠酸补钙，注意补钾。

（1）不能口服的中度脱水及极少数轻度脱水患者，最初2h内应快速输入2000～4000mL液体，多条输液管保证输入量及速度[1mL/（kg·min）]，可将液体加温后再输入，预防出现寒战或输液反应，患者情况改善，逐步减慢速度，改为口服补液。

（2）重型脱水者，第1h补液8000～12 000mL，儿童200～250mL/kg，含钠液量为100～120mL/kg。病情好转，血压回升，逐步减慢速度，鼓励患者口服补液。

2. 口服补液

适合于失水不太严重而又能喝水的患者。饮用口服补液盐（ORS）。配方是葡萄糖20g（可用蔗糖40g或米粉40～60g代替），氯化钠3.5g，碳酸氢钠2.5g（可用枸橼酸钠2.9g代替），氯化钾1.5g，溶于1000mL可饮用水内。ORS用量在最初6h，成人750mL/h，儿童（<20kg）250mL/d，以后用量为吐泻量的1.5倍。

3. 抗菌治疗

环丙沙星250～500mg，2次/d，口服，或者服用多西环素，成人0.1g，2次/d，口服。首剂倍量；或口服复方新诺明。

4. 对症治疗

治疗心衰、肺水肿、肾衰、电解质紊乱。

5. 严格隔离

至症状消失6d后，粪便弧菌连续3次（隔日1次）培养阴性为止，方可解除隔离，以防交叉感染。

6. 一般治疗

休息，流质饮食，密切观察病情变化。

（黄敦武）

第5节　流行性脑脊髓膜炎

流行性脑脊髓膜炎（epidemic cerebrospinal meningitis）简称流脑，是由脑膜炎奈瑟菌借飞沫经空气传播，进入呼吸道后感染引起的化脓性脑膜炎。致病菌由鼻咽部侵入血循环，形成败血症，最后局限于脑膜及脊髓膜，形成化脓性脑脊髓膜病变。冬、春季节发病较多，儿童发病率最高。主要临床表现有突发高热，剧烈头痛、频繁呕吐、皮肤瘀点、颈项强直等脑膜刺激征，脑脊液呈化脓性改变。

【诊断要点】

（1）当地有流行性脑脊髓膜炎发生及流行，1周内有流脑患者密切接触史，既往未接种过流脑菌苗。冬春季节突然发病。

（2）低热、咽痛、咳嗽等上呼吸道感染症状持续1~2d后，突然寒战高热，体温升至39~40℃，伴有头痛、全身不适及精神萎靡。

（3）约90%患者可发现皮肤黏膜瘀点、瘀斑，直径2mm~2cm，鲜红色，可迅速扩大变紫。

（4）剧烈的头痛、频繁呕吐、烦躁不安。颈项强直，可见布氏征及克氏征等脑膜刺激征，谵妄、神志障碍及抽搐。

（5）暴发型脑膜脑炎分为休克型、脑膜脑炎型、混合型，亦多见于儿童。6~24h内即可危及生命。①休克型：突然发病，具有寒战、高热或体温不升严重的中毒症状，12h内出现遍及全身的广泛瘀点、瘀斑，迅速扩大，或继以瘀斑中央坏死。存在面色灰白、唇及指端发绀，四肢厥冷，皮肤花斑状，脉细速，血压下降休克表现，以循环衰竭为特征，多无脑膜刺激征，脑脊液检查多无异常；②脑膜脑炎型：以颅内高压、脑水肿为特征，高热伴有脑实质受损症状（头痛、呕吐、迅速出现意识障碍、昏迷、抽搐），存在有颅高压表现（血压高、心率慢、瞳孔改变、呼吸节律变化、呼吸衰竭、脑疝），脑膜刺激征阳性，可有病理反射；③混合型：兼有休克型和脑膜脑炎型的临床表现，常同时或先后出现。

（6）实验室检查：①外周血象：白细胞总数明显增加，一般在（10~30）×10⁹/L以上，中性粒细胞在80%甚至90%以上；②脑脊液检查：脑脊液在病程初期可见颅内压升高、外观仍清亮，稍后则浑浊似米汤样。细胞数常达1×10⁹/L，以中性粒细胞为主。蛋白显著增高，糖及氯化物显著减少。暴发型败血症者脊液往往清亮，细胞数、蛋白、糖量亦无改变；③细菌学检查：皮肤瘀点和脑脊液沉淀涂片镜检，在中性粒细胞内、外可查见革兰阴性肾形双球菌，阳性率可达60%~80%。血培养、脑脊液培养可呈阳性结果；④血清免疫学检查：血、脑脊液中脑膜炎球菌特异性多糖抗原阳性。

【急救措施】

（1）病原治疗：尽早选敏感、易透过血脑屏障的抗生素。①首选大剂量青霉素：20万~40万IU/(kg·d)，静脉滴注，每8h 1次，疗程5~7d；②第三代头孢菌素：头孢曲松钠，成人2~4g/d，儿童50~100mg/(kg·d)；头孢噻肟，成人4~8g/d，儿童

150～300mg/（kg·d），疗程5～7d；③氯霉素：成人2.0～3.0g/d，分3次静滴，儿童50～100mg/（kg·d），分3次静滴，疗程5～7d。

（2）一般治疗：呼吸道隔离，卧床休息，加强护理与监护，保证水、电解质平衡及能量供给，物理及药物降温。

（3）降低颅压：20%甘露醇快速静滴0.5～1g/（kg·次），每4～8h 1次。在其间隔期可运用50%葡萄糖液40～60mL静脉推注。

（4）抗休克治疗：快速滴注平衡液扩充血容量，纠正酸中毒，及时运用血管活性药物山莨菪碱0.5～1mg/（kg·次），间隔10～15min重复静推，面色转红，肢体转暖，血压上升，后渐停药。

（5）减轻毒血症：短期运用肾上腺皮质激素，不超过3d。氢化可的松，成人200～500mg/d，儿童8～10mg/（kg·d），或地塞米松，成人10～20mg/d，儿童0.2～0.5mg/（kg·d）。

（6）出现DIC者宜尽早运用肝素抗凝：剂量为0.5～1.0mg/kg，加入10%葡萄糖液100mL静脉滴注，以后可4～6h重复1次。同时补充血浆、凝血因子。

（7）同时出现休克和颅内高压、脑水肿临床表现者，根据休克和颅内高压的不同程度，采取边脱边补，或快脱慢补，或慢脱快补。

（8）对症治疗：高热、频繁惊厥者进行亚冬眠疗法，呼吸衰竭者运用中枢神经兴奋剂、人工辅助呼吸。

（黄敦武）

第6节　肾综合征出血热

肾综合征出血热（haemorrhagic fever with renal syndrome）又称流行性出血热，是由汉坦病毒属的各型病毒通过小型啮齿动物包括野鼠及家鼠为主要传染源引起的自然疫源性疾病。病毒通过宿主的呼吸道、消化道和接触导致易感者感染。临床上主要表现是由病毒感染引起的病毒血症和全身小血管损害导致发热、休克、出血、急性肾衰改变，典型病例病程中有发热期、低血压休克期、少尿期、多尿期及恢复期的5期经过，非典型患者明显增多。

【诊断要点】

（1）病前2个月内进入疫区并有鼠类或其他小型啮齿动物接触史。

（2）四季均有发病患者，5—7月为发病小高峰，11月至次年

1月为发病高峰。

（3）发热期：主要表现为感染性病毒血症和全身毛细血管损害引起的症状。起病急，发热，体温38～40℃，头痛、腰痛、眼眶痛为主的"三痛"以及恶心、呕吐、胸闷、腹痛、腹泻、全身关节痛等症状，脸、颈和上胸部发红的皮肤黏膜"三红"体征，眼结膜充血，重者似酒醉貌。口腔黏膜、胸背、腋下出现大小不等的出血点或瘀斑或呈条索状、抓痕样的出血点。

（4）血常规：早期白细胞总数正常或偏低；异型淋巴细胞在1～2d即可出现，且逐日增多，一般为10%～20%，部分达30%以上；血小板明显减少。

（5）尿常规：显著的尿蛋白是本病的重要特点，也是肾损害的最早表现。尿中可有红细胞、管型或膜状物（是凝血块、蛋白质与坏死脱落上皮细胞的混合凝聚物）。

（6）根据上述发热中毒症状，充血、出血、渗出体征，肾损害"三大主征"，结合流行病学资料可建立临床初步诊断，流行性出血热特异性抗体IgM阳性即可确诊。

（7）低血压休克期：多在发热4～6d，体温开始下降时或退热后不久出现失血浆性低血容量休克的表现。患者出现低血压，持续时间短，为几小时。重者发生休克。此期可出现血液浓缩及肾功能改变，尿素氮及肌酐升高。

（8）少尿期：24h尿量少于400mL，少尿期与低血压期常无明显界限。随后进入多尿期及恢复期。

【急救措施】

1. 一般原则

早发现、早休息、早治疗和就地隔离治疗。把好休克、出血、肾衰、感染"四关"，密观生命体征，针对5期的临床情况进行综合治疗。

2. 发热期

（1）抗病毒治疗：利巴韦林首剂33mg/kg，然后按15mg/（kg·d）稀释后静滴，每6h 1次，持续3～5d。

（2）支持治疗：早期卧床休息，保证足够的热量及液体量，以物理降温为主，慎用发汗退热药物，输液量不宜过多，尿量增加1000mL。

（3）抗炎、抗渗出治疗：给予维生素C 2g、氢化可的松100～200mg或地塞米松5～10mg加入液体内静滴，也可静滴维生素E、路丁、酚磺乙胺。

3. 休克期

原则上争分夺秒、稳住血压。

（1）扩充血容量：首选平衡盐液等晶体液和低分子右旋糖酐等胶体液快速静滴，补液量依据临床经验，简易判定血容量充分的指标是收缩压达到90~100mmHg；脉压30 mmHg以上；心率降至100次/min左右；尿量达25mL/h；微循环障碍缓解；红细胞、血红蛋白、血细胞比容接近正常。采取"先快后慢""先晶后胶""晶三胶一""胶不过千"的补液原则。

（2）纠正酸中毒：常用5%碳酸氢钠静滴，依据血气分析结果调整用量。

（3）运用血管活性药物、短效强心剂及肾上腺皮质激素。

4. 少尿期

主要是防治肾衰及并发症。

（1）稳定内环境：严格限制入量，入量等于前1天的尿量和吐泻量加500~800mL，保证热量供给，减少蛋白分解，控制氮质血症。

（2）促进利尿：常用呋塞米，从小量开始逐渐加量至100~300mg/次，静推。

（3）导泻：给予20%甘露醇口服，每次100~150mL，2~4次/d。

（4）透析疗法：可选用血液透析、持续性肾脏替代治疗或腹膜透析。

5. 多尿期

多尿早期处理大致与少尿期相同。随着尿量增多注意补充液体和电解质，防治出血、失水、低钾、低钠和继发感染。

6. 恢复期

逐渐增加活动量，加强营养。

7. 防治并发症

消化道出血、心衰、肺水肿、肾破裂及继发感染等并发症。

（黄敦武）

第7节　中毒性痢疾

细菌性痢疾（bacillary dysentery, shigellosis）是由志贺菌属通过的食品、水、手等经口传播所引起的急性肠道传染病，常见于夏秋季节。治疗不当可转为慢性，少数严重者表现为感染中毒性休克和（或）中毒性脑病，即中毒性痢疾。

【诊断要点】

（1）夏秋季节，2~7岁的儿童，起病急骤，高热40℃，个别体温不升，全身中毒症状严重，在0.5～1d内出现中毒性脑病。成人偶也发生。

（2）反复惊厥、嗜睡、昏迷。早期即有嗜睡表现，迅速发生呼吸衰竭及休克。

（3）肠道症状较轻，甚至无腹痛与腹泻。用直肠拭子或生理盐水灌肠可能发现黏液，显微镜下可见红细胞、白细胞。

（4）早期面色苍白，四肢厥冷，脉搏细数，脉压减小。后期口唇及指（趾）甲发绀，皮肤花纹，血压下降。可伴心功能不全，少尿或无尿，呈现进行性呼吸障碍。

（5）血常规：白细胞总数及中性粒细胞明显增加，有时可见核左移。

【急救措施】

（1）抗感染治疗：选用第三代头孢菌素如头孢哌酮（成人1～2g加入0.9%氯化钠注射液或5%葡萄糖注射液100～250mL中静脉滴注，每12h 1次。严重感染可增加到每次4g）、头孢曲松钠等静脉滴注，病情好转后改为口服。必要时也可选用碳青霉烯类抗生素，恢复期可加用肠道微生态制剂。

（2）解除血管痉挛：疾病早期立即给予阿托品：儿童每次0.03～0.05mg/kg，成人每次2.0～2.5mg，静脉注射，每5～15min 1次。或运用山莨菪碱：儿童每次1.0～2.0mg/kg，成人每次20～40mg，每5～15min 1次。患者面色转红、四肢转暖、血压回升逐渐减量或减少次数而逐渐停用。

（3）降温止惊：综合使用物理降温、药物降温，必要时可用亚冬眠疗法，氯丙嗪及异丙嗪各1.0～2.0mg/kg，肌肉注射或以生理盐水稀释至5mL静脉注射，每2～4h 1次，争取短时间内将体温降至37℃。冬睡时间不超过24h。惊厥不止者，可静脉注射地西泮0.1～0.4mg/kg，或水合氯醛溶液灌肠30～60mg/kg。

（4）防治循环衰竭：主要采取扩充血容量、纠正酸中毒、维持水电解质平衡、血管活性药物的运用。首先选用平衡盐液，然后补充胶体液，参考病情、尿量和中心静脉压调整液量及速度。

（5）防治脑水肿和呼吸衰竭：适当限制补液量、应用20%甘露醇脱水、呋塞米利尿、选用白蛋白增加血液渗透压。

（6）抽搐、昏迷时可试用纳洛酮，每次0.01～0.02mg/kg，加入10%葡萄糖液50～100mL静滴。每6h 1次。

（黄敦武）

第8节　重症手足口病

手足口病（hand–foot–mouth disease）是由肠道病毒（以柯萨奇A组16型、肠道病毒71型多见）经消化道、呼吸道和密切接触等途径传播引起的急性传染病，一年四季均可发病，夏秋季为患病高峰，重症手足口病多见于3岁以下患儿，主要由肠道病毒71型引起。

【诊断要点】

1. 在流行季节，学龄前儿童及婴幼儿急性起病

发热，口腔黏膜出现散在疱疹，手、足和臀部出现斑丘疹、疱疹，疱疹周围可有炎性红晕，疱内液体较少。可伴有咳嗽、流涕、食欲不振等症状。

2. 伴有下列情况之一

（1）持续高热不退。

（2）精神差、呕吐、易惊、肢体抖动、无力，甚至频繁抽搐、昏迷。

（3）呼吸增快、减慢或节律不整。静息状态频率超过30～40次/min（按年龄）。

（4）出冷汗、末梢循环不良、皮肤花纹、休克等循环功能不全表现。

（5）高血压，毛细血管再充盈时间延长（＞2s）。

（6）外周血白细胞计数明显增高，超过15×10^9/L。

（7）应激性高血糖，空腹血糖＞8.3mmol/L。

【急救措施】

1. 一般治疗

注意隔离，避免交叉感染。

2. 休息

清淡饮食，加强口腔和皮肤护理。

3. 神经系统受累治疗

（1）控制颅内高压：限制入量，积极给予20%甘露醇降颅压治疗，每次0.5～1.0g/kg。每4～8h 1次。20～30min快速静脉滴注。根据病情调整给药间隔时间及剂量。必要时加用呋塞米。

（2）酌情应用糖皮质激素治疗：参考剂量，甲基泼尼松龙1～2mg/（kg·d）；氢化可的松3～5mg/（kg·d）；地塞米松0.2～0.5mg/（kg·d），病情稳定后，尽早减量或停用。个别病例进展快、病情凶险可考虑加大剂量。

（3）酌情应用静脉注射免疫球蛋白：总量2g/kg，分2～5d给

予。

（4）其他对症治疗：降温、镇静、止惊。

（5）严密观察病情变化：密切监护。

4. 呼吸、循环衰竭治疗

（1）保持呼吸道通畅，吸氧。

（2）确保两条静脉通道通畅。监测呼吸、心率、血压和血氧饱和度。

（3）呼吸功能障碍时：及时气管插管使用正压机械通气，建议呼吸机初调参数：吸入氧浓度80%～100%，PIP 1.96 ～5.94kPa（20～30cm H_2O），PEEP0.39～0.78kPa（4～8cmH_2O），f 20～40次/min，潮气量6～8mL/kg。根据血气分析、X线胸片结果随时调整呼吸机参数。适当给予镇静、镇痛。如有肺水肿、肺出血表现，应增加PEEP。不宜进行频繁吸痰等降低呼吸道压力的护理操作。

（4）在维持血压稳定的情况下，限制液体入量（有条件者根据中心静脉压、心功能、有创动脉压监测调整液量）。

（5）头肩抬高15°～30°，保持中立位；留置胃管、导尿管。

（6）药物应用：根据血压、循环的变化可选用米力农、多巴胺、多巴酚丁胺等药物；酌情应用利尿药物治疗。

（7）保护重要脏器功能，维持内环境的稳定。

（8）监测血糖变化，严重高血糖时可应用胰岛素。

（9）抑制胃酸分泌：可应用胃黏膜保护剂及抑酸剂等。

（10）继发感染时给予抗生素治疗。

5. 中医治疗：

（1）肺脾湿热证患者，治法：清热解毒，化湿透邪。甘露消毒丹加减。

（2）湿热郁蒸证患者，治法：清气凉营、解毒化湿。清瘟败毒饮加减。

（3）毒热动风证患者，治法：解毒清热、熄风定惊。羚羊钩藤汤加减。

（4）心阳式微肺气欲脱证患者，治法：回阳救逆。参附汤加味。

（黄敦武）

第9节　流行性乙型脑炎

流行性乙型脑炎简称乙脑，是以库蚊为主要传播媒介，流行于夏秋季节，由嗜神经的乙脑病毒所致的中枢神经系统急性传染病。主要表现为高热、意识障碍、抽搐、呼吸衰竭及脑膜刺激征。

【诊断要点】

（1）夏秋季节，流行地区的儿童及老年人突然高热、头痛、呕吐、意识障碍、抽搐症状。在病程3~4d出现昏迷或惊厥。

（2）外周血白细胞计数及中性粒细胞升高。脑脊液检查压力增高，白细胞计数多在（0.5~1.0）×10^9/L，早期以中性粒细胞为多，后期以淋巴细胞为主，蛋白增高，糖和氯化性正常。

（3）血清学检查乙型脑炎病毒特异性IgM抗体和乙型脑炎病毒抗原检测阳性可确诊。

【急救措施】

1. 一般治疗

（1）病室应安静，有防蚊、降温设备。

（2）注意口腔及皮肤的清洁，防止发生褥疮。

（3）监测精神、意识、体温、呼吸、脉搏、血压以及瞳孔的变化。

（4）意识障碍和抽搐患者加床栏以防坠床，并防止咬舌。

（5）补允足够的营养及维生素，注意水、电解质平衡，重症患者应静脉补液，成人1500~2000mL/d，小儿50~80mL/（kg·d），酌情补钾，纠正酸中毒。高热期以碳水化合物为主，消化功能尚好时，鼻饲高热量流质食物。

2. 高热的治疗

采用物理降温为主，药物降温为辅，同时降低室温，应用空调降温，使肛温控制在38℃左右。

（1）物理降温：冰敷额、枕部和体表大血管部位（腋下、颈部及腹股沟等），酒精擦浴，冷盐水灌肠，有条件的可使用降温毯。

（2）药物降温：吲哚美辛（消炎痛）12.5~25mg，口服，每4~6h 1次。或布洛芬混悬液4~10mL/次，口服，间隔4~6h可重复用药，24h不超过4次。安宫牛黄丸，1次1~2丸，口服，2~3次/d，小儿酌减。氯丙嗪和异丙嗪各每次0.5~1mg/kg，肌肉注射（若患者呼吸情况欠佳，可用乙酰丙嗪（乙酰普马嗪）代替氯丙嗪，剂量为每次0.3~0.5mg/kg），每4~6d 1次。

3. 惊厥或抽搐的治疗

去除抽搐的病因，适当地镇静、止痉。

（1）由脑水肿所致者以脱水为主，20%甘露醇250mL或25%

山梨醇，每次1～2g/kg，静脉快滴或静脉推注（20～30min内滴完），每4～6 h 1次。有脑疝者可增至2～3g/kg。同时可合用肾上腺皮质激素、呋塞米、50%高渗葡萄糖液静脉注射。氢化可的松5～10mg/（kg·d）或地塞米松10～20mg加入生理盐水或葡萄糖液中静脉滴注。呋塞米20～40mg/次。50%高渗葡萄糖40～60mL/次。

（2）由呼吸道分泌物堵塞致脑细胞缺氧者，以吸痰、给氧为主，保持呼吸道通畅，必要时行气管切开，加压呼吸。

（3）高热所致者则以降温为主。

（4）由脑实质病变引起的抽搐，可使用镇静止痉剂。首选地西泮，成人每次10～20mg，小儿每次0.1～0.3mg/kg（每次不超过10mg），肌肉注射或缓慢静脉注射。水合氯醛鼻饲或灌肠，成人每次1～2g，小儿每次80mg/kg（每次不超过1g）。阿米妥钠（异戊巴比妥钠），成人每次0.2～0.5g，小儿每次5～10mg/kg，用10%葡萄糖稀释后缓慢静脉注射，惊止即停注。亚冬眠疗法。肌肉注射苯巴比妥钠，成人每次0.1～0.2g，小儿每次5～8mg/kg。

4.呼吸衰竭的治疗

保持呼吸道通畅，促进气体交换，解除缺氧及CO_2潴留，去除诱因。

（1）吸痰和翻身、拍打胸背、体位引流等，若痰液黏稠可用α-糜蛋白酶5mg（小儿0.1mg/kg）加入0.9%生理盐水10mL雾化吸入。

（2）伴有支气管痉挛者可用0.25%～0.5%异丙肾上腺素雾化吸入。

（3）运用抗菌药物防治细菌感染。

（4）由脑水肿所致者运用脱水剂治疗。

（5）气管插管，气管切开，运用人工呼吸器。

（6）中枢性呼吸衰竭时，运用呼吸兴奋剂。首选山梗菜碱（洛贝林），成人每次3～6mg，小儿每次0.15～0.2mg/kg，静脉注射或静脉滴注。亦可用尼可刹米0.375g（小儿每次10mg/kg），静脉注射或静脉滴注，可交替使用。

（7）改善微循环，减轻脑水肿，东莨菪碱成人每次0.3～0.5mg，小儿每次0.02～0.03mg/kg，稀释于葡萄糖液溶液中，静脉推注或静脉滴注，15～30min，重复使用，总量不超过6.3mg。

5.预防及治疗细菌或真菌感染

（黄敦武）

第10节　狂犬病

狂犬病又称恐水症，为狂犬病病毒引起的一种人畜共患的中枢神经系统急性传染病。主要表现为高度兴奋、恐惧不安、恐水、畏风、发作性咽肌及呼吸肌痉挛，病死率近100%。

【诊断要点】

（1）被病兽或带毒动物如狗、狼、猫等食肉动物咬伤、抓伤或"舔伤"史。

（2）多数在20～90d内被咬伤部位出现痒、麻、刺痛、蚁行样感觉异常，局部肌肉轻度抽搐，持续1～4d。

（3）精神高度兴奋，当水接触到口唇部时引起咽喉肌痉挛、流涎、频繁吐口水，持续1～3d后出肌肉进行性麻痹、瘫痪而危及生命。

【急救措施】

1. 伤口处理

（1）20%的肥皂水或0.1%的苯扎溴铵反复冲洗伤口至少0.5h，冲洗后用70%酒精擦洗或浓碘酒反复涂搽，伤口情况允许时，应当尽量避免缝合或包扎。

（2）伤口较大或者面部重伤影响面容或者功能时，确需缝合的，在完成清创消毒后，应当先用抗狂犬病血清或者人抗狂犬病免疫球蛋白做伤口周围的浸润注射，使抗体浸润到组织中，中和病毒。数小时后（不少于2h）再行缝合和包扎；伤口深而大者应当放置引流条，以利于伤口污染物及分泌物的排出。

（3）眼部：波及眼内的伤口处理时，要用无菌生理盐水冲洗，一般不用任何消毒剂。

（4）口腔：口腔的伤口处理在口腔专业医师协助下完成，冲洗时注意保持头低位，以免冲洗液流入咽喉部而造成窒息。

2. 预防接种：首次暴露后的狂犬病疫苗接种越早越好。

（1）狂犬病疫苗2mL，肌肉注射，于咬伤当日、第3天、第7天、第14天、第28天共接种5次。

（2）如咬伤严重可接种10针，从咬伤当日至第6天每日1针，随后于第10天、第14天、第30天、第90天各注射1针。

（3）抗狂犬患者免疫球蛋白按照每千克体重20个国际单位（20IU/kg）1次注射，尽可能多地在伤口部位注射。如果所需总剂量大于10mL，一半在伤口及周围行局部浸润注射（皮下和肌肉），另一半做臀部肌肉注射。

3. 发病后治疗

对症支持治疗为主，维持水、电解质平衡及热量供应。狂躁、抽搐者应用镇静剂，地西泮成人10mg（儿童0.2mg/kg），肌肉注射或静脉推注。水合氯醛灌肠，将10%溶液15~20mL稀释1~2倍后一次灌入。

4. 单间严格隔离患者

避免不必要的刺激。医护人员应经过免疫接种，并且戴口罩和手套，按照标准预防措施进行防护。患者的分泌物和排泄物须严格消毒。

5. 对呼吸、循环系统并发症加强监护

（黄敦武）

第11节　破伤风

破伤风是破伤风杆菌侵入人体伤口所引起的急性感染性疾病，以牙关紧闭、全身肌肉强直及阵发性抽搐为临床特征。

【诊断要点】

（1）起病前1~2周内有创伤或深刺伤史。

（2）畏寒、不适及低热1~2d后出现烦躁不安、咀嚼肌痉挛，继之牙关紧闭、角弓反张，阵发性肌肉痉挛、吞咽困难等临床表现。

（3）创伤组织或脓液的厌氧培养分离出破伤风杆菌可确诊。

【急救措施】

1. 病原治疗

（1）抗生素：青霉素G，160万~1000万U/d，静滴，疗程10d。

（2）破伤风抗毒素：皮下注射应在上臂三角肌附着处，肌内注射应在上臂三角肌中部或臀大肌外上部。预防用量为1次皮下或肌内注射1500~3000IU，儿童与成人用量相同，伤势严重者可增加用量1~2倍。如果破伤风感染危险未消除，可重复注射；治疗用量为第1次肌肉注射5万~20万U，随后视病情决定注射量和间隔时间，同时还可将适量的本药注射于伤口周围的组织中。

（3）破伤风人免疫球蛋白：预防剂量为儿童、成人1次用量250IU，供臀部肌内注射，不需做试验，不得用作静脉注射。创面严重或创面污染严重者可加倍。治疗剂量为3000~6000IU，可多点注射，500~6000IU/次，于伤肢近端深部分次注射。

2. 对症治疗

（1）控制痉挛：地西泮，成人每次10mg肌注，必要时每

1～4h重复用药。儿童每次0.1～0.3mg/kg（每次不超过10mg），肌肉注射或缓慢静脉注射。水合氯醛鼻饲或灌肠，成人每次1～2g，小儿每次80mg/kg（每次不超过1g）。

（2）保持通气功能：吸氧、气管切开及人工呼吸机维持呼吸。

3. 维持营养

（黄敦武）

第12节　传染性非典型肺炎

传染性非典型肺炎又称为严重急性呼吸综合征（SARS），是由SARS冠状病毒引起的急性呼吸系统传染病，主要通过短距离飞沫、接触患者呼吸道分泌物及密切接触传播。临床上以起病急、发热、头痛、肌肉酸痛、乏力、干咳少痰、腹泻、白细胞减少等为特征，严重者出现气促或呼吸窘迫。

【诊断要点】

1. 流行病学资料

（1）发病前2周内有与SARS患者接触史。

（2）有明确传染他人的证据，他人被诊断为SARS患者。

（3）发病前2周内曾经前往或居住于目前有SARS流行的区域。

（4）发病前2周内有与果子狸及相关野生动物接触史。

（5）从事SARS-CoV检测，科研的相关实验室工作人员。

2. 临床特点

起病急，发热，偶有畏寒，伴头痛、关节酸痛、肌肉酸痛、乏力、腹泻，可有干咳，偶有血丝痰，可有胸闷，严重者出现呼吸加速，气促，或明显呼吸窘迫，肺部体征不明显，部分患者可闻及少许湿啰音，或有肺实变体征。

3. 实验室检查

外周血白细胞计数一般不升高或降低，淋巴细胞计数常减少；部分患者血小板减少。

4. 胸部影像检查

有不同程度的片状、斑片状磨玻璃密度影，部分患者进展迅速，短期内融合成大片状阴影。常为多叶或双侧改变，阴影吸收消散较慢。肺部阴影与症状体征可不一致，必须动态观察肺部病变情况。

5. 临床诊断

对于有SARS流行病学依据，出现临床症状，有肺部X线影像改变，并能排除其他疾病诊断者，可以做出SARS临床诊断。

6. 确定诊断

（1）在临床诊断的基础上，分泌物SARS-CoV RNA检测阳性。

（2）血清SARS-CoV抗体阳转。

（3）血清SARS-CoV抗体滴度4倍及以上增高。

7. 疑似病例

（1）对于缺乏明确流行病学依据，但具备其他SARS支持证据者，可以作为疑似病例，进一步进行流行病学追访，并安排病原学检查以求印证。

（2）对于有流行病学依据，有临床症状，但尚无肺部X线影像学变化者，也应作为疑似病例。对此类病例，需动态复查X线胸片或胸部CT，一旦肺部病变出现，在排除其他疾病的前提下，可以做出临床诊断。

8. 医学隔离观察病例

对于近2周内有与SARS患者或疑似SARS患者接触史，但无临床表现者，应进行医学隔离观察2周。

【急救措施】

1. 隔离和护理

（1）按呼吸道传染病隔离和护理。

（2）疑似病例与临床诊断病例分开收治。

（3）密切观察病情变化。

（4）心理辅导。

2. 一般治疗

（1）卧床休息。

（2）咳嗽剧烈者给予镇咳，咳痰者给予祛痰药。

（3）发热给予解热镇痛药，或给予冰敷、酒精擦浴等物理降温。

（4）对症治疗心、肝、肾等器官功能损害。

（5）腹泻患者应注意补液及纠正水、电解质失衡。

（6）早期可给予持续鼻导管吸氧。

3. 肾上腺糖皮质激素的应用

（1）应用目的是抑制异常免疫病理反应，减轻全身炎症反应，减轻肺的渗出、损伤，防止或减轻后期的肺纤维化。

（2）应用指征：①有严重中毒症状，对症治疗3d以上最高体温仍超过39℃；②X线胸片显示多发或大片阴影，进展迅速，48h之内病灶面积增大＞50%且占双肺总面积的1/4以上；③达到急性肺损伤或ARDS的诊断标准。

（3）成人推荐剂量相当于甲泼尼龙80～320mg/d，可根据病情及个体差异进行调整。

4. 抗菌药物的应用指征

治疗和控制继发细菌、真菌感染，亦可用于对疑似患者的试验治疗，以帮助鉴别诊断。

5. 抗病毒治疗

早期可试用蛋白酶抑制剂类药物咯匹那韦（lopinavir）及利托那韦（ritonavir）等。参考用法：咯匹那韦/利托那韦胶囊为复合制剂，每次3片（400mg/100mg），2次/d，与食物同服。

6. 免疫治疗

可试用于重症患者，增强免疫功能的药物，疗效尚未肯定，不推荐常规使用。

7. 中医中药治疗

（黄敦武）

第13节 埃博拉出血热

埃博拉出血热又称埃博拉病毒病，是由埃博拉病毒引起的一种急性出血性传染病。主要通过接触患者或感染动物的血液、体液、分泌物和排泄物等而感染，临床表现主要为突起发热、出血和多脏器损害。埃博拉出血热病死率高，可达50%～90%。本病于1976年在非洲首次发现，主要在乌干达、刚果、加蓬、苏丹、科特迪瓦、南非、几内亚、利比里亚、塞拉利昂、尼日利亚等非洲国家流行。

【诊断要点】

1. 流行病学资料

（1）发病前21d内，有在埃博拉传播活跃地区居住史或旅行史。

（2）发病前21d内，在没有恰当个人防护的情况下，接触过埃博拉患者的血液、体液、分泌物、排泄物或尸体等。

（3）发病前21d内，在没有恰当个人防护的情况下，接触或处理过来自疫区的蝙蝠或非人类灵长类动物。

2. 临床特点

急性起病，发热并快速进展至高热，伴乏力、头痛、肌痛、咽痛等，并可出现恶心、呕吐、腹痛、腹泻、皮疹等。病程第3～4天后可进入极期，出现持续高热，感染中毒症状及消化道症状加重，有不同程度的出血，包括皮肤黏膜出血、呕血、咯血、便血、血尿等。严重者可出现意识障碍、休克及多脏器受累，多在发病后2周内死于出血、多脏器功能障碍等。

3. 实验室检查

外周血白细胞计数和血小板计数降低，随后可出现中性粒细胞升高和核左移。肝功异常表现为AST和ALT升高，且AST升高大于ALT。凝血功能异常，出现凝血酶原（PT）和部分凝血活酶时间（PTT）延长，纤维蛋白降解产物升高，表现为弥散性血管内凝血（DIC）。血清淀粉酶升高，可出现蛋白尿。

4. 病原学检测

（1）病毒抗原检测：采用ELISA等方法检测血标本中病毒抗原。一般发病后2～3周内，可检测到病毒特异性抗原。可以采用免疫荧光法和免疫组化法检测动物和疑似病例尸检标本中的病毒抗原。

（2）核酸检测：采用RT-PCR等核酸扩增方法检测。一般发病后2周内可从患者血标本中检测到病毒核酸，发病后1周内的标本检出率高。

（3）病毒分离：采集急性发热期患者血标本，用Vero、Hela等细胞进行病毒分离培养，一般发病1周内血标本病毒分离率高。

5. 血清学检测

（1）血清特异性IgM抗体多采用IgM捕捉ELISA法检测。

（2）血清特异性IgG抗体多采用ELISA、免疫荧光等方法检测。

（3）最早可从发病后2d的患者血清中检出特异性IgM抗体，IgM抗体可维持数月。

（4）发病后7～10d可检出IgG抗体，IgG抗体可维持数年。

（5）间隔1周及以上的两份血标本IgM抗体阳转或IgG抗体滴度4倍及以上升高具有诊断意义。

6. 留观病例

（1）发病前21d内，有在埃博拉传播活跃地区居住或旅行史，并且体温≥38.6℃者。

（2）发病前21d内，在没有恰当个人防护的情况下，接触过埃博拉患者的血液、体液、分泌物、排泄物或尸体等，并且体温＞37.3℃者。

（3）发病前21d内，在没有恰当个人防护的情况下，接触或处理过来自疫区的蝙蝠或非人类灵长类动物，并且体温＞37.3℃者。

7. 疑似病例

留观病例在医学隔离观察期间，出现以下3种情形之一者作为疑似病例处置。

（1）体温≥38.6℃，出现严重头痛、肌肉痛、呕吐、腹泻、腹痛。

（2）出现发热伴不明原因出血。

（3）不明原因猝死。

8. 确定病例

确定诊断主要依靠实验室病原学和血清学检测。有流行病学资料的患者，出现疑似病例表现，出现下列6种实验室检测阳性结果之一者，并且经中国疾病预防控制中心送平行实验室同时开展平行检测确诊者为确诊病例。

（1）埃博拉病毒核酸检测阳性。

（2）埃博拉病毒抗原检测阳性。

（3）分离到埃博拉病毒。

（4）埃博拉病毒血清特异性 IgM 抗体检测阳性。

（5）间隔1周及以上埃博拉病毒双份血清特异性IgG 抗体阳转或恢复期较急性期4倍及以上升高。

（6）组织中埃博拉病原学检测阳性。

9. 排除病例或解除隔离

（1）发热已超过72h，采样进行病原学检测阴性结果为排除病例，可解除隔离。

（2）若病毒核酸检测阴性，病程达72h后再次检测仍然阴性者为排除病例诊断，解除隔离。

（3）体温恢复正常，病毒核酸检测阴性，排除诊断解除隔离。

（4）确诊病例解除隔离的条件是连续2次血液标本核酸检测阴性。

【急救措施】

（1）一般支持对症治疗：卧床休息，选择少渣易消化半流质饮食，保证充分热量。

（2）补液治疗：早期补液，维持水电解质和酸碱平衡治疗。可使用平衡盐液，维持有效血容量；加强胶体液补充如白蛋白、低分子右旋糖酐等，预防和治疗低血压休克。

（3）保肝抗感染治疗：应用甘草酸制剂。

（4）出血的治疗：止血和输血，新鲜冰冻血浆补充凝血因子，预防DIC。

（5）预防及控制继发感染：应减少不必要的有创操作，严格无菌操作，及时发现继发感染。一旦发生继发感染，应早期经验性应用抗生素。

（6）肾功能衰竭的治疗：必要时行血液净化治疗。

（7）呼吸衰竭的治疗：及时行氧疗等呼吸功能治疗。

（8）病原学治疗：①在紧急状态下试用三联单克隆抗体（ZMapp）治疗；②可试用恢复期血清治疗。以上两种病原治疗方法在应用时机、不良反应等方面有待于进一步观察，目前不推荐常规使用。

（9）所有病例应在定点医院单人单间隔离观察，动态监测体温及病情变化，做好医学防护。

（黄敦武）

第14节　中东呼吸综合征

中东呼吸综合征（MERS）是于2012年在沙物阿拉伯首次被发现的一种新型冠状病毒（MERS-CoV）引起的病毒性呼吸道疾病，典型病例常呈现发热、咳嗽和气短等症状，在检查中经常发现肺炎表现。部分呈现胃肠道症状，部分病例可出现器官衰竭，尤其是肾衰竭和感染性休克。重症病例可导致呼吸衰竭，需要在重症监护室内机械通气和支持治疗。病死率大约为27%。

【诊断要点】

1. 流行病学资料

（1）发病前14d内有中东地区旅游史或居住史。

（2）发病前14d内与疑似/临床诊断/确诊病例有密切接触史。

2. 临床特点

（1）早期主要表现为发热、畏寒、乏力、头痛、肌痛等，随后出现咳嗽、胸痛、呼吸困难，部分病例还可出现呕吐、腹痛、腹泻。

（2）重症患者多在1周内快速进展为重症肺炎，可发生急性呼吸窘迫综合征、急性肾功能衰竭、甚至多脏器功能衰竭。

（3）年龄大于65岁，肥胖，患有其他疾病（如肺部疾病、心脏病、肾病、糖尿病、免疫功能缺陷等），为重症高危因素。

（4）部分病例可无临床症状或仅表现为轻微的呼吸道症状，无发热、腹泻和肺炎。

3. 影像学表现

发生肺炎者影像学检查根据病情的不同阶段可表现为单侧至

双侧的肺部影像学改变，主要特点为胸膜下和基底部分布，磨玻璃影为主，可出现实变影。部分病例可有不同程度的胸腔积液。

4. 实验室检查

外周血白细胞总数一般不高，可伴有淋巴细胞减少。血生化检查部分患者肌酸激酶、天门冬氨酸氨基转移酶、丙氨酸氨基转移酶、乳酸脱氢酶、肌酐等升高。

5. 病原学相关检查

（1）病毒核酸检测（PCR）用于早期诊断。以RT-PCR（最好采用real-time RT-PCR）法检测呼吸道标本（咽拭子、鼻拭子、鼻咽或气管抽取物、痰或肺组织以及血液和粪便）中的MERS-CoV核酸。

（2）病毒分离培养是"金标准"，可从呼吸道标本中分离出MERS-CoV，但一般在细胞中分离培养较为困难。

6. 疑似病例

（1）发病前14d内有中东地区和疫情暴发地区的旅游或居住史或与疑似/临床诊断/确诊病例有密切接触史。

（2）临床表现难以用其他病原感染解释的发热，伴呼吸道症状。

（3）尚无实验室确诊依据。

7. 临床诊断病例

（1）满足疑似病例标准，仅有实验室阳性筛查结果（如仅呈单靶标PCR或单份血清抗体阳性）的患者。

（2）满足疑似病例标准，因仅有单份采集或处理不当的标本而导致实验室检测结果阴性或无法判断结果的患者。

8. 确定病例

具备下述4项之一，确诊为中东呼吸综合征实验室确诊病例。

（1）至少双靶标PCR检测阳性。

（2）单个靶标PCR阳性产物，经基因测序确认。

（3）从呼吸道标本中分离出MERS-CoV。

（4）恢复期血清中MERS-CoV抗体较急性期血清抗体水平阳转或呈4倍以上升高。

【急救措施】

（1）一般治疗与密切监测：①卧床休息，维持水、电解质平衡，密切监测病情变化；②定期复查血常规、尿常规、血气分析、血生化及胸部影像；③根据氧饱和度的变化，及时给予有效氧疗措施，包括鼻导管、面罩给氧，必要时应进行无创或有创通气等措施。

（2）在发病早期试用利巴韦林和干扰素-α联合抗病毒治疗，使用过程中应注意药物的副作用。

（3）出现继发细菌感染时应用抗菌药物。

（4）中医中药治疗。

（5）重症和危重症病例应尽早入重症监护室（ICU）治疗，在对症治疗的基础上，防止并发症，并进行有效的器官功能支持。实施有效的呼吸支持（包括氧疗、无创/有创机械通气）、循环支持、肝脏和肾脏支持等。维持胃肠道功能，适时使用微生态调节制剂。

（黄敦武）

第十一章

妇科急症

妇科急腹症是指因妇科疾病引起的剧烈的急性腹痛。可以是原有疼痛突然加剧，也可以是原无疼痛而突然发生。妇科急腹症在临床上很常见，并常会和内、外科疾病相混淆，故在女性患者就诊时应问及月经和婚孕状态，有无闭经和不规律的阴道出血，原有的妇科疾病和腹痛时的伴随症状。

妇科常见的急腹症有：异位妊娠（宫外孕）、卵巢肿瘤蒂扭转、急性盆腔炎、卵巢囊肿破裂、痛经、子宫肌瘤嵌顿、变性等。

第1节 异位妊娠

异位妊娠（ectopic pregnancy）是指受精卵在子宫腔外着床发育的异常妊娠过程。也称"宫外孕"（extrauterine pregnancy）。以受精卵种植的部位不同分为：输卵管妊娠、卵巢妊娠、腹腔妊娠、宫颈妊娠等，以输卵管妊娠最常见，占异位妊娠的95%。输卵管妊娠以发生的部位分为输卵管间质部、峡部、壶腹部、伞部妊娠，其中壶腹部妊娠最多见，占50%~78%。

引起宫外孕常见的病因：①输卵管管腔黏膜炎或输卵管周围炎，引起管腔通畅不佳，阻碍孕卵正常运行，使之在输卵管内停留、着床、发育，导致输卵管妊娠流产或破裂。②输卵管手术：输卵管绝育术后若形成输卵管再通或瘘管，均有导致输卵管妊娠的可能，尤其是腹腔镜下电凝输卵管绝育及硅胶环套术；因不孕接受过输卵管分离粘连术、输卵管成形术，如输卵管吻合术、输卵管开口术等，再次输卵管妊娠的发生率为10%~20%。③输卵管发育不良或功能异常、输卵管过长、肌层发育差、黏膜纤毛缺乏。其他还有双输卵管、憩室或有副伞等，均可成为输卵管妊娠的原因。若雌、孕激素分泌失常，可影响受精卵的正常运行。④辅助生育技术：近年来由于辅助生殖技术的应用使输卵管妊娠的发病率增加，发生率为5%左右，比一般原因异位妊娠的发生率高。其相关因素有术前输卵管病变、盆腔手术史、移植胚胎的技术因素、置入胚胎的数量和质量、激素环境、胚胎移植时移植液过多等。⑤其他宫内避孕器避孕失败，输卵管因周围肿瘤压迫，或者是子宫内膜异位症引起盆腔环境的改变，输卵管、卵巢周围组织的粘连，影响输卵管管腔通畅，使受精卵运行受阻。也有研究认为，胚胎本身的缺陷、人工流产、吸烟等也与异位妊娠的发病有关。

【诊断要点】

1. 临床症状和体征

典型的三联征为停经、腹痛及阴道流血，重者可出现晕厥和休克。

（1）停经：除输卵管间质部妊娠的停经时间较长外（可到孕16～18周），80%的患者多有6～8周停经史。但也有20%～30%患者无明显停经史，或月经仅过期2～3d。

（2）腹痛：当输卵管未破裂之前有患者可有下腹部隐痛或酸胀感，当输卵管发生破裂时，下腹部常伴有撕裂样疼痛，有肛门部坠胀感并有恶心、呕吐。当腹腔内出血多时疼痛向全腹扩散，刺激膈肌，反射性地出现胸部、肩胛部放射性疼痛。

（3）阴道出血：常有不规则阴道出血，色暗、量少，一般不超过月经量。少数患者阴道流血量较多，类似月经，阴道流血可伴有蜕膜碎片排出。

（4）晕厥与休克：由于腹腔急性内出血及剧烈腹痛，轻者出现晕厥，严重者出现失血性休克。出血越多越快，症状出现也越严重，休克与阴道流血量不成正比。

2. 辅助检查

（1）HCG测定：是目前早期诊断异位妊娠的重要方法。尿妊娠试验阴性不能除外异位妊娠。由于异位妊娠时，患者体内HCG水平较宫内妊娠时低，故应用放射免疫测定血β-HCG。

（2）血清黄体酮测定：血清黄体酮<25ng/mL的妇女应警惕异位妊娠，血清黄体酮<10ng/mL的患者保守治疗容易成功。

（3）超声诊断：宫内无妊娠囊，宫外一侧可见包块或妊娠囊甚至可见卵黄囊或胎心。有时宫内蜕膜管型和血液可以形成假妊娠囊，应与宫内妊娠囊相鉴别。

（4）后穹隆穿刺：后穹隆穿刺辅助诊断异位妊娠采用广泛，抽出血液放置后不凝固。陈旧性宫外孕可有小凝血块。若未抽出液体，也不能排除异位妊娠的诊断。

（5）腹腔镜检查：对部分诊断比较困难的病例或需手术的患者，在腹腔镜直视下进行检查，可及时明确诊断，并可同时手术治疗。

【急救措施】

根据病情缓急，采取相应处理。大多数病例有明显内出血或休克征象时，需要在积极抗休克治疗（补液，输血）的同时及时手术。血源困难而病程较短者，可以在术中收集腹内积血行自家输血。

1. 手术治疗

（1）根治性手术：适用于破裂型，内出血较多并伴发休克的患者。手术应迅速打开腹腔，提起病变的输卵管，钳夹出血部位，尽快控制出血，加快输血、输液，待血压上升后切除病侧输卵管，检查并酌情处理对侧输卵管。输卵管间质部妊娠应做子宫角部楔形切除，破裂较重或必要时切除子宫。

（2）保守性手术：适用于年轻，有生育要求的患者，特别是对侧输卵管病变严重或已经切除者。保守性手术包括：输卵管开窗术、输卵管病变部位切除后断端吻合术、输卵管伞部成形术。

（3）腹腔镜手术：是近年来异位妊娠常用的术式。有经验的医生几乎可以在腹腔镜下完成以上开腹手术的所有术式。在出血多、休克重或麻醉及监护不利的情况下应酌情使用。

2. 保守治疗主要是药物治疗，常用的药物为甲氨蝶呤（MTX）

适应证：符合以下情况并要求保留生育功能的年轻女性。

（1）一般情况良好，早期未破裂型，无活动性腹腔内出血。

（2）盆腔包块最大直径<3.5cm。

（3）血β-HCG<2000U/L。

（4）超声未见胚胎原始血管搏动。

（5）肝肾功能及血常规正常，无MTX禁忌证。

用法、用量：MTX 0.4mg/（kg·d），肌肉注射，5d为1个疗程。或单次肌内注射：MTX 1mg/kg或50mg/m²。在治疗的第4d和第7d测血清β-HCG，若下降大于15%应为有效，然后每周重复检查，直至β-HCG降至5U/L。一般需要3~4周。若下降小于15%，应重复上述给药治疗。治疗期间应用超声密切监护，如病情变化，治疗期间异位妊娠病灶破裂，腹腔内急性出血，应立即转手术治疗。

3. 中药治疗

以杀胚、活血化瘀、消癥为治疗原则，但应严格掌握指征，治疗期间行超声和β-HCG检查严密监测。

第2节　卵巢囊肿或肿瘤蒂扭转

卵巢囊肿或肿瘤（ovarian cysts or ovarian tumor）的蒂由骨盆漏斗韧带、卵巢固有韧带和输卵管组成。当由于某种原因卵巢囊肿或肿瘤在体内发生转动，就会引起蒂顺时针或逆时针扭转，而造成急性腹痛等一系列临床症状，称卵巢肿瘤或囊肿蒂扭转（torsion of ovarian cyst or tumor）。卵巢肿瘤的蒂扭转为常见的妇科急腹症，约10%的卵巢肿瘤并发蒂扭转。

卵巢肿瘤蒂扭转好发于瘤蒂长、肿瘤中等大、表面光滑、活动度良、重心偏于一侧的肿瘤（如囊性畸胎瘤、卵巢冠囊肿、黏液性及浆液性囊腺瘤等）。扭转多发生在体位急骤变动时或妊娠早期和产后子宫位置改变时，这时卵巢肿瘤从相对较小的盆腔上升到相对宽敞的腹腔，增加了肿瘤的活动范围，易发生蒂扭转。当肿瘤的蒂急性扭转后，蒂内的血管发生了扭曲，首先静脉回流受阻，瘤内高度充血或血管破裂，致使瘤体急剧增大，瘤内出血，最后动脉血流受阻肿瘤发生坏死变为紫黑色，易破裂和继发感染。如果扭转很轻，则有自然松懈的可能。临床症状可随之缓解。

【诊断要点】

（1）典型症状是有盆腔或附件包块史的患者突然发生一侧下腹剧痛，常伴恶心、呕吐甚至休克，由腹膜牵引绞窄引起。

（2）妇科检查宫颈举痛、子宫大小正常，可扪及一侧附件区肿物，肿物张力较大，有压痛，以瘤蒂部最明显，并有肌紧张。推动肿瘤疼痛明显加重。

（3）超声检查可发现一侧附件有包块，边界清楚，如过去有卵巢肿瘤可发现肿瘤急剧增大，因有包膜内出血，回声可不均匀。扭转的蒂内血流减少或缺失。

【急救措施】

（1）蒂扭转一经确诊，应尽快行开腹手术。术时应先在扭转的蒂根下方钳夹瘤蒂，将扭转的蒂部和肿瘤一并切下，钳夹前不可将肿瘤回位，以防血管内栓子脱落。

（2）剔除肿物，送术中病理，明确肿物性质，如为恶性应扩大手术范围。

（3）若为不全扭转，卵巢未坏死，可剥除包块，保留卵巢。

（4）诊断不明确或病情轻能自行缓解者，可观察或择期手术。

（5）合并感染者应抗感染治疗。

第3节　卵巢破裂

卵巢破裂（ovarian rupture）分正常卵巢破裂和卵巢肿瘤破裂两种（卵巢子宫内膜异位囊肿破裂不在本文叙述之内）。前者主要指卵巢黄体囊肿的破裂、出血，后者是指原有卵巢肿瘤发生外伤性和自发性破裂，临床发病率为3%。

成熟卵巢的卵泡膜层有丰富的血管网，当黄体血管形成期，血管生长活跃且穿入颗粒层进入黄体腔。正常成熟黄体直径为2~3cm，若黄体腔积液较多并有出血，可使黄体囊肿直径超过3cm以上，称之为黄体囊肿。当囊内压力增加到一定程度时就会发生自发性破裂。或者这时当卵巢受到直接或间接的外力影响时（如性交、外力击打、用力腹压增加、恶心呕吐、妇科内诊检查等）也会发生破裂、出血引起急性腹痛。黄体囊肿破裂时一般症状较轻，但如果合并血液系统疾病，凝血功能异常，亦能导致大量的腹腔内出血，引起急腹症和休克。

卵巢肿瘤（多见囊性肿瘤）的破裂和出血多见于两种情况，一种是囊肿增长过快，囊壁的局部血流供应不足，张力大时可在囊壁薄弱处破裂或在外力的挤压下囊壁破裂，囊内容物溢入腹腔，另一种是指肿瘤浸破囊壁，如乳头状囊腺瘤，称之为肿瘤的自发性破裂，这种情况多见恶性肿瘤。卵巢破裂后囊内容物随之流入腹腔，引起急腹症。不同的囊内容物可引起不同的后果：如来自囊性畸胎瘤的皮质及角蛋白可造成腹膜油脂肉芽肿、恶性畸胎瘤的胶样组织，可发生腹膜胶质瘤症、来自黏液性囊腺瘤或癌的黏液性物质，可形成腹膜黏液性瘤等，如果供应肿瘤的血管破裂，则会引起腹腔大量出血。发生这些情况的过程中可引起腹膜炎、肠粘连甚至肠梗阻。

【诊断要点】

（1）生理性的囊肿破裂时常发生在月经周期的后半期。多有轻度腹痛和肛门坠胀感。囊内容物进入腹腔后刺激腹膜和肠管可引起恶心、呕吐、腹痛。腹部检查有压痛及轻度的反跳痛和肌紧张。

（2）大的囊性肿瘤破裂时，囊内容物大量流入腹腔，形成腹腔积液，可有移动性浊音。双合诊时子宫和肿瘤有漂浮感，腹部肿瘤变小，形态亦有变化。

（3）休克伴有腹腔内出血时患者可出现晕厥、休克等症状。应与宫外孕相鉴别（黄体破裂多在月经后半期，妊娠免疫试验为阴性）。

（4）后穹隆穿刺可抽出暗红色不凝血。

（5）彩超、MRI可以协助诊断。

（6）腹腔镜检查可确诊。

【急救措施】

（1）卵泡囊肿或黄体囊肿破裂时一般临床症状较轻，多可以保守治愈。治疗期间应严密观察腹腔内出血量及患者的一般状况，如血压、脉搏、血常规的变化，若出血多时应立即手术治疗。

（2）卵巢肿瘤一旦破裂应立即行开腹手术。术中应尽量吸净腹腔内液体，并留取液体做细胞学检查。切除的肿瘤应做术中快速病理检查，以排除恶性病变，恶性肿瘤应做分期手术或肿瘤减灭术。

（3）合并感染者应给予抗感染治疗。

（4）休克患者应抗休克治疗并输血、补液。

第4节　急性盆腔炎

盆腔炎症性疾病（pelvic inflammatory disease，PID）指女性上生殖道炎症及其周围组织的炎症，包括子宫内膜炎、输卵管炎、输卵管卵巢脓肿、盆腔结缔组织炎及盆腔腹膜炎，可一处或几处同时发病，是妇女常见病之一。

盆腔炎有急性和慢性两种，急性盆腔炎（acute pelvic inflammatory disease）发展可引起弥散性腹膜炎、败血症、感染性休克，严重者可危及生命。若急性期未得到及时治疗，则可转成慢性盆腔炎，并可反复发作，导致不孕、输卵管妊娠、慢性盆腔痛等。急性盆腔炎大多发生在性活跃期的妇女。初潮前，绝经后和未婚者很少发生。

【诊断要点】

1. 发病的高危因素

（1）宫腔内手术操作后感染，如人工流产、放置节育器、诊断性刮宫等。

（2）下生殖道炎症逆行感染如淋病奈瑟菌性宫颈炎，衣原体性宫颈炎以及细菌性阴道病均与PID有密切关系。

（3）经期卫生不良，病原体侵入而引起炎症。

（4）邻近器官炎症直接蔓延，如阑尾炎、腹膜炎等。

2. 常见的病原体和来源

（1）内源性病原体：为寄生于阴道的菌群，包括需氧菌和厌氧菌如链球菌、葡萄球菌、大肠埃希菌和脆弱类杆菌等。大多为需氧菌和厌氧菌混合感染。

（2）外源性病原体：主要为性传播疾病的病原体，如淋病奈瑟菌、沙眼衣原体、支原体和结核等。

3. 感染和播散途径

（1）沿生殖道黏膜上行性感染（淋球菌，衣原体等）。

（2）沿淋巴道扩散（革兰阴性杆菌产褥感染，流产后感染等）。

（3）经血行播散（结核）。

（4）直接蔓延（阑尾炎引起右输卵管炎）。

4. 临床表现

（1）基本标准：宫体压痛，附件区压痛或宫颈触痛。

（2）附加标准：①体温＞38.3℃（口表）；②宫颈或阴道异常脓性分泌；③阴道分泌物生理盐水涂片见大量白细胞；④实验室证实宫颈淋球菌或衣原体阳性；⑤红细胞沉降率升高；⑥c-反应蛋白升高。

5. 特异标准

（1）子宫内膜活检证实子宫内膜炎。

（2）阴道超声或MRI显示充满液体的增粗输卵管，伴或不伴有盆腔积液、输卵管卵巢肿块。

（3）后穹隆穿刺抽出脓性液体。

（4）腹腔镜检查发现输卵管炎，如输卵管表面明显充血、输卵管壁水肿、输卵管伞端或浆膜面有脓性渗出物。腹腔镜诊断准确，并能直接采取分泌物做细菌培养，但临床应用有一定的局限性。

在做出急性盆腔炎的诊断后，要明确感染的病原体，宫颈管分泌物及后穹隆穿刺液的涂片或剖腹手术、腹腔镜手术直接采取感染部位的分泌物做培养及药敏分析，对用药治疗有帮助。

【急救措施】

主要为抗生素药物治疗。绝大多数PID经及时恰当的抗生素治疗能彻底治愈，即使输卵管卵巢脓肿形成，75%的脓肿也能得到控制。

1. 门诊治疗

一般情况好，症状轻，能耐受口服抗生素，可随访。常用方案如下：

（1）氧氟沙星400mg，2次/d+甲硝唑400mg，2~3次/d，连用14d。

（2）头孢西丁钠2g，单次肌肉注射，然后改为多西环素100mg，2次/d+甲硝唑400mg，2次/d，共14d。

（3）莫西沙星400mg，口服，1次/d，共14d。

2. 住院治疗

一般情况差，病情严重，伴有高热、盆腔腹膜炎或输卵管卵巢脓肿；门诊治疗无效，诊断不清，不能口服抗生素等，需住院用支持疗法+静脉抗生素治疗。

（1）支持疗法：卧床休息，半卧位，给予高热量、高蛋白、高维生素饮食，补充液体，注意纠正电解质紊乱及酸碱失衡。高热时采用物理降温。尽量避免不必要的妇科检查以免引起炎症扩散，若有腹胀可行胃肠减压。

（2）抗生素治疗：①首选第二代或三代头孢菌素。头孢西丁钠每次1~2g，静脉滴注，每6h 1次。或头孢替坦2g，静脉滴注，每12h 1次。加用多西环素100mg或米诺环素100mg，口服，2次/d；②其他第二代头孢菌素及第三代头孢菌素（如头孢呋辛钠、头孢噻肟钠、头孢曲松钠）对PID也有效。若考虑有支原体或衣原体感染，应加用多西环素100mg，每12h口服，连续用药10~14d。或阿奇霉素500mg，1次/d，连用3d；③克林霉素与氨基糖苷类药物联合：克林霉素600mg，每8~12h 1次，静脉滴注，体温降至正常后改口服，每次250~500mg，3~4次/d；克林霉素与氨基糖苷类药物联合应用对多数革兰阳性菌及厌氧菌有效，常用于治疗输卵管卵巢囊肿；④喹诺酮类药物与甲硝唑联合：环丙沙星每次200mg，每12h 1次，静脉滴注；或氧氟沙星每次200~400mg，每12h 1次，静脉滴注。或左氧氟沙星500mg，1次/d，静脉滴注。甲硝唑500mg，每8h 1次，静脉滴注。

对放置宫内节育器者，抗生素治疗后应取出宫内节育器。

（3）手术治疗：主要用于抗生素治疗控制不满意的输卵管卵巢脓肿或盆腔脓肿经药物治疗48~72h，体温持续不降，患者中毒症状加重或包块增大者，应及时手术，以免发生脓肿破裂。

手术可根据情况选择经腹手术或腹腔镜手术。手术范围应根据病变范围、患者年龄、一般状态等情况全面考虑。原则以切除病灶为主。年轻妇女应尽量保留卵巢功能，以采用保守性手术为主；年龄大、双侧附件受累或附件脓肿屡次发作者，行全子宫及双附件切除术；对极度衰弱的危重患者的手术范围须按具体情况决定。若为盆腔脓肿或盆腔结缔组织脓肿（腹膜外脓肿），可根据脓肿位置经阴道或下腹部切开排脓引流，若脓肿位置低、突向阴道后穹隆时，可经阴道切开排脓，同时注入抗生素；若脓肿位置较高，且较表浅，例如盆腔腹膜外脓肿向上延伸超出盆腔者，于髂凹处可扪及包块时，可在腹股沟韧带上方行腹膜外切开引流排脓。

（4）中药治疗：主要为活血化瘀、清热解毒药物，例如：银翘解毒汤、安宫牛黄丸或紫血丹等。

第5节　痛经

痛经（dysmenorrhea）为妇科常见的症状之一，是指月经前后或在月经期出现小腹部痉挛性疼痛，常伴有腰酸或其他不适，如恶心、呕吐、腹泻、头晕、乏力。严重时面色苍白、出冷汗。痛经又可分为原发性痛经与继发性痛经两种，原发性痛经指的是从月经初潮时即有痛经，以后每次来潮均出现反复疼痛。这类患者生殖器官多无器质性病变，占痛经的60%。继发性痛经指的是初潮开始后数年才出现症状，且逐渐加剧。多伴有生殖器官器质性疾病。如子宫肌瘤变性、子宫内膜异位症（卵巢巧克力囊肿）、子宫肌腺症与生殖道炎症等。

原发性痛经发生的原因与月经时子宫内膜前列腺素（prostaglandin，PG）含量增高有关。PG释放增加是引起子宫痉挛性收缩的生化基础，尤其PGF$_2$可以引起子宫内膜过强收缩，甚至痉挛性收缩，是造成痛经的主要因素。另外，子宫发育不良、宫颈管狭窄或瘢痕也会引起经血外流不畅、受阻、脱落的子宫内膜碎片不容易排出，导致子宫内膜中前列腺素释放增加，子宫痉挛性收缩，引发痛经。子宫颈管狭窄可能是先天性的，也可能是由手术创伤引起的。

【诊断要点】

（1）病史：①痛经多发生在初潮后的1年之内，随月经出现而发生的疼痛，是在下腹部持续性疼痛的基础上的波动性、痉挛性疼痛，放射至骶背部及大腿内侧。②常有伴随症状，如恶心、呕吐、腹胀、腹泻、乏力。③一般出现在月经前1天或月经的第1~2天，不会进行性加重。

（2）妇科检查无阳性体征。

（3）需超声排除异位妊娠、卵巢囊肿、子宫肌瘤、宫内节育器异常等阳性改变。

【急救措施】

（1）一般治疗应重视精神心理治疗，阐明月经时轻度不适是正常的生理反应，当经血外流通畅，症状会很快消失。可以热敷小腹部使症状减轻。

（2）前列腺素合成酶抑制剂布洛芬400mg，3~4次/d。酮洛芬20~50mg，3~4次/d。或月经来潮前与来潮时每日肛塞吲哚美辛（消炎痛栓）1次。

（3）周期性应用口服避孕药，通过抑制子宫内膜的生长，减少月经量及抑制排卵，减少月经血中的PG，主要用于要求避孕的痛经妇女。

（4）放置左炔诺孕酮宫内节育系统——曼月乐。

（5）其他针灸、推拿、中药治疗。

（6）对以上方法治疗效果不佳的，可用可待因止痛。

（7）如为继发性痛经，如子宫腺肌症、卵巢巧克力囊肿、子宫肌瘤变性等应对症治疗，去除病因。

（刘亚滨）

附：产科重症——妊娠期高血压疾病

妊娠期高血压疾病是妊娠与血压升高并存的一组疾病，属妊娠特有疾病。发生率为5%~12%。临床特征为高血压、蛋白尿、水肿，严重时可出现持续上腹部疼痛、抽搐、昏迷。本病对母、胎危害极大，并可引发多种妊娠并发症，如胎盘早剥、产后出血、胎死宫内、DIC、HELLP综合征等。发病原因尚不明确，防治的关键在于早期诊断、早期治疗。

【诊断要点】

（1）妊娠期出现高血压，收缩压≥140mmHg和（或）舒张压≥90mmHg，于产后12周恢复正常；尿蛋白阴性产后方可确诊。少数患者可伴有上腹部不适或血小板减少。

（2）子痫前期。

轻度：妊娠20周后出现收缩压≥140mmHg和（或）舒张压≥90mmHg伴蛋白尿≥0.3g/24h。

重度：①血压持续升高：收缩压≥160mmHg和（或）舒张压≥110mmHg；②蛋白尿≥2.0g/24h或随机蛋白尿≥(++)；③持续性头痛或视觉障碍或其他脑神经症状；④持续性上腹部疼痛，肝包膜下血肿或肝破裂症状；⑤肝脏功能异常：肝酶ALT或AST水平升高；⑥肾脏功能异常：少尿（24h尿量<400mL或每小时尿量<17mL）或血肌酐>106μmol/L；⑦低蛋白血症伴胸水或腹水；⑧血液系统异常：血小板呈持续性下降并低于100×10^9/L，血管内溶血、贫血、黄疸或血LDH升高；⑨心力衰竭、肺水肿；⑩胎儿生长受限或羊水过少；⑪早发型孕34周以前发病。

（3）子痫：子痫前期基础上发生不能用其他原因解释的抽搐。

（4）慢性高血压并发子痫前期：慢性高血压孕妇妊娠前无蛋白尿，妊娠后出现蛋白尿≥0.3g/24h；或妊娠前有蛋白尿，妊娠后尿蛋白明显增加或血压进一步升高或出现血小板减少<100×10^9/L。

（5）妊娠合并慢性高血压：妊娠20周前收缩压≥140mmHg和（或）舒张压≥90mmHg，妊娠期无明显加重；或妊娠20周后首次诊断高血压并持续到产后12周以后。

【急救措施】

治疗基本原则：休息、镇静、解痉，有指征的降压、利尿，密切监测母胎情况，适时终止妊娠。

1. 常规检查

（1）基本检查：了解头痛、胸闷、眼花、上腹部疼痛等自觉症状。检查血压、血尿常规。尿量、胎心、胎动、胎心监护。

（2）孕妇特殊检查：包括眼底检查、凝血指标、心肝肾功能、血脂、血尿酸及电解质等检查。

（3）胎儿的特殊检查：包括胎儿发育情况、彩超和胎心监测胎儿宫内状况及脐动脉血流等。

2. 一般治疗

（1）妊娠期高血压患者可在家或住院治疗，子痫前期及子痫患者应住院治疗。

（2）休息和饮食：应注意休息，并取侧卧位。保证充足的蛋白质和热量。但不建议限制食盐。

3. 降压治疗

（1）拉贝洛尔，50～150mg，口服，3～4次/d，或50～100mg加入5%葡萄糖溶液250～500mL，静脉滴注。血压稳定后改为口服。

（2）硝苯地平片，5～10mg，口服，3～4次/d，24h总量不超过60mg。

（3）尼卡地平片，口服，初始剂量20～40mg，3次/d。

（4）尼莫地平，20～60mg，口服，2～3次/d；或20～40mg加入5%葡萄糖溶液250mL，静脉滴注，总量不超过360mg/d。

（5）酚妥拉明，10～20mg加入5%葡萄糖溶液100～200mL，以10μg/min的速度静脉滴注，并根据降压效果调整滴数。

（6）甲基多巴片，250mg，口服，3次/d。最多不超过2g/d。

（7）硝酸甘油，起始剂量5～10μg/min静脉滴注，每5～10min增加滴速，至维持剂量20～50μg/min。

（8）硝普钠注射液，50mg加入5%葡萄糖注射液500mL按0.5～0.8μg/（kg·min）缓慢静脉滴注。妊娠期应用仅适用于其他降压药物无效的高血压危象的孕妇，产前应用不超过4h。

4. 镇静

为保证充足睡眠，必要时可睡前口服地西泮2.5～5mg。

5. 硫酸镁防治子痫

（1）控制子痫：负荷剂量2.5～5g硫酸镁溶于10%葡萄糖注射液20mL静推（5～10min），或加入5%葡萄糖注射液100mL快速静滴，继而1～2g/h静脉维持。或夜间睡眠前停用静脉给药，可改用肌肉注射，25%硫酸镁注射液20mL加2%利多卡因注射液2mL深部臀肌肉注射。24h总量25～30g。

（2）预防子痫发作：负荷与维持剂量同上，6～12g/d，24h总量不超过25g，用药时间依病情而定。

（3）注意事项：血清镁离子有效治疗浓度为1.8～3.0mmol/L，

超过3.5mmol/L即可出现中毒症状。使用硫酸镁必备条件：①膝腱反射存在；②呼吸≥16次/min；③尿量25mL/h或≥600mL/d；④备有10%葡萄糖酸钙。镁离子中毒时停用硫酸镁并静脉缓慢推注（5～10min）10%葡萄糖酸钙10mL。如患者同时合并肾功能不全、心肌病、重症肌无力等，则硫酸镁应慎用或减量使用。条件许可，用药期间可监测血清镁离子浓度。

6. 镇静药物的应用

（1）地西泮（安定）：口服2.5～5.0mg，2～3次/d，或者睡前服用。地西泮10mg肌注或者静脉注射（＞2min）可用于控制子痫发作和再次抽搐。

（2）苯巴比妥：镇静时口服剂量为30mg/次，3次/d。控制子痫时肌肉注射0.1g。

（3）冬眠合剂：冬眠合剂由氯丙嗪（50mg）、哌替啶（杜冷丁，100mg）和异丙嗪（50mg）3种药物组成，可抑制中枢神经系统，有助于解痉、降压、控制子痫抽搐。通常以1/3～1/2量肌肉注射，或以半量加入5%葡萄糖溶液250mL，静脉滴注。

7. 利尿治疗

子痫前期患者不主张常规应用利尿剂，仅当患者出现全身性水肿、肺水肿、脑水肿、肾功能不全、急性心力衰竭时，可酌情使用呋塞米等快速利尿剂。甘露醇主要用于脑水肿。甘油果糖适用于肾功能有损伤的患者。严重低蛋白血症有腹水者应补充白蛋白后再应用利尿剂效果较好。

8. 促胎肺成熟

孕周＜34周的子痫前期患者预计1周内可能分娩的均应接受糖皮质激素促胎肺成熟治疗。用法：地塞米松5mg，肌肉注射，每12h 1次，连续2d；或倍他米松12mg，肌肉注射，1次/d，连续2d；或羊膜腔内注射地塞米松10mg，1次。不推荐反复、多疗程产前给药。临床已有宫内感染证据者禁忌使用糖皮质激素。

9. 分娩时机和方式

（1）终止妊娠是治疗妊娠期高血压疾病的有效措施。

（2）终止妊娠指征：①子痫前期经治疗24～48h仍无明显好转者；②子痫前期孕周已超过34周；③子痫前期孕周不足34周，胎盘功能减退，胎儿已成熟者，或胎儿未成熟已用地塞米松促胎儿肺成熟治疗后；④子痫控制后2h可终止妊娠。

（3）终止妊娠的方式可选用引产或剖宫产。

（4）产后子痫多发生于产后24h直至10d内，应预防产后子痫发生。

10. 子痫的处理

子痫发作时的紧急处理包括一般急诊处理、控制抽搐、控制血压、预防子痫复发以及适时终止妊娠等。并要注意和其他强直性-痉挛性抽搐疾病（如癔症、癫痫、颅脑病变等）进行鉴别。同时，应监测心、肝、肾、中枢神经系统等重要脏器功能、凝血功能和水电解质酸碱平衡。

（1）一般急诊处理：子痫发作时需保持气道通畅，维持呼吸、循环功能稳定，密切观察生命体征、应留置导尿管监测尿量等。避免声、光等刺激。预防坠地外伤、唇舌咬伤。

（2）控制抽搐：硫酸镁是治疗子痫及预防复发的首选药物。当患者存在硫酸镁应用禁忌或硫酸镁治疗无效时，可考虑应用地西泮、苯妥英钠或冬眠合剂控制抽搐。子痫患者产后需继续应用硫酸镁24~48h，至少住院密切观察4d。

（3）控制血压：心脑血管意外是子痫患者死亡的最常见原因。当收缩压持续≥160mmHg，舒张压≥110mmHg时要积极降压以预防心脑血管并发症。

（4）适时终止妊娠：子痫患者抽搐控制2h后可考虑终止妊娠。

11. 产后处理（产后6周内）

重度子痫前期患者产后应继续使用硫酸镁24~48h预防产后子痫。子痫前期患者产后3~6d是产褥期血压高峰期，高血压、蛋白尿等症状仍可能反复出现甚至加剧，因此这期间仍应每天监测血压及尿蛋白。如血压≥160/110mmHg应继续给予降压治疗。注意监测及记录产后出血量，患者在重要器官功能恢复正常后方可出院。

（刘亚滨）

第十二章

儿科急症

第1节　新生儿疾病

一、新生儿高胆红素血症

新生儿胆红素水平是一个动态变化的过程，因此在诊断高胆红素血症时需考虑其日龄，目前多采用美国AAP推荐的光疗参考曲线作为诊断或干预标准（图12-1-1）。胆红素水平超过95%时定义为高胆红素血症，应予以干预。

【常见原因】

同族免疫性溶血、感染性疾病、闭合性出血（头颅血肿、颅内出血等）、甲状腺功能减退、胃肠道功能异常导致的胎粪排出延迟及肠肝循环增加、G-6PD及红细胞增多症、肝内外胆道疾病、母乳性黄疸等。

【诊断要点】

面部、躯干甚至四肢肉眼可见皮肤黄染，胆红素水平超过95%。

【急救措施】

（1）光疗：根据血清胆红素水平可给予标准光疗或者强光疗。胆红素水平接近换血标准时建议采用持续强光疗（图12-1-2）。

（2）换血疗法：根据不同的胎龄及日龄，胆红素水平达换血标准者可选用脐静脉或其他较粗的外周静脉，也可选用脐动脉或外周动脉、外周静脉同步换血（图12-1-3、表12-1-1）。

（3）药物治疗：新生儿溶血病：静脉注射丙种球蛋白（IVIG）：0.5～1.0g/kg于2～4h静脉持续输注。必要时可12h后重复使用1次。血清胆红素接近换血值，且白蛋白水平<25g/L者：白蛋白1g/kg。

【说明】

（1）血源的选择：Rh溶血病换血选择Rh血型同母亲，ABO血型同患儿，紧急情况下也可选择O型血。ABO溶血病如母亲O型血，子为A型或B型，首选O型红细胞和AB型血浆的混合血。紧急情况下也可选择O型血或同型血。建议红细胞与血浆比例为2∶1～3∶1。

（2）换血量：为新生儿血容量的2倍（150～160mL/kg）。

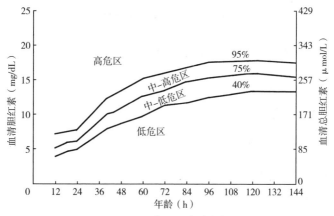

图12-1-1 高胆红素诊断标准

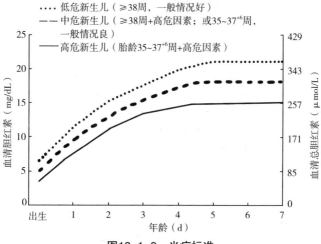

图12-1-2 光疗标准

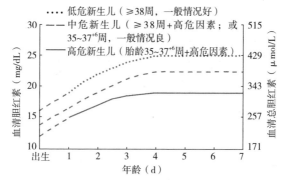

图12-1-3 换血标准

表12-1-1　出生体重<2500g的早产儿生后不同时间光疗和换血血清总胆红素参考标准（mg/dL，1mg/dL=17.1μmol/L）

出生体重（g）	<24 h		24~48 h		48~72 h		72~96 h		96~120 h		≥120 h	
	光疗	换血	光疗	换血	光疗	换血	光疗	换血	光疗	换血	光疗	换血
<1000	4	8	5	10	6	12	7	12	8	15	8	15
1000~1249	5	10	6	12	7	15	9	15	10	18	10	18
1250~1999	6	10	7	12	9	15	10	15	12	18	12	18
2000~2299	7	12	8	15	10	18	12	20	13	20	14	20
2300~2499	9	12	12	18	14	20	16	22	17	23	18	23

二、新生儿低血糖

凡全血血糖<2.2mmol/L（40mg/dL）可诊断为新生儿低血糖症。<2.6mmol/L为临床需要处理的界限值。

【诊断要点】

1. 常见病因

（1）来源不足：多见于早产儿、小于胎龄儿及多胎儿。

（2）消耗过多：围生期应激、窒息缺氧、RDS、硬肿症、败血症（感染增加糖代谢）、糖尿病母亲婴儿。

（3）高胰岛素血症：糖尿病母亲婴儿、新生儿溶血病、换血术后、各种导致胰岛细胞增多疾病、胰岛细胞增殖症、骤停静脉输注葡萄糖液等。

（4）遗传代谢缺陷病：半乳糖血症、遗传性果糖不耐受、糖原代谢病等。

2. 临床症状

常缺乏症状，无症状性低血糖较症状性低血糖多10~20倍，同样血糖水平的患儿症状轻重差异也很大，主要表现为反应差、嗜睡、哭声异常、肌张力低、拒食、惊厥、呼吸暂停等。

3. 诊断标准

（1）主要根据病史、临床表现、血糖结果确诊。

（2）血糖测定是确诊和早期发现本病的主要手段。

【急救措施】

（1）血糖<2.2mmol/L，患儿无症状，静脉输注10%葡萄糖液2mL/kg，速度为1mL/min，随后静脉点滴维持，葡萄糖滴入速度6~8mg/（kg·min），如不能维持正常血糖水平，糖浓度可改为12.5%（外周静脉输注葡萄糖最大浓度为12.5%）；血糖正常12~24h，可逐渐减少葡萄糖输入量，并及时喂奶。

（2）激素治疗：如上述方法补充葡萄糖溶液仍不能维持正常血糖水平，加用氢化可的松5~10mg/（kg·d）静脉滴注，血糖恢复后24~48h停止，激素疗法可持续数日至1周。

（3）胰高血糖素：0.1~0.3mg/kg肌肉注射，必要时6h后重复应用，注意同时完善化验检查除外高胰岛素血症，积极治疗各种原发病。

（4）饮食治疗：半乳糖血症患儿完全停止乳类食品，代以不含乳糖食品；亮氨酸过敏儿，应限制蛋白质。

注意：治疗期间保持一定环境温度以降低热量消耗，并检测血糖变化。

（魏　兵　夏艳秋）

第2节　呼吸系统疾病

一、急性上呼吸道感染

急性上呼吸道感染（acute upper respiratory infection，AURI），简称上感或者感冒，是鼻咽部的急性卡他性炎症。受凉是上感的主要原因。病原体90%是病毒，少数是肺炎支原体和细菌。

【诊断要点】

1. 症状

婴幼儿表现为高热、食欲缺乏、呕吐、腹泻，甚至热性惊厥。年长儿表现为流涕、鼻塞、喷嚏、咽部不适、咽痛、发热等症状，可伴有声咳或声嘶。

2. 体征

（1）咽部充血，咽后壁滤泡增生，扁桃体肿大。

（2）由病毒引起的急性扁桃体炎可见扁桃体表面白色斑点状渗出物，软腭及后壁可见小溃疡；由细菌感染的扁桃体呈弥散性红肿，滤泡增生，有脓性分泌物。

（3）颌下淋巴结肿大，有压痛。

（4）心肺听诊无异常。

上呼吸道感染自然病程3~5d，如体温持续不退或病情加重，应考虑炎症波及其他部位。

3. 实验室检查

病毒感染时白细胞正常或偏低，细菌感染时白细胞及中性粒细胞百分比常增高。

【急救措施】

1. 一般治疗

注意休息，多饮水。保持空气清新。保证充足的热量摄入，在发热期给予易消化而营养丰富的流食或软食。

2. 对症处理

（1）降温：温水浴；体温超过38.5℃，可口服布洛芬10mg/kg，至少间隔6～8h或对乙酰氨基酚15mg/kg，至少间隔6h。

（2）镇静：对高热惊厥或烦躁不安的婴幼儿可给予镇静药。①苯巴比妥1次，5～7mg/kg肌肉注射或静脉注射；②10%的水合氯醛1次，0.5mL/kg，保留灌肠。

（3）鼻塞影响吸乳或睡眠时，用0.5%～1%麻黄碱液1～2滴/次滴鼻，此药应慎用。

（4）咽痛、咽部有溃疡者可口开喉剑喷雾或喷口腔喷雾剂喷患处。

3. 抗病毒治疗

（1）口服蒲地蓝消炎口服液1mL/（kg·d），分2～3次口服。

（2）单磷酸阿糖腺苷5mg/（kg·d），1次/d，静脉滴注；最大用量为1支（100mg）。

4. 合理使用抗生素

（1）头孢克洛干混悬剂20～40mg/（kg·d），3次/d，口服。

（2）头孢呋辛钠100mg/（kg·d），每12h 1次，静脉滴注。

二、急性支气管炎

急性支气管炎大多数继发于上呼吸道感染，是由各种病原所致的支气管黏膜炎症，气管常同时受累，故可称为急性气管、支气管炎。

【诊断要点】

1. 症状

多有上呼吸道感染症状，之后出现咳嗽，干咳或有痰，发热温度可高可低，有食欲减退、呕吐或腹泻等症状。

2. 体征

咽部多充血，肺部呼吸音粗糙，可有不固定的、散在的干啰音和粗中湿啰音。

3. 实验室检查

（1）胸部X线检查正常或见纹理增多。

（2）白细胞计数正常或稍高。

【急救措施】

以2岁小儿为例：

（1）一般治疗：同上呼吸道感染，经常变换体位，多饮水。

（2）控制感染（酌情选择）：①阿莫西林颗粒，0.1g，口服，3次/d；②环酯红霉素，0.2g，口服，2次/d；③头孢唑林，

0.5g，静脉滴注，2次/d。

（3）盐酸氨溴索（沐舒坦），10mg，口服，每日2次。

【说明】

（1）剂量：阿莫西林20～40mg/（kg·d），分3次口服。环酯红霉素20～30mg/（kg·d），分2次口服。头孢唑林25～50mg/（kg·d），分2次静脉滴注。盐酸氨溴索1.5mg/（kg·d），分2次口服。

（2）头孢唑林对大多数革兰阳性菌和革兰阴性菌（如葡萄球菌、大肠埃希菌等）均有抗菌作用。红霉素为大环内酯类抗生素，具有抗革兰阳性菌、支原体和衣原体的作用。此外阿奇霉素、罗红霉素等抗菌谱和红霉素相似，可考虑使用。

（3）一般不用镇咳或镇静剂，咳嗽、痰多者需同时加用化痰药（如盐酸氨溴索等）。

三、支气管肺炎

支气管肺炎（pneumonia）是由不同病原体或其他因素所致的肺部炎症。以发热、咳嗽、气促、呼吸困难及肺部固定的湿啰音为共同临床表现。

【诊断要点】

1. 症状

呼吸系统主要表现为发热、咳嗽、气促等；累及其他系统时，可表现为面色苍白或发灰、烦躁、嗜睡、意识障碍、惊厥、吐泻、腹胀等症状。

2. 体征

呼吸系统：肺部可闻及固定的中、细湿啰音；合并其他系统时，循环系统可表现为心动过速、心音低钝、心律不齐；神经系统可表现为前囟隆起、脑膜刺激征等。

3. 实验室检查

（1）外周血：病毒感染时白细胞正常或偏低；细菌感染时白细胞及中性粒细胞百分比常增高，c-反应蛋白浓度升高。

（2）X线检查：早期肺纹理增粗，以后可出现小斑片状阴影，以双肺下野、中内带及心膈区居多，并可伴肺不张或肺气肿。

【急救措施】

1. 一般治疗

注意休息，多饮水。保持空气清新。保证充足的热量摄入，在发热期给予易消化而营养丰富的流食或软食。

2. 病原治疗（酌情选择）

（1）头孢呋辛钠50～100mg/（kg·d），每12h 1次，静脉滴

注。

（2）头孢哌酮舒巴坦钠30~60mg/（kg·d），每12h 1次或每8h 1次，静脉滴注。

（3）头孢吡肟40mg/（kg·次），每6h 1次或50mg/（kg·次），每8h 1次。

（4）红霉素30~50mg/（kg·d），每12h 1次，静脉滴注。

3. 对症治疗

（1）氧疗：凡有呼吸困难、喘憋、口唇发绀、面色苍灰者应立即给氧。鼻前庭给氧流量为0.5~1L/min，氧浓度不超过40%；缺氧明显可面罩或头罩给氧，氧流量为2~4L/min，氧浓度不超过50%~60%。

（2）保持呼吸道通畅，口服祛痰剂，雾化吸入。

（3）治疗心力衰竭：镇静、给氧、强心、利尿。

（4）纠正水电解质与酸碱平衡。

（魏　兵　张　超）

第3节　循环系统疾病

一、先天性心脏病

由遗传和环境因素及其相互作用所致的心脏胚胎发育异常，致使心脏或大血管畸形，即造成先天性心脏病。

（一）室间隔缺损

室间隔缺损是先天性心脏病最常见的类型，占先天性心脏病的25%~50%。根据其解剖部位可分为流出道、流入道、膜部、左室右房通道4种类型。缺损大小一般直径0.3~3.0cm。小于0.5cm者属小型缺损，0.5~1.0cm者属于中型，大于1.0cm为者为大型。

【诊断要点】

（1）症状：小型缺损可无症状，活动后稍感疲乏，生长发育一般不受影响。大型缺损在婴儿期即表现出喂养困难，吃奶间歇，易呛奶，哭闹时口周发绀，呼吸急促，多汗，反复呼吸道感染，生长发育落后等。

（2）体征：可有心前区隆起、心尖波动弥散、心界扩大，胸骨左缘第3~4肋间可闻及Ⅲ~Ⅳ级/Ⅵ级、粗糙的全收缩期杂音。患儿出现发绀时可有心脏杂音减弱或消失。

（3）辅助检查：小型缺损可无明显改变。大型缺损X线显示左心室增大、肺动脉段突出，肺纹理增多、紊乱。心电图可有左心扩大征象。超声心动图可作为筛查和初步诊断的标准，可有左心房、左心室内径增宽，室间隔回声连续性中断。心导管检查为诊断的金标准，但因其为有创检查，故临床多采取超声心动图作为诊断手段。

【急救措施】

部分小型缺损无须治疗，可自行闭合。有血流动力学异常的单纯性室间隔缺损可评估患儿年龄、缺损位置、缺损大小等选择介入治疗，此治疗为微创手术且预后良好，大型室间隔缺损因症状明显，常引起并发症，故应尽早手术治疗。

（二）房间隔缺损

房间隔缺损是在心房间隔上形成的缺损，根据其缺损位置可分为第二孔（继发孔）型缺损、第一孔（原发孔）型缺损。

【诊断要点】

（1）症状：轻者可无症状，重者与室间隔缺损相似。

（2）体征：轻者仅偶然发现心脏杂音。分流量大者心前区隆起、心尖波动弥散、心界扩大、胸骨左缘第2～3肋间可闻及Ⅱ～Ⅲ级/Ⅵ级收缩期杂音，一般无传导，肺动脉第二音稍亢进，伴固定分裂。当肺动脉压力增高、右心房、右心室压力增高时，出现右向左分流，患儿出现发绀。

（3）辅助检查：小型缺损可无明显改变，大型缺损X线显示右房、右室增大、肺动脉段突出，肺纹理增多、紊乱，心电图可有右束支传导阻滞，右心室增大。超声心动图可作为筛查和初步诊断的标准。

【急救措施】

分流量大者易发生肺部感染，需注意预防并积极治疗。动态观察房间隔缺损变化，小缺损有自然闭合的可能，但3岁以上自然闭合者少。根治术包括介入治疗及手术治疗，基本原则同室间隔缺损。

（三）动脉导管未闭

大多数婴儿动脉导管于生后1～2个月内闭合，若此时导管继续开放，并出现左向右分流，即构成本病。

【诊断要点】

（1）症状：根据导管粗细不同表现程度不同，较细者可无症状，粗大者表现与室间隔缺损类似。

（2）体征：分流量大者心前区隆起，心尖波动弥散，胸骨左缘第2肋间可触及细震颤，心界扩大，胸骨左缘第2肋间可闻及Ⅲ～Ⅳ级连续性机器样杂音，向锁骨下、颈部及背部传导，肺动脉第二音亢进，可出现周围血管征，毛细血管搏动征、水冲脉、股动脉枪击音。

（3）辅助检查：动脉导管较大者X线可显示左心室、左心房增大，肺动脉段突出，肺纹理增多、紊乱。心电图可有左心室增大、双心室增大征象。超声心动图可作为筛查和初步诊断的标准。

【急救措施】

细小的动脉导管有自然闭合的可能，分流量大者极易发生肺部感染和充血性心力衰竭，应予预防并积极治疗。根治术包括介入治疗及手术治疗，基本原则同室间隔缺损。

二、病毒性心肌炎

病毒性心肌炎是病毒侵犯心脏，引起局灶性或弥散性心肌细胞变性坏死、间质炎性细胞浸润，导致不同程度的心功能障碍和全身症状的疾病。多数患者可完全康复，少数可发展为心肌病。

【诊断要点】

1. 临床诊断依据

（1）心功能不全、心源性休克或心脑综合征。

（2）心脏扩大（X线、超声心动图表现之一）。

（3）心电图改变：以R波为主的2个或2个以上导联的ST-T改变，持续4d以上并伴动态变化、房室传导阻滞。

（4）CK-MB升高或心肌肌钙蛋白阳性。

2. 病原学诊断依据

（1）确诊指标：自患儿心内膜、心包、心肌或心包穿刺液中发现以下情况之一者。①分离到病毒；②用病毒核酸探针查到病毒核酸；③特异性病毒抗体阳性。

（2）参考依据：具备以下情况之一者结合临床可考虑由心肌炎系病毒引起。①自患儿粪便、咽拭子、血液中分离到病毒，且恢复血清同型抗体滴度较第一份血清升高4倍以上或降低80%以上；②病程早期患儿血中特异性IgM抗体阳性；③用病毒核酸探针自患儿血中查到病毒核酸。

3. 确诊依据

（1）具备2项临床诊断依据，可临床诊断为病毒性心肌炎。

（2）同时具备病原学确诊依据之一，可确诊为病毒性心肌炎。

（3）凡不具备确诊依据，应给予必要的治疗或随诊，直到确诊或除外病毒性心肌炎。

（4）除外其他心脏病。

【急救措施】

（1）休息极为重要，总休息时间不得少于6个月，有心功能不全者要绝对卧床休息。

（2）剂量和疗程：利巴韦林（病毒唑）10～15mg/（kg·d），疗程2～4周。辅酶Q10每次10mg，1～3次/d，疗程1～3个月。1,6-二磷酸果糖100～200mg/（kg·d），静脉滴注，疗程10d。

（3）激素：轻症多不应用，多用于心肌炎伴心源性休克、心脑综合征、急性心力衰竭等情况。常用甲泼尼龙10mg/kg静脉滴注，连续3d，逐渐减少量病情稳定后改为口服，逐渐停用。

（4）并发症治疗：①心源性休克：快速静脉滴注大剂量肾上腺皮质激素或大剂量维生素C，同时适当应用多巴胺等血管活性药物；②心力衰竭：可用地高辛或毛花苷C（西地兰），由于心肌炎对洋地黄敏感、易中毒，一般用常规剂量的2/3，适当应用呋塞米和血管活性药物；③心律失常：盐酸普罗帕酮为首选，普萘洛尔、利多卡因次之。

三、充血性心力衰竭

某些原因引起心脏收缩和（或）舒张功能障碍，使心脏不能泵出足够的血液以满足机体组织代谢的需要，并导致静脉回流受阻、脏器瘀血等一系列病理及临床改变，称为充血性心力衰竭。

【诊断要点】

（1）安静时心率增快，婴儿＞180次/min，幼儿＞160次/min，不能用发热或缺氧解释者。

（2）呼吸困难、青紫突然加重，安静时呼吸达60次/min以上。

（3）肝大达肋下3cm以上或短期内较前增大，而不能以横膈下移等原因解释者。

（4）心音明显低钝或出现奔马律。

（5）突然烦躁不安、面色苍白或发灰，不能用原有疾病解释。

（6）尿少、下肢水肿，除外营养不良、肾炎、维生素B₁缺乏等原因造成者。

【急救措施】

（1）剂量：毛花苷C（西地兰）饱和量静脉注射，小于2岁，0.03mg/kg；大于2岁者，0.04mg/kg。快速饱和法：首剂为饱和量的1/2，余量分2次，每隔4～6h给1次。在末次给药后12h用维持量，为饱和量的1/5～1/4，分2次，每12h 1次，直至心力衰竭控制。呋塞米每次1～2mg/kg，静脉注射。

（2）急性心力衰竭采用快速饱和法，毛花苷C（西地兰）为常用的速效洋地黄制剂，有增强心肌收缩力、增强心排血量及减慢心率等作用。

（3）未成熟儿，各种心肌炎、心肌病、肾功能不全者，饱和量应减少1/3。应用洋地黄类药物期间应慎用钙剂。洋地黄过量时可出现消化道症状，严重者可出现各种类型的心律失常，应立即停用洋地黄、利尿剂，同时补充钾剂和控制心力衰竭。

（4）当心力衰竭伴有水肿、肺水肿或单用洋地黄疗效欠佳时，可加用利尿剂。急性病例可用强效、快速利尿剂（如呋塞米）。症状改善后可改用氢氯噻嗪，1～2mg/（kg·d），分2次口服。

（魏 兵 李银萍）

第4节 消化系统疾病

一、小儿腹泻病

小儿腹泻病是一组由多病原、多因素引起的以大便性状改变及次数增多为特点的儿科常见疾病，以6个月至2岁的婴幼儿多见。临床上分为感染性（病毒、细菌、真菌等）和非感染性（饮食性、过敏性、症状性等）。以腹泻、呕吐为主要表现，严重者可引起脱水、酸中毒及电解质紊乱。

【诊断要点】

1. 轻型腹泻

轻型腹泻多由饮食不当或肠外感染引起，少数可为肠道感染所致。

（1）临床症状较轻、排便次数<10次/d，大便黄色或黄绿色，偶有呕吐。

（2）患儿精神状态较好，无明显脱水及电解质紊乱。

（3）便常规仅有少量白细胞及脂肪球。

（4）常伴有肠外感染表现。

2. 重型腹泻

重型腹泻多为致病性大肠埃希菌或病毒感染所致，或是轻型腹泻未得到及时治疗转变而来。

（1）排便次数≥10次/d，大便呈水样或蛋花汤样，黄色或绿色，呕吐频繁，严重时可>10次/d。

（2）全身中毒症状：烦躁、精神萎靡、嗜睡，甚至昏迷。

（3）脱水及电解质紊乱：因腹泻和呕吐导致的液体丢失及摄入不足所致。①脱水：按血清钠离子浓度可分为低渗性、高渗性及等渗性脱水。按脱水程度可分为轻度、中度及重度脱水；②低钾血症：精神萎靡、肌张力低下、心音低钝、腹胀、肠鸣音减少或消失、膝反射迟钝或消失。心电图T波低平、倒置，出现u波，Q–T间期延长，ST段下移；③代谢性酸中毒：轻度时可有呼吸增快、恶心、呕吐、口唇樱红，重症可有萎靡、嗜睡、昏迷等表现，当pH<7.20时，心率减慢，可发生低血压，甚至心力衰竭。

3. 病程分类

（1）急性腹泻：病程在2周以内。

（2）迁延性腹泻：病程在2周至2个月之间。

（3）慢性腹泻：病程持续在2个月以上。

【急救措施】

治疗原则：调整饮食，合理用药，预防感染，防止脱水、酸中毒及离子紊乱等并发症的发生。

1. 饮食疗法

轻型腹泻可继续平日饮食，鼓励患儿多饮水，吐泻严重者可禁食6~8h。其后逐渐恢复饮食。疑似双糖酶缺乏时，给予去乳糖喂养。

过敏性腹泻时，若考虑牛奶蛋白不耐受，可给予氨基酸奶粉或深度水解奶粉喂养。

2. 控制感染

病毒性肠炎时，一般不给予抗生素，应以对症支持治疗为主；细菌性肠炎时，应根据病原体不同，选择抗生素的种类。

3. 对症治疗

（1）止泻：可应用蒙脱石制剂或碱式水杨酸铋剂；严重水样便可适当应用消旋卡多曲。

（2）腹胀：若由于细菌产气引起，可用肛管排气；若为低钾血症引起，则适度补钾。

（3）呕吐：轻度呕吐可不予处置；重度呕吐时可适当使用多潘立酮。

（4）适当口服补锌及维生素A。

4. 微生态制剂

如酪酸梭菌二联活菌散：500mg/次，2次/d，口服。

5. 液体疗法

（1）轻、中度腹泻不伴有严重呕吐时，可应用口服补液盐补充丢失水分，50~100mL/（kg·d）。

（2）中、重度腹泻或伴有严重呕吐时应采用静脉补液。根据患儿脱水程度不同、脱水类型不同选择适当的补液成分。除补充足够的水分外，应注意纠正酸碱失衡及离子紊乱。

二、婴儿肝炎综合征

婴儿肝炎综合征是由多种病因引起的综合征，常发生在1岁以内的婴儿。以黄疸、肝功能异常、肝脾大为特征。病因包括细菌及病毒感染、某些先天代谢性缺陷、先天性胆道闭锁、长期静脉高营养等。

【诊断要点】

1. 临床表现

（1）黄疸：黄疸持续不退或退而复现。

（2）肝大。

（3）肝功能障碍，凝血因子缺乏进而造成凝血功能障碍。

（4）肝病可影响维生素D和钙、磷的吸收，进而引起佝偻病的发生。

（5）可伴有先天性缺陷疾病，如先天性心脏病、脐疝、腹股沟疝等。

（6）部分患儿可有白便史，尿布黄染史。出生后可能有脐炎、挑马牙、挤乳头等感染史。

（7）母孕早期有感染史或用药史。

2. 辅助检查

（1）肝功能转氨酶升高，胆红素升高，胆汁酸升高。

（2）尿常规异常。

（3）凝血功能异常。

（4）血清病毒抗体异常，尤其是巨细胞病毒。

（5）考虑为细菌感染时，应注意血细菌培养及药敏试验。

（6）尿巨细胞病毒DNA检测。

（7）疑似胆道发育异常时，应完善肝胆超声、MRCP、ECT等检查。

【急救措施】

（1）退黄治疗：可口服茵栀黄口服液，5mL/次，2次/d，口服。

（2）保肝治疗：各类型保肝药物，如复方甘草酸苷注射液，20mL/次，1次/d，静脉滴注。

（3）利胆治疗：熊去氧胆酸10～30mg/（kg·d），分次口服。

（4）对症治疗：有出血倾向者，适当补充维生素K；补充各类型脂溶性维生素；调整免疫力，纠正贫血。

（5）若考虑为巨细胞病毒感染时，应给予更昔洛韦抗病毒治疗，5mg/（kg·次），每12h 1次，静脉滴注。治疗过程中应注意更昔洛韦的药物副作用。

（魏　兵　周　楠）

第5节 神经系统疾病

一、化脓性脑膜炎

化脓性脑膜炎是指软脑膜受到病原微生物（多为细菌）直接侵犯所引起的炎症性反应。是小儿时期较为常见的神经系统感染，有较高的死亡率，也常留有神经系统后遗症，因此，早期诊断对降低死亡率及减少后遗症至关重要。

【诊断要点】

常有前驱感染病史，如上呼吸道感染、肺炎及各种化脓性感染、脐炎、腹泻、败血症等。典型的神经系统表现主要为脑膜刺激征，包括颈强、克氏征和布氏征等以及颅内压增高、偏瘫、感觉异常、惊厥及意识障碍等。血常规示，白细胞增高，以中性粒细胞为主。主要依靠腰穿检查，压力增高，外观浑浊或呈脓性，细胞数增高，可达1×10^9/L甚至更高，以中性粒细胞为主，糖定量明显减少，氯化物偏低或正常。

【急救措施】

对怀疑本病者，应及早应用抗生素治疗，选择敏感，能透过血—脑屏障的抗生素，如头孢曲松，100mg/（kg·d），静脉输液，1次/d，应及早、足量、足疗程。需要注意一般对症治疗，维持水电解质及酸碱平衡。需要降低颅内压治疗，首选20%甘露醇，0.5～1.0g/kg，根据病情需要选用6h 1次、8h 1次、12h 1次。还应适时使用利尿药，呋塞米：1mg/kg，静脉注射。另外，要止惊治疗，对于惊厥者，首选5%水合氯醛，1～2mL/kg，灌肠。或地西泮1mg，肌肉注射。频抽不止者，可用5%水合氯醛、地西泮或苯巴比妥。对于重症脑炎，可应用地塞米松0.6mg/（kg·d），静脉输液，分4次，3～4d，可减少脑积水等后遗症。

二、病毒性脑炎

病毒性脑炎的临床表现多种多样，大多同时累及脑膜，以急性无菌性脑膜炎或脑炎多见，除少数病毒外，病毒性脑炎的治疗缺乏特效方法。

【诊断要点】

该病1～4周前常有呼吸道感染或消化道症状。起病一般较急，婴幼儿常以嗜睡或惊厥为首发症状。年长儿常出现头痛、呕吐、嗜睡、精神行为异常、性格改变、不同程度意识障碍、惊厥、肢体运动障碍、共济失调、不自主运动增多等。查体可有颅内压增高表现，如前囟饱满、张力增高、球结膜水肿等。可有脑膜刺激征如颈强阳性、布氏征阳性、克氏征阳性。病理反射阳性如巴氏征阳性、掌颏反射阳性等。血常规白细胞一般正常，以淋巴细胞为主，脑脊液外观清亮，压力增高，细胞数正常或轻度增高，个别高达0.3×10^9/L左右，以淋巴细胞为主，糖和氯化物正常，蛋白定量正常或轻度升高。病毒抗体测定阳性。

【急救措施】

积极控制脑水肿及颅高压，严格限制液体，首选20%甘露醇，0.5～1.0g/kg，根据病情需要选用6h 1次、8h 1次、12h 1次。还应适时使用利尿药，呋塞米：1mg/kg，静脉注射。对于惊厥者，首选5%水合氯醛，1～2mL/kg，灌肠。或地西泮1mg，肌肉注射。以控制惊厥。另外，可根据病情适当选择抗病毒制剂。对于重症脑炎，可应用地塞米松0.4～0.5mg/（kg·d），静脉输液，每日2～3次，3～5d，继之泼尼松减量8～12周可减少脑积水等后遗症。

三、结核性脑膜炎

结核性脑膜炎，是由结核杆菌所引起的中枢神经系统感染，是小儿结核病中最严重的病型，多发生于初感结核后1年内，尤其是3～6个月。

【诊断要点】

常伴有性情的改变，如暴躁、易怒等。结脑可分为以下3期，Ⅰ期：无特异性症状和体征、无意识模糊、无神经系统功能受损；Ⅱ期：脑膜刺激征、轻度神经系统功能受损（如脑神经麻痹）、运动功能异常；Ⅲ期：惊厥或抽搐、昏睡或昏迷、严重神经系统功能受损（如轻瘫或全身麻痹）。血常规示白细胞一般正常，血沉增快，脑脊液外观清亮，静置24h，可出现一白色薄膜，压力增高，细胞数正常或轻度增高，糖定量降低，氯化物增高，蛋白定量正常或轻度升高。

【急救措施】

结核性脑膜炎，需要规范抗结核治疗，以早期、联合、规范、足疗程为原则。强化治疗：异烟肼：10mg/（kg·d），（<300mg/d），利福平：10～20mg/（kg·d），（<450mg/d），1次/d，顿服，吡嗪酰胺：15～30mg/（kg·d），（<750mg/d），链霉素：15～20mg/（kg·d）肌肉注射，（<750mg/d）；持续3～4个月。巩固治疗：继续用异烟肼1～2年，联合利福平或乙胺丁醇9～12个月。在抗结核治疗基础上，可予患儿激素治疗，常用泼尼松1～2mg/（kg·d），（<60mg/d），4周后逐渐减量，疗程8～12周。控制颅内压及控制惊厥（详见化脓性脑膜炎相应处理方法）。

四、热性惊厥

热性惊厥是指年龄在3个月到5岁的小儿体温在38℃以上发生的惊厥，并排除了颅内感染或其他明确原因，且过去没有癫痫病史，无中枢神经系统损伤或严重智力低下。

【诊断要点】

（1）疾病初期，体温骤升期出现的惊厥，先出现发热后惊厥，体温超过38℃，多呈全身性强直—阵挛性发作，少数也可有其他发作形式，如肌阵挛、失神等，持续数秒至10min，部分可持续至0.5h，可伴有发作后短暂嗜睡。发作后除原发疾病外，一切恢复正常，无神经系统异常。

（2）脑脊液检查无异常，血液生化检查除外低血糖、低血钙、低血镁及低血钠或酸中毒等。

（3）头颅CT及MRI检查除外颅内占位及先天性脑发育疾病等。

【急救措施】

对症支持治疗：积极退热，可给予口服退热药或温水擦浴，治疗原发病，抽搐发作时需保持呼吸道通畅、吸氧。对于抽搐患者，大部分患儿惊厥持续时间较短，很快可自行缓解，及时治疗原发病及口服退热药物，多数惊厥不再复发，故可不用止痉药物。对于不能自行缓解者，需止抽治疗，水合氯醛灌肠维持时间较短，10%水合氯醛0.5mg/kg，若抽搐再次发作，可于4~6h后再次给药。若出现惊厥持续状态或抽搐频繁，可给予苯巴比妥治疗，需注意呼吸抑制等副作用。对于复杂性高热惊厥或频繁高热惊厥可长期口服AED控制发作。疗程一般至3~4岁。服药期间需注意药物不良反应。

（魏　兵　朱俊丞）

第6节　内分泌系统疾病

一、儿童糖尿病

糖尿病是由于胰岛素绝对缺乏或相对缺乏而造成的糖、脂肪、蛋白质代谢紊乱症，分为原发性和继发性两类。原发性糖尿病分为：①1型糖尿病：由于胰岛素β细胞破坏，胰岛素分泌绝对不足所造成，必须使用胰岛素治疗；②2型糖尿病：由于胰岛素β细胞分泌胰岛素不足或靶细胞对胰岛素不敏感导致；③青年成熟期发病型糖尿病：是一种罕见的遗传性β细胞功能缺陷症，属常染色体显性遗传。继发性糖尿病大多由一些遗传综合征和内分泌疾病所引起。

【诊断要点】

1. 症状

患儿有口渴、消瘦、遗尿和不明原因的脱水、酸中毒症状。

2. 实验室检查

（1）尿糖：定性一般阳性；糖尿病伴有酮症酸中毒时尿酮体呈阳性。

（2）血糖：有典型症状并在出生后任意时刻血糖 $\geq$ 11.1mmol/L；空腹血糖（FPG）$\geq$ 7.0mmol/L；2h口服葡萄糖耐量试验（OGTT）血糖水平 $\geq$ 11.1mmol/L。

（3）血脂：血清胆固醇、三酸甘油酯和游离脂肪酸明显增加。

（4）血气分析：pH<7.30，HCO_3^-<15mmol/L，有代谢性酸中毒存在。

（5）糖化血红蛋白：HbA_{1C}<7.5%提示治疗良好，7.5%~9%提示控制一般，HbA_{1C}>9%时表示血糖控制不理想。

【急救措施】

1. 糖尿病酮症酸中毒治疗

（1）液体治疗：纠正脱水/酸中毒和电解质紊乱。第1h 0.85%氯化钠溶液按20mL/kg（最大量1000mL）快速静脉滴注纠正血容量、改善循环和肾功能；第2~3h，0.45%氯化钠溶液按10mL/kg静脉滴注；当血糖<17mmol/L后改用含有0.2%氯化钠的5%葡萄糖液静脉滴注。患儿排尿后注意补钾，按每日2~3mmol/kg补充；在pH<7.10，HCO_3^-<12mmol/L时，开始按2mmol/kg给予1.4%碳酸氢钠静脉滴注，先用半量，当血pH $\geq$ 7.20即停用。

（2）胰岛素治疗：先0.1U/kg静脉推注，再加入等渗盐水250mL按0.1U/（kg·h）静脉滴入。

2. 长期治疗

（1）饮食管理，每日总热能：1000+[年龄×（80~100）]；早、中、晚餐各占总热量的1/5、2/5、2/5。

（2）胰岛素治疗：用量：轻症每日0.5~1.0U/kg；出现明显临床症状及酮症恢复期开始治疗时胰岛素需要量往往大于1U/kg（表12-6-1）。

用法：NPH和RI按2∶1或3∶1混合；RI和PZI按3∶1或4∶1混合，每日早餐前30min注射2/3总量，晚餐前30min注射1/3总量。

剂量调整：2~3d调整1次，直至尿糖不超过++；血、尿糖稳定。

表12-6-1　胰岛素的种类和作用时间

胰岛素种类	开始作用时间（h）	作用最强时间（h）	作用最长时间（h）
短效RI	0.5	3~4	6~8
中效NPH	1.5~2	4~12	18~24
长效PZI	3~4	14~20	24~36

（3）运动治疗。

（4）宣教和健康管理。

（5）预防并发症。

【说明】

胰岛素泵的应用：①用法：多选用短效胰岛素，0.5~1.0U/（kg·d），将全日量按1:1分为基础量和餐前追加量两部分，日间（7时至21时）和夜间（21时至次日7时）两个阶段，日夜间基础量之比为2:1，餐前追加量按早、中、晚3餐平均分配，于每次餐前输注。②胰岛素泵用于治疗酮症酸中毒，剂量为0.05~0.1U/（kg·h），当酸中毒被纠正，尿酮体转阴，剂量调整至0.5~1.0U/（kg·d）。③长期佩戴胰岛素泵的患儿，注意注射局部的消毒和卫生。

二、先天性甲状腺功能减退症

先天性甲状腺功能减退症是由于甲状腺激素合成不足所造成的疾病，以体格和智力发育障碍为特征，分为散发性甲状腺功能减退症和地方性甲状腺功能减退两类。

【诊断要点】

1. 临床表现

新生儿甲状腺功能减退症：有母孕期胎动少、过期产、出生体重较大、生理性黄疸延迟、喂养困难、少哭、少动、腹胀、便秘、体温不升、皮肤花纹、心音低钝、心率慢、囟门增大等表现。

典型甲状腺功能减退症：特殊面容：头大、颈短、皮肤苍黄、干燥粗糙、毛发稀少、面部黏液水肿、眼距宽、眼裂小、鼻根平、口唇厚、舌大而宽厚、常伸出口外。身材矮小、体态不均匀、四肢短、躯干长。神经系统功能障碍：智力低下，发育落后于正常儿童。生理功能低下：对周围事物反应差，动作缓慢。

2. 实验室检查

（1）新生儿筛查：生后72h内足跟血测定干血滤纸片TSH检测原发性甲状腺功能减退症和高TSH血症。

（2）血清TSH明显增高，FT_4降低，FT_3可降低可正常。

（3）骨龄测定明显落后。

（4）其他如基础代谢率降低，轻度贫血，血胆固醇、甘油三酯升高，甲状腺B超可见发育不良或缺如，少许可有肿大。

【急救措施】

（1）补充左甲状腺素钠: 初始剂量: 新生儿$10 \sim 15 \mu g/ (kg \cdot d)$；婴儿$6 \sim 8 \mu g/ (kg \cdot d)$；儿童$5 \mu g/ (kg \cdot d)$。

（2）甲状腺干粉片剂:

初始剂量：婴儿$5 \sim 10 mg/d$；儿童$10 \sim 20 mg/d$。

调整药量：间隔$1 \sim 2$周加$5 \sim 10 mg/d$，直至临床症状改善，血清T_4、TSH正常。

维持量：1岁以下$20 \sim 40 mg/d$，$1 \sim 3$岁$30 \sim 60 mg/d$，$3 \sim 6$岁$60 \sim 80 mg/d$，$6 \sim 9$岁$80 \sim 100 mg/d$。

（3）给予各种维生素保证生长发育的需要。

（4）供给足够的营养及进行智力训练。

（5）随访，治疗开始时，每2周随访1次，血清TSH和T_4正常后，每3个月1次，服药$1 \sim 2$年后，每6个月1次。

三、甲状腺功能亢进症

甲状腺功能亢进症指甲状腺呈高功能状态，其特征有甲状腺肿大、突眼症、基础代谢率增加和自主神经系统的失常。

【诊断要点】

多发病缓慢，发病前半年，较大儿童常有注意力不集中、记忆力差、学习成绩下降和性情改变。

（1）交感神经兴奋性增加如食欲亢进、易饥饿、消瘦、怕热、多汗、心悸。多数患儿易激动、兴奋、多语、骨质疏松、性发育缓慢、月经紊乱。

（2）甲状腺肿大。

（3）眼球不同程度突出、眼裂增宽、畏光、流泪等。

（4）新生儿期甲状腺功能亢进，大多在3个月内恢复。

（5）T_3、T_4升高，同时伴TSH下降。

【急救措施】

1. 抗甲状腺药物

（1）全量期：甲巯咪唑开始用量$0.4 \sim 0.7 mg/ (kg \cdot d)$，总量不超过$30 mg/d$，2周后无好转加大到$1 \sim 1.5 mg/ (kg \cdot d)$，分3次口服，服药2周测1次甲状腺功能。

（2）减药期：待甲状腺功能正常后，减掉全量的1/3或1/2，即$0.2 \sim 0.3 mg/ (kg \cdot d)$，每2周复查甲状腺功能，继续减量，疗程$1 \sim 3$个月。

（3）持续用药期：减到能维持甲状腺功能正常的最小有效药量即维持用药量，疗程4～5年。需每3个月复查1次甲状腺功能。

2. 辅助药物治疗

（1）如出现甲低症状，甲状腺片30～60mg/d，并酌情减少抗甲状腺药物。

（2）心率增快者，普萘洛尔0.5～0.1mg/（kg·d），分3次口服，喘息、心脏传导阻滞者禁用。

（3）对症治疗。

3. 突眼治疗

轻度凸眼不需治疗。恶性突眼用维生素B_6及泼尼松每日1～2mg/kg。

（魏　兵　王雪娜）

第7节　泌尿系统疾病

一、泌尿道感染

泌尿道感染是病原体直接侵入尿路，在尿液中生长繁殖，并侵犯尿路黏膜或组织而引起的炎性损伤。按病原体侵袭的部位不同，分为肾盂肾炎、膀胱炎、尿道炎。肾盂肾炎又称上尿路感染；膀胱炎及尿道炎合称下尿路感染。由于儿童时期感染局限在尿路某一部位者较少，且临床上又难以准确定位，故常不加区别统称为泌尿道感染。可根据有无临床症状，分为症状性泌尿道感染和无症状性菌尿。

【诊断要点】

（1）急性尿路感染（病程多在6个月之内）：表现为发热、体重不增、拒奶、腹痛、腹泻、黄疸、嗜睡和惊厥，年长儿可表现为尿频、尿急、尿痛。

（2）慢性尿路感染（病程多在6个月以上）：可间断出现发热、脓尿或菌尿，反复发作者有贫血、乏力、腰痛、生长发育迟缓，重者肾实质损害，出现肾功能不全及高血压。

（3）尿常规：清洁中段尿离心沉渣镜检白细胞≥5个/HP，或白细胞成堆、白细胞管型。尿涂片找细菌：取1滴混匀新鲜尿置玻片上烘干，革兰染色，每油镜视野≥1个。尿培养：清洁中段尿培养菌落计数＞10^5菌落数/mL。

（4）无症状性菌尿：连续2次清洁中段尿培养，2次菌落数＞10万/mL，且为同一菌株；一次清洁中段尿培养菌落数＞10^5/mL，尿沉渣白细胞数＞10个/HP；耻骨联合上膀胱穿刺尿培养有致病菌生长。

（5）影像学检查：检查泌尿系有无畸形、慢性肾损害或肾瘢痕情况；辅助上尿路感染的诊断。常用的影像学检查有肾脏和尿路超声检查（USG）、VCUG和DMSA等。

【急救措施】

1. 首次感染

（1）一般处理：急性期卧床休息，鼓励患儿多饮水增加尿量，女童需注意外阴部清洁卫生。

（2）对症处理：解热镇痛药、碳酸氢钠（尿路刺激症状重时）。

（3）抗菌药物选择：①肾盂肾炎应选择血浓度高的药物。膀胱炎应选择尿浓度高的药物；②对肾功能损害小的药物；③根据尿培养及药敏选择抗生素；④药物在肾组织、尿液、血液中均有较高的浓度；⑤广谱强效杀菌，且不易耐药；⑥无药敏结果时，推荐使用二代以上头孢菌素。

（4）疗程：

上尿路感染：疗程7~14d。①≤3月龄：全程静脉抗生素7~14d；②＞3月龄：静脉2~4d后改为口服。

*48h后评估临床症状，尿化验。若未能达到预期效果，重新留取尿培养。

*如治疗满疗程，但影像学检查未完成，继续小剂量（1/4~1/3量）抗生素口服至检查显示无反流及畸形。

下尿路感染：①口服抗生素7~14d（标准疗程）；②口服抗生素2~4d（短疗程）。

*48h后评估临床症状，尿化验。若未能达到预期效果，重新留取尿培养。

2. 复发性感染

（1）急性发作期同上（疗程10~14d）。

（2）急性期控制后需预防性应用抗生素治疗：选择敏感抗生素治疗剂量的1/3量睡前顿服。

*预防性治疗期间出现尿路感染，需更换其他抗生素。

二、急性肾小球肾炎

急性肾小球肾炎（简称急性肾炎）广义上是指一组不同病因导致的感染后免疫反应引起的急性弥散性肾小球炎性病变，临床主要表现为急性起病、水肿、少尿、血尿和不同程度蛋白尿、高血压或肾功能不全。绝大多数由链球菌感染后引起，故又称急性链球菌感染后肾炎；其他病原体（如葡萄球菌、肺炎球菌、柯萨奇病毒4、埃可病毒9、流感病毒以及腮腺炎病毒、原虫或肺炎支原体等）也可引起急性肾炎。

【诊断要点】

（1）起病前1～3周有上呼吸道感染史（链球菌前驱感染史）或皮肤感染史。

（2）急性起病，水肿、少尿、血尿（可伴不同程度蛋白尿）、高血压。

（3）尿检有蛋白、红细胞和管型（透明管型、颗粒管型、红细胞管型）；急性期血清C3下降，伴或不伴抗链球菌溶血素"O"（ASO）升高。

【急救措施】

（1）急性期绝对卧床休息2～3周，至肉眼血尿消失、水肿消退、血压正常方可下床轻微活动，血沉接近正常可恢复上学，尿沉渣红细胞绝对计数正常后可恢复正常活动。

水肿及高血压者限制水、钠摄入，食盐以60mg/（kg·d）为宜。氮质血症者限制蛋白质入量，给予优质动物蛋白0.5 g/（kg·d）。

（2）疾病初期或病灶细菌培养阳性者，选用青霉素彻底清除病灶中的残存细菌，消除抗原，用青霉素5万～10万U/（kg·d），分2次肌肉注射或静脉滴注，疗程10～14d。

（3）利尿：口服氢氯噻嗪每次1～2mg/kg，2～3次/d。少尿及循环充血明显者给予呋塞米每次1mg/kg，静脉注射，必要时4～6h 1次，静脉注射剂量过大时可有一过性耳聋。

（4）凡经休息，控制水盐、利尿而血压仍高者均应用降压药物，首选硝苯地平，开始剂量每次0.25～0.5mg/kg，最大剂量每次1mg/kg，口服或舌下含服，3次/d。其次卡托普利，初始剂量为0.2～1.5 mg/（kg·d），最大剂量5～6 mg/（kg·d），分3次口服。与硝苯地平交替使用降压效果更佳。

（5）合并高血压脑病或急性心力衰竭时需送医院急救。高血压脑病时应用硝普钠静脉滴注，5mg硝普钠溶于5%葡萄糖溶液100mL中，开始1μg/（kg·min），滴速8～10滴/min，1～5min后视血压情况调整滴速，<1μg/（kg·min）需用墨纸包裹滴瓶，以避免药物遇光分解。心力衰竭时静脉注射呋塞米（按每次1～2mg/kg），必要时加用毛花苷C（西地兰）静脉缓慢注入，18～24h内达饱和量。有惊厥者应及时止痉，持续抽搐者首选地西泮，按每次0.3mg/kg，总量不大于10mg，缓慢静脉注射。如在静脉注射苯巴比妥钠后再静脉注射地西泮，应注意发生呼吸抑制的可能。

三、肾病综合征

肾病综合征是由于肾小球基膜通透性增加，导致血浆内大量蛋白质从尿中丢失而引起的临床综合征。主要表现为大量蛋白尿、低白蛋白血症、高脂血症、明显水肿。小儿时期绝大多数为原发性肾小球疾病所致。

【诊断要点】

（1）大量蛋白尿：1周内3次尿蛋白定性（+++ ~ ++++）；或随机或晨起尿尿蛋白/肌酐（mg/mg）≥3.0；24h尿蛋白总量＞50mg/kg。

（2）低蛋白血症：血浆白蛋白＜25g/L。

（3）高脂血症：血浆总胆固醇＞5.7mmol/L。

（4）不同程度水肿。

【急救措施】

（1）剂量：诱导缓解阶段：足量泼尼松2mg/（kg·d）（最大量60mg/d），分3次口服，尿蛋白转阴后改为晨起顿服，疗程6周。巩固维持阶段：隔日晨顿服2mg/kg（最大量60mg/d），共6周，然后逐渐减量。每2 ~ 4周减2.5 ~ 5mg，当减至20mg/d左右时，症状易复发，应更加缓慢减量，最后以最小有效剂量（10mg/d）再维持半年左右或更长。初发肾病综合征的激素治疗须足量和足疗程，可降低发病后1 ~ 2年复发率。

（2）利尿剂用于高度水肿，合并胸腹水、高血压、激素不敏感者。激素敏感病例用药7 ~ 10d后可出现利尿。用法：氢氯噻嗪0.5 ~ 1.5mg/（kg·d），分3次口服；螺内酯1 ~ 3mg/（kg·d），分2 ~ 3次口服；呋塞米每次1 ~ 2mg/kg，肌肉注射或静脉注射。应用时密切观察出入量和电解质平衡。利尿剂无效或血浆蛋白过低者，可先扩容继而利尿，采用低分子右旋糖酐每次5 ~ 10mL/kg或白蛋白每次0.5 ~ 1mg/kg，静脉滴注，输毕即给予呋塞米。

（3）对类固醇激素耐药、频繁复发的患者，可加用免疫抑制剂，常用药物为环磷酰胺，2 ~ 2.5mg/（kg·d）（每次不超过200mg/kg）静脉冲击疗法，疗程8 ~ 12周溶于100 ~ 200mL生理盐水，1 ~ 2h内静脉滴入，连用2d为1个疗程，2 ~ 4周重复；继以水化疗法，每天不少于20mL/kg液体，累计总量150 ~ 200mg/kg。

（魏　兵　杨　明）

第8节　血液系统疾病

一、营养性缺铁性贫血

本病是小儿最常见的一种贫血，发病高峰年龄为6个月至2

岁。营养性缺铁性贫血是由于机体对铁的摄入不足、需要量增加或丢失过多造成体内储铁缺乏，导致血红蛋白合成减少所致。临床上以小细胞低色素性贫血、血清铁蛋白减少和铁剂治疗有效为特点。儿童发生贫血，一方面是由于生长发育过快，营养需要量增加；另一方面则是由于食物搭配不合理，影响铁的吸收；或是由于食物中的铁含量较低，使摄入铁量不足。另外，早产、双胎、低体重等也是贫血的高发因素。

【诊断要点】

在新生儿期血红蛋白<145g/L，1~4个月时<90g/L，4~6个月时<100g/L，6个月至6岁时<110g/L，6~14岁时<120g/L者为贫血。

贫血程度根据外周血血红蛋白含量或红细胞数可分为4度：①血红蛋白（Hb）从正常下限至90g/L者为轻度；②60~90g/L者为中度；③30~60g/L者为重度；④<30g/L者为极重度。新生儿Hb为144~120g/L者为轻度，90~120g/L者为中度，60~90g/L者为重度，<60g/L者为极重度。

1. 临床表现

（1）一般表现：皮肤黏膜苍白，以唇、口腔黏膜及甲床较明显。易疲乏，不爱活动。年长儿可诉头痛、眼前发黑、耳鸣等。

（2）髓外造血表现：由于髓外造血，肝、脾可轻度肿大；年龄愈小、病程愈久、贫血愈重，肝脾大愈明显。

（3）消化系统症状：食欲减退，少数有异食癖；可有呕吐、腹泻，出现口腔炎、舌炎或舌乳头萎缩；重度可出现萎缩性胃炎或吸收不良综合征。

（4）神经系统症状：烦躁不安或萎靡不振，精神不集中、记忆力减退，智力多数低于同龄儿。

（5）心血管系统症状：明显贫血时心率增快，严重者心脏扩大甚至发生心力衰竭。有的可以出现心脏柔和杂音。

（6）其他：因细胞免疫功能降低，常易合并反复上呼吸道感染。可因上皮组织异常而出现反甲。

2. 实验室检查

（1）外周血象：血红蛋白降低比红细胞数减少明显，呈小细胞低色素性贫血。外周血涂片可见红细胞以小细胞为主，中央淡染区扩大。平均血细胞比容<80fl，平均红细胞血红蛋白量<26pg，平均红细胞血红蛋白浓度<0.31。网织红细胞数正常或轻度减少。白细胞、血小板一般无改变。

（2）骨髓象：呈增生活跃，以中、晚幼红细胞增生为主。粒细胞和巨核细胞系一般无明显异常。骨髓铁可染：骨髓涂片用普鲁士蓝染色镜检，缺铁时细胞外铁粒减少，铁粒幼细胞数亦可减少（<15%）。

（3）血清蛋白：可较敏感地反映体内贮存铁情况，在缺铁的ID期即已降低，IDE和IDA期降低更明显，因而是诊断缺铁ID期的敏感指标。

（4）红细胞游离原卟啉（FEP）：红细胞内缺铁时FEP不能完全与铁结合成血红素，血红素减少又反馈性地使FEP合成增多，未被利用的FEP在红细胞内堆积，导致FEP值增高，提示细胞内缺铁。如血清铁蛋白（SF）值降低、FEP升高而未出现贫血，这是缺铁IDE期的典型表现。

（5）血清铁（SI）、总铁结合力（TIBC）和转铁蛋白饱和度（TS）：这3项检查反映血浆中铁含量，通常在IDA期才出现异常，但其生理变异大，并且在感染、恶性肿瘤、类风湿关节炎等疾病时也可降低。

【急救措施】

主要原则为去除病因和补充铁剂。

（1）一般治疗：加强护理，保证充足睡眠；避免感染，如伴有感染者应积极控制感染；重度贫血者注意保护心脏功能。根据患儿消化能力适当增加含铁质丰富的食物，注意饮食的合理搭配，以增加铁的吸收。

（2）去除病因：对饮食不当者应纠正不合理的饮食习惯和食物组成，有偏食习惯者应予以纠正。如有慢性失血性疾病，如钩虫病、肠道畸形等，应予及时治疗。

（3）铁剂治疗：铁剂是治疗缺铁性贫血的特效药，若无特殊原因，应采用口服给药；二价铁盐容易吸收，故临床均选用二价铁盐制剂。常用的口服铁剂有硫酸亚铁、葡萄糖酸亚铁、多糖铁复合物等，口服铁剂的剂量为元素铁每日4~6mg/kg，分3次口服，一次量不应超过元素铁1.5~2mg/kg。同时服用维生素C，可增加铁的吸收。牛奶、茶、咖啡及抗酸药等与铁剂同服均可影响铁的吸收。

（4）注射铁剂：注射铁剂较容易发生不良反应，甚至可发生过敏性反应致死，故应慎用。

（5）铁剂治疗后反应：口服铁剂12~24h后，红细胞内含铁酶开始恢复，烦躁等精神症状减轻，食欲增加。网织红细胞于服药2~3d后开始上升，5~7d达高峰，2~3周后下降至正常。治疗1~2周后血红蛋白逐渐上升，通常于治疗3~4周达到正常。如3周内血红蛋白上升不足20g/L，注意寻找原因。如治疗满意，血红蛋白恢复正常后再继续服用铁剂6～8周，以增加铁的储存。

（6）必要时输红细胞。

二、免疫性血小板减少性紫癜

免疫性血小板减少性紫癜（ITP）是小儿最常见的出血性疾病。其特点为自发性出血、血小板减少、出血时间延长和血管收缩不良、骨髓中巨核细胞的发育受到抑制。ITP的发病与病理免疫有关。ITP临床以皮肤黏膜或内脏出血为主要表现，严重者可有其他部位出血或鼻出血、牙龈渗血、严重吐血、咯血、便血、尿血等症状，并发颅内出血是本病的致死病因。

【诊断要点】

1. 临床表现

（1）发病前1～3周常有前驱感染病史。如上呼吸道感染、传染性单核细胞增多症等，偶亦见于接种麻疹减毒活疫苗或接种结核菌素之后发生。发疹前可无任何症状。

（2）皮肤和黏膜自发性出血，多为针尖样大小的皮内或皮下出血点，或为瘀斑和紫癜，少见皮肤出血斑和血肿。皮疹分布不均，通常以四肢为多。

（3）颅内出血少见，如一旦发生，则预后不良。

（4）出血严重者可致贫血，肝脾偶见轻度肿大，淋巴结不肿大。

2. 实验室检查

（1）外周血象：血小板计数明显减少，出血轻重与血小板数多少有关。失血较多时可致贫血，白细胞数正常。出血时间延长，凝血时间正常，血管收缩不良。血清凝血酶原消耗不良。

（2）骨髓象：骨髓巨核细胞增多或正常，有成熟障碍。成熟障碍主要表现为幼稚型和（或）成熟型无血小板释放的巨核细胞比例增加，巨核细胞颗粒缺乏，包浆少。

（3）血小板相关抗体测定：PAIgG、PAIgM和PAIgA增高，其他免疫性疾病亦可增高。

（4）其他：束臂试验阳性，慢性ITP患者的血小板黏附和聚集功能可以异常。

3. 诊断和分型

根据病史、临床表现和实验室检查，即可做出诊断。

临床上主要根据病程长短将本症分为三型：＜3个月为新诊断，3～12个月为持续型，＞12个月为慢性型。

【急救措施】

（1）一般治疗：急性期尽量减少活动，避免外伤，应积极预防及控制感染，避免服用影响血小板功能的药物。

（2）糖皮质激素：常用泼尼松，剂量为每日1.5~2mg/kg，分3次口服，出血严重者可用冲击疗法。

（3）大剂量静脉丙种球蛋白：常用剂量为0.4g/kg，连续5d静脉滴注；或每次1g/kg静脉滴注，必要时次日可再用1次；以后每3~4周1次；副作用少，偶有过敏反应。

（4）血小板输注：一般不主张输血小板，在发生颅内出血或急性内脏出血，危及生命时才输血小板，并同时给予大剂量肾上腺皮质激素，以减少输入血小板。

（5）脾切除。

（6）免疫抑制药：免疫抑制药常用于慢性型ITP，其副作用较多，应用过程中应密切观察。

（魏　兵　焦绪勇）

第9节　结缔组织病

一、小儿风湿热

风湿热是常见的危害学龄期儿童生命和健康的主要疾病之一。其病变是全身性结缔组织的非化脓性炎症，主要侵犯心脏和关节，其他器官（如脑、皮肤、浆膜、血管等）均可受累，但以心脏受累最为严重且常见。好发年龄为6~15岁。一年四季均可发病，以冬春多见，无性别差异。

【诊断要点】

发病前1~5周有链球菌性咽峡炎病史。

（1）主要表现：心肌炎、多关节炎、舞蹈症、环形红斑、皮下小结。

（2）次要表现：发热、关节痛、红细胞沉降率增快、c-反应蛋白（CRP）阳性、P–R间期延长。既往风湿热史。

（3）链球菌感染证据：咽拭子培养A族链球菌阳性或快速链球菌抗原实验阳性；链球菌抗体滴度升高。近期有猩红热病史。

在确定链球菌感染证据的前提下，有2项主要表现或1项主要表现加2项次要表现即可诊断风湿热。

【急救措施】

（1）剂量：泼尼松1.5~2mg/（kg·d），（<69mg/d）分3次，口服，青霉素80万/次，（<3g/d）分2次，肌肉注射或静脉滴注。阿司匹林75~100mg/（kg·d），分4次，口服。

（2）有心肌炎时宜早期使用糖皮质激素。首选泼尼松治疗，至症状控制2~4周后，每周减量1次，每次递减5~10mg/d，总疗程8~12周。无心肌炎的患儿可用阿司匹林，2周逐渐减量，疗程4~8周。

（3）有充血性心力衰竭时应视为心肌炎复发，及时予大剂量糖皮质激素静脉注射，如氢化可的松或甲泼尼龙10~30mg/（kg·d），共1~3次，应慎用或不用洋地黄制剂。必要时吸氧、利尿和血管扩张剂治疗。舞蹈病时可用苯巴比妥、地西泮等镇静剂。关节肿痛时应予制动。

（4）清除链球菌感染：需给予足量青霉素，疗程10~14d。如青霉素过敏可用红霉素。

（5）注意卧床休息，有心肌炎者卧床休息2~3个月，伴心脏扩大者卧床休息6个月后可恢复正常活动。

（6）预防风湿热复发：肌肉注射苄星青霉素（长效青霉素）120万U，每4周肌肉注射1次，至少5年，最好持续至25岁，有风湿性心脏病者，宜终身用药物预防。青霉素过敏者改用红霉素类药物口服，每月口服6~7d。

二、皮肤黏膜淋巴结综合征

皮肤黏膜淋巴结综合征又称川崎病，其病因、发病机制不明，是一种以全身血管炎为主要病变的急性发热出疹性小儿疾病，多侵犯冠状动脉，部分患儿形成冠状动脉瘤，其中，少部分患儿冠状动脉可发生狭窄或栓塞，甚至导致心肌梗死。四季均可发病。婴幼儿多见。

【诊断要点】

（1）不明原因发热持续5d以上。

（2）主要症状：①四肢变化：急性期掌跖红斑，手足硬性水肿；恢复期指（趾）端膜状蜕皮；②多形性红斑，但无水疱及结痂；③双侧眼结膜充血，非化脓性；④唇充血皲裂，口腔及咽部黏膜弥散充血，舌乳头呈杨梅舌；⑤颈部非化脓性淋巴结肿大。符合（1）及（2）中主要症状4项以上者即可诊断。⑥若二维超声心动图或冠状动脉造影查出冠状动脉瘤或扩张，则4条主要症状阳性即可确诊。

※若患儿处于婴儿期，有典型冠状动脉病变，仅具有2~3条主要症状，应考虑为不典型病例。

【急救措施】

（1）阿司匹林为治疗本病的首选药物，具有抗感染、抗血小板作用。口服剂量为30~50mg/（kg·d），热退后逐渐减量，减至3~5mg/（kg·d），维持6~8周。

（2）丙种球蛋白目前多主张早期（发病10d内）应用，剂量为1g/（kg·d），静脉滴注，连用2d。

（3）糖皮质激素因可促进血栓形成，而发生冠状动脉瘤和影响冠状动脉病变修复，故不宜单独使用。除非并发严重心肌炎并持续高热的重症病例，可联合应用泼尼松和阿司匹林治疗，泼尼松剂量为2mg/（kg·d），用药2~4周。

（4）双嘧达莫（潘生丁）可抑制磷酸二酯酶而产生抗血小板作用，通常剂量为3~5mg/（kg·d），分2~3次口服，因抗血小板作用较弱，目前不主张单独使用。

（5）对症治疗：补充液体、护肝、控制心力衰竭、纠正心律失常等，有心肌梗死时应及时进行溶栓治疗。

三、幼年特发性关节炎

幼年特发性关节炎（JIA）是儿童时期（＜16岁）常见的风湿性疾病，以慢性关节炎为其主要特征，并伴有全身多系统损害，也是造成小儿致残和失明的首要病因。临床主要表现为长期不规则发热、皮疹、淋巴结肿大，还可伴有肝、脾、胸膜和心包等内脏损害，且迟早会出现关节炎症状。反复发作可致关节畸形和功能丧失。

【诊断要点】

（1）全身型：持续弛张高热大于2周，随体温升降而隐现的皮疹和关节炎，可合并心包炎，心肌炎，肝、脾、淋巴结肿大等，白细胞计数升高（＞15×10^9/L）和贫血；类风湿因子（RF）阴性。

（2）多关节型（RF阴性）：关节炎持续6周以上，全身症状较轻，发病最初6个月内受累关节≥5个，RF阴性。

（3）多关节型（RF阳性）：关节炎持续6周以上，全身症状较轻，发病最初6个月内受累关节≥5个，RF阳性。

（4）少关节型：关节炎持续6周以上，发病最初6个月内受累关节为1~4个，常无全身症状，可伴有虹膜睫状体炎。可分为两个亚型：①持续性少关节型：整个疾病过程中受累关节数≤4个；②扩展性少关节型：病程6个月后受累关节数≥5个。

（5）银屑病性关节炎：具备关节炎合并银屑病，或关节炎合并以下至少2项：①指（趾）炎；②指（趾）甲凹陷或指（趾）甲脱离；③一级亲属患银屑病。

（6）与附着点炎症相关的关节炎：关节炎和附着点炎症，或关节炎或附着点炎症伴以下至少2项：①骶髂关节压痛或炎症性腰骶部疼痛或既往有上述疾病；②HLA-B27阳性；③8岁以后发病的男性关节炎患儿；④急性（症状性）前葡萄膜炎；⑤亲属中有强直性脊柱炎、与附着点炎症相关的关节炎、伴炎症性肠病的骶髂关节炎、瑞特综合征或急性前葡萄膜炎病史。

（7）未分化的幼年特发性关节炎：指不完全符合任何一型关节炎的诊断标准或剔除标准或同时符合一型以上关节炎诊断标准。

【急救措施】

（1）非甾体抗炎药（NSAIDs）：双氯芬酸是一种新型强效消炎镇痛药，特点为药效强、不良反应少、个体差异小，可有效地控制全身性类风湿关节炎的发热并改善关节症状，剂量为每日 1~3mg/kg，分3~4次口服，长期服用无蓄积作用。副作用为胃肠道反应，肝、肾功能不全。有溃疡史患者慎用。

（2）病情缓解药（DMARDs）：通常需要加用改善病情的抗风湿药，如甲氨蝶呤（MTX）、柳氮磺胺嘧啶、来氟米特及羟氯喹等。这些药物需用2~3个月才显效，常与NSAIDs类合用。柳氮磺胺嘧啶，初用剂量为每天10mg/kg开始，每周增加10mg/kg，最大量为每天30~50mg/kg，约4周见效。毒副作用少，如轻度胃肠道反应、白细胞减少、皮疹等。可持续使用3个月或更长时间。

（3）糖皮质激素：若SoJIA患儿发热和关节炎未能为足量NSAIDs药物所控制时，可加服泼尼松0.5~1mg/kg，（<40mg/d）一次顿服或分次服用。一旦得到控制时即逐渐减量而停药。合并心包炎则需要大剂量泼尼松治疗，剂量为2mg/（kg·d），分3~4次口服，待控制后逐渐减量至停药，或甲基泼尼松龙冲击，剂量为10~30mg/kg，最大剂量不超过1000mg，每日1剂，连用3d，或隔日1剂，连用3剂后，改为泼尼松小剂量口服。

（4）免疫抑制剂：如环孢素A，维持剂量为2~3mg/（kg·d），分2次服用，定期查血常规和肝功能并检测血药浓度。其他免疫抑制剂可选用环磷酰胺和硫唑嘌呤，均需定期检查血常规和肝功能。

（5）生物制剂：TNF-α抑制剂（依那西普），该类药物抑制炎症反应作用稍差，而改善关节症状、减轻关节破坏的作用较强。

（6）中药制剂：白芍总苷作为辅助用药进行治疗。

（魏　兵　齐双辉）

第十三章

中毒急症

第1节　农药中毒

一、急性有机磷农药中毒

有机磷农药大多为具有蒜臭味的油状液体，少数为晶体。除敌百虫外，大多不溶于水，易溶于有机溶剂，在碱性条件下易分解失效，但敌百虫遇到碱则生成毒性更强的敌敌畏。有机磷农药是使用最广泛的一类高效杀虫剂，中毒发生率高，占急性农药中毒的首位。有机磷农药主要有剧毒类：甲胺磷、对硫磷等；高毒类：敌敌畏、氧化乐果等；中毒类：乐果等；低毒类：敌百虫、马拉硫磷等。

【诊断要点】

（1）病史：有自服或误服有机磷农药病史或有确切有机磷农药接触史。

（2）临床表现：急性中毒患者皮肤、呕吐物及呼吸气味均带有特征性蒜味，具有有机磷中毒特征性的毒蕈碱样症状、烟碱样症状或中枢神经系统症状。

（3）全血胆碱酯酶活性测定：急性中毒者均低于正常。

（4）急性中毒的分级：①轻度中毒：具有毒蕈碱样症状和中枢神经系统症状，胆碱酯酶活力在50%～70%；②中度中毒：除轻度中毒的症状外，可出现烟碱样症状。胆碱酯酶活性在30%～50%；③重度中毒：具备以上3种症状，程度加重，胆碱酯酶活力在30%以下。

【急救措施】

1. 急救原则

（1）迅速脱离有毒环境或清除毒物。

（2）有呼吸心搏骤停者立即进行心肺复苏。

（3）早期、足量应用解毒药物。

（4）积极处理并发症。

（5）对症支持治疗。

2. 急救措施

（1）切断毒源，清除毒物：立即脱离中毒现场，脱去被污染的衣物，用大量清水或肥皂水（敌百虫忌用肥皂水）清洗皮肤、黏膜、毛发。眼部污染可用清水冲洗10min，再用生理盐水冲洗，洗后可滴抗生素眼液或眼膏以防止感染。经口中毒者立即催吐或用大量清水洗胃。洗胃越早越彻底，预后越好，口服毒物超过24h不放弃洗胃，多次洗胃直至水清无味为止，洗胃后从胃管中注入硫酸钠或硫酸镁30～60g导泻，增加毒物的排出。早期血液灌流亦可增加毒物清除。

（2）解毒治疗：①抗胆碱药：首选阿托品，早期、足量、反复应用，迅速达到阿托品化。阿托品化后即减少阿托品单次剂量或延长间隔时间，并维持用药，防止阿托品过量或中毒。维持时间根据毒物量、胆碱酯酶值和病情来决定，一般3~7d。阿托品化表现为瞳孔较前扩大、口干、皮肤干燥，肺部啰音消失及心率加快（90~100次/min）等。瞳孔扩大、神志模糊、烦躁不安、抽搐、昏迷、尿潴留、心动过速、高热，提示有阿托品中毒，应停药观察。东莨菪碱又称中枢性抗胆碱药，首剂可静脉注射0.6~0.9mg，以后每次用0.3~0.6mg，与阿托品配伍时需减量。长托宁（盐酸戊乙奎醚），为新型M受体亚型选择性抗胆碱药，对M_2受体无明显作用，不引起心率增快。用法：肌肉注射，首剂用量，轻度中毒1~2mg，中度中毒2~4mg，重度中毒4~6mg。②胆碱酯酶复能剂：氯解磷定和解磷定。此类药物化学结构中含有肟基与酰化胆碱酯酶结合，使ACHE游离，恢复水解ACH的活力。因"中毒酶"易老化复能剂应早期配合阿托品使用，一般在中毒后72h内使用。应首剂足量给药，并维持一定的血药浓度。过量可产生一定的副作用。如眩晕、视力模糊、血压升高、癫痫样发作，甚至呼吸抑制，要引起重视。

二、百草枯中毒

百草枯化学名为1,1-二甲基-4,4联吡啶阳离子，是目前世界上使用最为广泛的除草剂之一，也是毒性最大的除草剂，中毒死亡率极高，文献报道死亡率达50%~75%。

【诊断要点】

1. 临床表现

（1）口服中毒者恶心、呕吐，咽部烧灼感，腹痛、腹泻、便血。咽部黏膜水肿、糜烂溃疡。经1~3d，出现咳嗽、气促、咯血、呼吸困难，以肺部症状最为突出，严重者出现肺水肿、ARDS而死。其他表现：5~8d出现消化道溃疡、出血、穿孔、肠麻痹；黄疸、发热等中毒性肝功能损害、肝坏死；中毒性心肌损害、心源性休克；少尿、急性肾衰竭；脑内出血，出现幻觉、抽搐等。较小剂量中毒早期可无明显症状，病程迁延至1~2周，出现肺部症状，发展为肺纤维化。

（2）其他：有头痛、头晕、肌肉痉挛等。皮肤接触后可引起局部炎症、红斑、水疱、溃疡。眼接触后可使结膜、角膜灼伤、眼部刺激症状。

2. 诊断

（1）有百草枯接触或误服史。

（2）肺损害及其他多器官功能损害。

（3）接触百草枯后的局部炎症反应。

（4）辅助检查：胸部X线早期示肺弥散性炎性浸润性病变，晚期纤维化，但缺乏特异性；其他血液生化检查等多项异常。尿中百草枯排出＞1mg/h，或血浆百草枯浓度＞0.1μg/mL为重度中毒。

【急救措施】

本病目前尚无特效解毒药，减少药物吸收和加速排泄是最为重要的措施，应及早、反复进行。

（1）误服者立即予以催吐、洗胃、灌肠、导泻。可先用活性炭悬液洗胃，利用百草枯遇土壤易分解的特点，用白陶土或黏土泥浆水反复洗胃，2～3次/d，持续数日。由于百草枯具有腐蚀性，洗胃时要分外小心。其他尚可做全胃肠道灌洗、硫酸镁导泻等。

（2）皮肤污染者立即用肥皂及清水清洗。

（3）除非血氧分压＜40mmHg，不要提高吸氧浓度，以免加重肺损伤。可应用呼气末正压通气（PEEP）减少肺内分流。

（4）早期采用血液灌流加血液透析、血浆置换等可降低毒物浓度，降低病死率。

（5）加强静脉补液和利尿剂应用，促进经尿排泄。可用呋塞米20～40mg，静脉注射，每6～8h 1次，维持2～3d。

（6）应用大剂量皮质激素、免疫抑制剂、大剂量维生素C、维生素E治疗，疗效尚难确定；动物实验还原型谷胱甘肽、复方丹参注射液、生脉注射液并用适度血液稀释疗法等抗自由基治疗可减轻肺损伤。

（王　宏　宋　志）

第2节　动物性中毒

一、毒蛇咬伤中毒

世界上有毒蛇近500种，我国至少有50种，常见的毒蛇主要有：①眼镜科（眼镜蛇、眼镜王蛇、金环蛇、银环蛇）；②蝰蛇科分为蝰亚蛇科（蝰蛇）、蝮亚蛇科（尖吻蝮、竹叶青和蝮蛇）；③海蛇科（海蛇）。长江以北以蝮蛇最为常见，东南沿海有海蛇。世界每年被毒蛇咬伤致死者有20 000～25 000人。被毒蛇咬伤较多的人群为农民、渔民、野外工作者和毒蛇研究人员。咬伤部位以手、臂、足和下肢为常见。毒蛇咬伤以夏、秋两季为多见。

【诊断要点】

眼镜蛇科和海蛇科的蛇毒分子小，咬后迅速进入受害者血液循环，因而发病很快；蝰蛇的蛇毒分子较大，缓慢地由淋巴系统吸收后才出现症状。眼镜蛇和烙铁头的蛇毒接触黏膜被吸收后可引起全身中毒。根据蛇毒的主要毒性作用，毒蛇伤的临床表现可归纳为以下3类：

（1）神经毒损害：眼镜蛇咬伤后表现：局部伤口仅有微痒和轻微麻木、疼痛或感觉消失。1～6h后出现全身中毒症状。全身不适、四肢无力、头晕、胸闷、呼吸困难、晕厥等神经症状并迅速加剧，眼睑下垂、视力模糊、斜视、咽下困难、流涎、眼球固定和瞳孔散大。重症患者呼吸由浅至快且不规则，最终出现中枢性或周围性呼吸衰竭。

（2）心脏毒和凝血障碍毒损害：蝰蛇和竹叶青蛇咬伤后的表现：0.5～3h后局部有红肿、疼痛，常伴有水疱、出血和坏死。肿胀迅速向肢体上端扩展，并引起局部淋巴结肿痛。全身中毒症状有恶心、呕吐、口干、出汗，少数患者尚有发热，全身广泛出血，包括颅内和消化道出血。大量溶血引起血红蛋白尿，血压下降、心律失常、循环衰竭和急性肾衰竭。

（3）肌肉毒损害：被海蛇咬伤的表现：局部轻微疼痛甚至无症状。30min至数小时后，患者感觉肌肉疼痛、僵硬和进行性无力；腱反射消失、眼睑下垂和牙关紧闭。横纹肌大量坏死，释放钾离子引起严重心律失常；产生肌红蛋白可堵塞肾小管，引起少尿、无尿、导致急性肾衰竭。

眼镜蛇、蝮蛇与蝰蛇的蛇毒兼有神经、心脏及止凝血障碍。临床难以鉴别是哪一种毒蛇咬伤。患者面部麻木、休克、肌肉抽搐、血尿、咯血、消化道出血、颅内出血、呼吸困难、心肌炎、急性肾衰竭、DIC和呼吸衰竭时预后严重。

【急救措施】

被蛇咬伤，如不能确切排除毒蛇咬伤者，应按毒蛇咬伤观察和处理。密切注意患者的神志、血压、脉搏、呼吸、尿量和局部伤口等情况。要分秒必争地去抢救，被咬伤者要保持安静，不要惊慌奔走，以免加速毒液的吸收和扩散。

（1）绑扎：毒蛇咬伤的肢体应限制活动。在伤口上方的近心端肢体、伤口肿胀部位上方用绷带压迫，阻断淋巴回流，可延迟蛇毒扩散。避免用止血带，影响结扎远端肢体的血液供应，引起组织缺血性坏死。直至注射抗蛇毒血清或采取有效伤口局部清创措施后，方可停止绷扎。

（2）伤口清创：为预防蛇毒吸收，将肢体放在低位。在伤口近心端有效绷扎后，局部伤口消毒，将留在组织中的残牙用刀尖或针细心剔除。常用1∶5000高锰酸钾溶液，净水或盐水彻底清洗伤口。毒蛇咬伤15min内，在伤口处用吸引器持续吸引1h，能吸出30%～50%蛇毒。咬伤30min后，伤口切开和吸引有害。不要因绷扎和清创而延迟应用抗蛇毒血清。

（3）抗蛇毒血清：抗蛇毒血清是中和蛇毒的解毒药，应尽早使用，在20～30min内使用更好。确知何种毒蛇咬伤选用单价抗蛇毒血清。不能确定选用多价抗蛇毒血清。抗蛇毒血清用前先做皮内试验，过敏试验方法：取0.1mL抗血清，加1.9mL生理盐水稀释20倍，取0.1mL于前臂掌侧皮内注射，20～30min后注射部位皮丘在2cm以内，且周围无红晕和蜘蛛足者为阴性。皮内试验阳性患者如必须应用抗蛇毒血清时，应按常规脱敏，并同时用异丙嗪和糖皮质激素。抗蛇毒血清效价不一，通常剂量3～5支/次，先用5%葡萄糖溶液稀释，每支10mL，然后加至500mL内静脉滴注。精制抗蛇毒血清1次，剂量：蝮蛇抗蛇毒血清8000U，尖吻蝮蛇、银环蛇和眼镜蛇抗蛇毒血清均为10 000U。蛇毒的半衰期为26～95h，抗蛇毒血清需用3～4d。

有3%～54%患者注射抗蛇毒血清10min到3h后出现过敏反应。轻者皮肤瘙痒、荨麻疹、咳嗽、恶心、呕吐、发热、心跳加快和自主神经功能紊乱；重者出现血压下降、气管痉挛、血管神经性水肿或休克。在应用抗蛇毒血清前必须准备好肾上腺素、氢化可的松或地塞米松和抗组胺药物。发生抗蛇毒血清过敏反应，应立即停止抗蛇毒血清的注射，并肌肉注射0.1%肾上腺素0.5mL或0.5mL加入葡萄糖溶液20mL内，静脉缓慢注射，10min注射完毕。同时用琥珀酰氢化可的松200mg或地塞米松10mg静脉滴注。中医中药在抢救毒蛇咬伤中有较好的疗效，制剂有广东蛇药、南通蛇药和上海蛇药，首次口服10片，以后每隔4～6h服5片，3～5d为1个疗程。

二、蝎子毒液中毒

蝎属节肢动物门，蛛形纲，蝎目。蜇人时，刺蜇器可将毒腺内含有强酸性毒汁注入人体。轻者引起皮炎，重者引起全身中毒反应。

【诊断要点】

当蝎子尾端毒刺蜇入皮肤后，可立即引起剧烈疼痛，继之蜇处皮肤潮红、肿胀甚至形成小疱，偶有坏死。引流区淋巴结肿大。此为溶血性毒素所致。亦可产生全身中毒症状，严重者如不及时抢救，常在数小时内死亡，此为神经毒素所致。

【急救措施】

（1）吸出毒汁：用吸奶器或拔火罐尽量将毒汁吸出。

（2）防止毒汁扩散：受蜇肢体立即用止血带缚扎，并加用冰袋或氯乙烷局部降温，使血管收缩，反复使用，以达到阻止蜇伤部位毒素扩散的目的。

（3）清除法：将蜇伤皮肤伤口扩大，立即用肥皂水、稀释氨水或1∶5000高锰酸钾溶液充分冲洗，然后再用碱性溶液如5%碳酸氢钠溶液进行湿敷。

（4）中和法：将毒汁吸出后，局部应立即用5%~10%氨水或以乙醇调碱面外涂，以中和酸性毒汁，减轻疼痛。

（5）封闭法：可用2%普鲁卡因液注入痛点处，亦可用1%盐酸依米丁水溶液3mL注射在皮损下或伤口近心端。

（6）内用药物：对全身中毒症状应及时处理，可酌情给予抗组胺制剂或糖皮质激素。必要时应及早采取抢救措施。

三、毒蜂中毒

蜂毒含有蚁酸、盐酸、组胺及神经毒碱性物质，黄蜂毒汁的毒性强，含5-羟色胺、胆碱酯酶等。蜂毒入血损伤细胞表面，造成血管通透性增加，使组织水肿、溶血和坏死。

【诊断要点】

（1）临床表现：局部有灼伤感或刺痛，出现红斑、风团，有胃肠道症状（恶心、呕吐、腹痛、腹泻）和全身症状（咽部异物感、胸闷、流涎）。严重者可休克、昏迷、心力衰竭，短期内死亡。

（2）临床诊断：有被蜂蜇伤史，结合局部和全身临床表现诊断。

【急救措施】

（1）小心拔除蜇刺，吸出毒液，用清水或1∶5000高锰酸钾溶液冲洗。

（2）肿胀者可冷湿敷消肿止痛，过敏者用抗组胺药物（必要时使用肾上腺素）。

（3）重度患者可静脉滴注氢化可的松或地塞米松，并给予抗休克治疗。

四、河豚毒素中毒

河豚毒素中毒是因进食河豚后发生中毒的一种急症。河豚又名气泡鱼，产于我国沿海，种类很多，肉味鲜美，它的某些脏器及组织中均含有毒素，其毒性稳定，经炒煮、盐腌和日晒等均不能被破坏。河豚毒素有似箭毒样的毒性作用，主要使神经中枢和神经末梢发生麻痹：先是感觉神经麻痹，其次运动神经麻痹，最后呼吸中枢和血管神经中枢麻痹，出现感觉障碍、瘫痪、呼吸衰竭等，不积极救治可导致死亡。

【诊断要点】

（1）有进食河豚史，多在0.5～3h内发病，同食者也有类似症状。

（2）胃肠道症状，食后不久即有恶心、呕吐、腹痛或腹泻。

（3）神经麻痹症状，口唇、舌尖、指端麻木，继而全身麻木、眼睑下垂、四肢无力、步态不稳、共济失调，肌肉软瘫和腱反射消失。

（4）呼吸、循环衰竭症，呼吸困难、急促表浅而不规则，发绀，血压下降，瞳孔先缩小后散大或两侧不对称，言语障碍，呼吸循环衰竭。

（5）心电图检查：有不同程度的房室传导阻滞。

【急救措施】

（1）催吐、洗胃、导泻，排出毒物。

（2）应用吸附剂减少毒物的吸收。

（3）输液、利尿促进毒素的排泄。

（4）拮抗毒素作用。

（5）使用肾上腺皮质激素，提高组织对毒素的耐受性。

（6）对出现呼吸麻痹者，可行气管插管或气管切开，给予人工辅助呼吸。

（7）发生高度房室传导阻滞者行心脏起搏术。

五、蜈蚣咬伤

【诊断要点】

（1）局部症状：小蜈蚣咬伤仅在局部发生红肿、疼痛，皮肤上出现两个瘀点。热带性大蜈蚣咬伤，可致淋巴管炎和组织坏死或发生横纹肌溶解，甚至导致急性肾衰竭，有时整个肢体出现紫癜。

（2）全身症状：大蜈蚣咬伤所引起，有发热、头晕、头痛、恶心、呕吐、平衡障碍、呼吸加快、呼吸麻痹、出汗、痉挛、谵语、全身麻木，甚至昏迷，偶有过敏性休克。

【急救措施】

（1）立即用0.5%～1%的普鲁卡因或1%依米丁局封，止痛并防毒液进一步扩散。

（2）局部搽3%氨水或5%碳酸氢钠溶液，一般不必湿敷，以防发生水疱。

（3）可用如意金黄散涂于患处。

（4）全身症状明显可用抗组胺药，出现严重中毒症状时要及时抢救。

六、鱼胆中毒

鱼胆中毒是食用鱼胆引起的急性中毒。民间有以生吞鲤鱼胆来治疗眼疾、高血压及气管炎等病的做法，常因用量、服法不当而发生中毒，以草鱼和鲩鱼苦胆中毒最多见。草鱼、鲩鱼、白鲢、鲈鱼胆中含胆汁毒素，能损害人体肝脏、肾脏使其变性坏死，也可损伤脑细胞和心肌造成神经系统和心血管系统的病变。胆汁毒素不易被热和乙醇（酒精）破坏，不论生吞、熟食或用酒送服，超过2.5g，就可中毒，甚至死亡。

【诊断要点】

（1）有食鱼胆史。

（2）食后2~7h内，突然腹痛、剧烈呕吐、腹泻。

（3）肾衰竭和肝功能等受损，肝区疼痛、黄疸、血清转氨酶升高，血尿、蛋白尿，少尿和无尿，全身水肿、肾区疼痛。

（4）心脏、神经损害，低血压和休克、房室传导阻滞，头昏、烦躁不安、重者昏迷、抽搐。

【急救措施】

（1）洗胃、导泻、减少毒物吸收。

（2）保肝治疗。

（3）防治急性肾衰竭，必要时行血液透析。

（4）重症使用肾上腺皮质激素。

（王　宏　田　竞）

第3节　植物中毒

毒蕈（death cup）俗称毒蘑菇，某些毒蕈外表与无毒蕈相似，常因误食而引起中毒。毒蕈种类较多，主要有毒成分为毒蕈碱，毒蕈溶血素及引起精神症状的毒素。食入毒蕈所含的毒素种类不同，患者体质、饮食习惯不同，毒蕈中毒的症状也比较复杂，临床表现各异。我国所见的毒蕈约有80余种，以毒性很强的红色捕蝇蕈及白帽蕈最为多见，误食者死亡率甚高。

【诊断要点】

（1）采食野蘑菇或进食干蘑菇史。

（2）多人同食，同时病发。

（3）某些毒蕈中毒具有特殊临床症状和体征。临床表现分为4型：①胃肠炎型：恶心、呕吐、腹痛、腹泻等，严重者出现休克、昏迷；②溶血型：除有胃肠道症状，出现溶血性黄疸、贫血、血红蛋白尿、肝脾大；③肝损害型：初有胃肠道症状，随后出现肝大、黄疸、出血倾向和转氨酶升高，严重者发生肝性脑病死亡；④神经精神型：除有胃肠道症状，出现多汗、流涎、瞳孔缩小等，严重者出现精神错乱、幻觉、谵妄、昏迷甚至呼吸抑制死亡。

（4）剩余食物或胃内容物检出毒蕈。

【急救措施】

（1）催吐、洗胃、导泻。

（2）静脉输液、利尿。

（3）了解病史，判断误食毒物种类，积极寻找特效解毒方案。

（4）对症支持治疗：①阿托品适用于含毒蕈碱的毒蕈中毒，凡出现流涎、恶心、腹泻、多汗、瞳孔缩小、心动过缓等均应尽早应用；②巯基络合剂适用于白毒伞、毒伞等肝损害型毒蕈中毒；③出现急性中毒性肝病、中毒性心肌病、急性溶血性贫血时应及早应用肾上腺皮质激素；④晚期重症患者应加强对症支持治疗及控制感染；⑤出血严重时应予以输血。

（王 宏 荣 丹）

第4节 药品中毒

一、巴比妥类镇静药物中毒

巴比妥类药物为中枢抑制剂，较大剂量可抑制呼吸中枢和血管运动中枢，更大剂量直接损害毛细血管、并发肝肾损害。常用巴比妥类药物按作用时间长短分为4类：①长效类，包括巴比妥和苯巴比妥（鲁米那），作用时间6～8h；②中效类，包括异戊巴比妥（阿米妥），作用时间3～6h；③短效类，包括司可巴比妥（速可眠），作用时间2～3h；④超短效类，主要为硫喷妥钠，作用时间在2h以内。药物自消化道吸收，钠盐的水溶液自肌肉吸收，可分布在一切组织和体液中，部分在肝内被氧化破坏，形成的氧化物或以游离状态或与葡萄糖醛酸结合后由肾排出；另外部分以原形从肾排出。

【诊断要点】

（1）轻度中毒：嗜睡，但易唤醒，言语不清，感觉迟钝，有判断及定向力障碍，各种反射存在，体温、脉搏、呼吸、血压均正常。

（2）中度中毒：沉睡，强力推动可唤醒，但并非全醒，不能答问，可以进入昏迷状态。腱反射消失，呼吸稍慢但浅，血压正常，角膜反射、咽反射仍存在，可有唇、手指或眼球震颤。

（3）重度中毒：深度昏迷，早期可能有四肢强直、腱反射亢进、踝阵挛、划足底试验阳性等，后期则全身弛缓，各种反射消失。瞳孔对光反应存在，有时瞳孔散大，有时则缩小，呼吸浅慢、不规则或是潮式呼吸，可发生肺水肿（短效类中毒发生），后期因坠积性肺炎而呼吸困难更甚。脉搏细速、血压降低，严重者发生休克、尿少或尿闭、氮质血症等，最终可因呼吸中枢麻痹、休克或长期昏迷并发肺部感染而死亡。

【急救措施】

（1）洗胃：服药未超3h者用1∶4000高锰酸钾溶液洗胃。

（2）静脉滴注葡萄糖和静脉注射呋塞米，促进巴比妥类药物排泄。

（3）维持血压及抗感染、支持疗法。

（4）兴奋呼吸中枢治疗。

（5）病情危重者行血液透析治疗。

（6）药物治疗：①口服中毒者早期用1∶4000高锰酸钾溶液洗胃（反复多次），洗胃后留置适量硫酸钠于胃内；②静脉滴注葡萄糖、氯化钠，静脉注射呋塞米，促进药物由肾脏排泄；③对深度昏迷或有呼吸抑制患者可用贝美格加速反射恢复和清醒；④估计大部分药物已吸收，时间过长，病情危重者用血液透析治疗，加强抗感染及支持疗法。

二、地西泮中毒

地西泮是苯二氮䓬类药物，有很强的抗焦虑、镇静、催眠、抗惊厥、抗癫痫作用。过量服用地西泮直接抑制中枢神经系统的皮层、丘脑及脑干网状结构，出现言语不清、乏力、共济失调、恶心、呕吐，重者昏睡、腱反射迟钝，严重可致昏迷、中枢性呼吸及循环衰竭，甚至死亡。

【诊断要点】

过量服用地西泮，排除其他原因致昏睡及昏迷。

（1）轻度中毒：头晕、眩晕、嗜睡状态，判断力和定向力障碍，言语不清，眼球震颤，各种反射存在，血压、脉搏、呼吸、瞳孔均无明显改变。

（2）中度中毒：浅昏迷，血压偏低，呼吸浅慢，瞳孔直径2～4mm，对光反射迟钝，腱反射消失。

（3）重度中毒：深昏迷状态，血压下降，脉搏增快，呼吸急促，瞳孔直径<2 mm，对光反射消失，肺水肿，呼吸衰竭。

【急救措施】

（1）及时彻底洗胃：口服催吐或机械洗胃均要求彻底，用导泻药及利尿药加快毒物排泄。

（2）特效逆转剂氟马西尼：氟马西尼是苯二氮䓬类药物过量的特效逆转剂，首次推荐剂量0.3mg静脉推注，可重复静脉注射使用，最大剂量为2mg。可有效解除地西泮对呼吸、循环抑制作用，促进患者清醒。

（3）及时使用纳洛酮：纳洛酮是吗啡受体拮抗药，能拮抗β-内啡肽对心血管系统及中枢神经系统的抑制，表现为呼吸改善，血压上升和促进意识恢复，首剂给予纳洛酮0.8～1.2mg直接静脉推注。

（4）注意水电解质、酸碱平衡，防治脑水肿、呼吸衰竭。

（王 宏 王丽南）

第5节 工业毒物中毒

一、乙醇中毒

急性乙醇中毒是由于短时间内摄入过量乙醇（酒精）或酒类饮料，引起的中枢神经系统由兴奋转为抑制的状态。乙醇中毒主要是对人体的肠道、肝脏、大脑的损伤比较明显。乙醇进入人体后吸收快，首先70%左右经胃吸收，其余经小肠吸收，乙醇进入胃肠道可破坏黏膜的防御系统，引起恶心、呕吐等消化道症状；乙醇作用于中枢神经系统可致昏睡、智力障碍、意识模糊、狂躁或昏迷，并对呼吸有严重的抑制作用；对脑血管有扩张作用，使颅内压升高；乙醇还能使平滑肌松弛，从而导致尿潴留的发生。

【诊断要点】

发病前有过量的饮酒史，排除药物、化学性气体及其他原因所致的昏睡、昏迷。

（1）轻度中毒：神情外露、语言畅快、头晕头痛、面色潮红或苍白。

（2）中度中毒：共济失调、步态蹒跚、语无伦次。

（3）重度中毒：昏睡、颜面苍白、体温降低、皮肤湿冷、严重者昏迷、呼吸缓慢、大小便失禁。

【急救措施】

（1）乙醇中毒通常不洗胃。

（2）轻度中毒：只需卧床休息，保暖，大量饮水促进排泄。

（3）中度中毒：为减轻酒精吸收，刺激咽部呕吐，直到胃内容物吐尽。

（4）快速催醒，中重度乙醇中毒应尽早建立静脉通路，阿片受体拮抗剂纳洛酮静脉注射或静脉滴注使血中乙醇含量明显下降。中药醒脑静脉注射液20mL静脉滴注，急诊促醒疗效确切，主要成分是麝香、冰片、郁金、栀子，具有清热解毒、开窍醒脑作用。

（5）注意水电解质平衡，适当补充液体，合并胃黏膜出血者给予胃黏膜保护剂。

二、甲醛中毒

甲醛中毒为接触高浓度甲醛蒸气引起以眼、呼吸系统损害为主的全身甲醛中毒性疾病。主要表现在嗅觉异常、刺激、过敏、肺功能异常、肝功能异常和免疫功能异常等方面。长期接触低剂量甲醛的危害有：引起慢性呼吸道疾病，引起鼻咽癌、结肠癌、脑瘤、月经紊乱、细胞核的基因突变，DNA单链内交连和DNA与蛋白质交连及抑制DNA损伤的修复，妊娠综合征，引起新生儿染色体异常，白血病，引起青少年记忆力和智力下降。

【诊断要点】

（1）甲醛刺激反应：眼及上呼吸道刺激症状，双眼刺痛、流泪、咽痛、胸闷、咳嗽等，胸部听诊及胸部X线无异常发现。

（2）轻度中毒：有视物模糊、头晕、乏力等全身症状，检查见结膜、咽部明显充血，胸部听诊呼吸音粗糙或闻及干性啰音。胸部X线检查除肺纹理增强，无重要阳性发现。

（3）中度中毒：持续咳嗽、声音嘶哑、胸痛、呼吸困难，胸部听诊有散在的干、湿性啰音。可伴有体温增高和白细胞计数增加。胸部X线检查散在的点片状或斑片状阴影。

（4）重度中毒：喉头水肿及窒息，肺水肿，昏迷，休克。

【急救措施】

（1）现场处理：立即脱离现场，及时脱去被污染的衣物，对受污染的皮肤使用大量的清水彻底冲洗，再使用肥皂水或2%碳酸氢钠溶液清洗。溅入眼内须立即使用大量的清水冲洗。

（2）短期内吸入大量的甲醛气体后，出现上呼吸道刺激反应者至少观察48h，避免活动后加重病情。

（3）对接触高浓度的甲醛者可给予0.1%淡氨水吸入，早期、足量、短程使用糖皮质激素，可以有效地防止喉水肿、肺水肿。

（4）保持呼吸道通畅，给予支气管解痉剂，去泡沫剂，必要时行气管切开术。

（5）预防感染，防治并发症。

三、苯中毒

苯中毒可分为急性苯中毒和慢性苯中毒。急性苯中毒是指口服含苯的有机溶剂或吸入高浓度苯蒸气后，出现以中枢神经系统麻醉作用为主要表现的病理生理过程；慢性苯中毒是指苯及其代谢产物酚类直接抑制了细胞核分裂，导致细胞突变，影响了骨髓的造血功能。临床表现为白细胞计数持续减少，最终发展为再生障碍性贫血或白血病。

【诊断要点】

1. 急性中毒

短期内吸入大量高浓度苯蒸气或误服苯病史，出现中枢神经系统抑制症状呈醉酒状态。必要时行毒物检测，与其他有机溶剂（卤代烃类、醚类、酮类）中毒相鉴别。

2. 慢性中毒

（1）轻度中毒：①有与高浓度苯接触史或被苯污染环境中长期生活史；②有轻重不同的神经衰弱综合征；③血白细胞计数持续低于4.0×10^9/L，中性粒细胞减少，淋巴细胞相对增多，血小板持续低于8.0×10^{10}/L。

（2）重度中毒：除上述临床表现外，全血细胞减少。晚期出现中毒性再生障碍性贫血或骨髓保留局灶性增生和红细胞无效性生成。慢性重度苯中毒可致白血病。轻症出现黏膜刺激症状（头晕、头痛、恶心、步态蹒跚等）；严重时表现为中毒性脑病，昏迷、抽搐、血压下降、肺水肿，以致呼吸及循环衰竭。

【急救措施】

（1）急性吸入中毒最主要的抢救措施是，让患者尽快脱离中毒现场，移到新鲜空气中，脱去污染衣服，以温肥皂水清洗皮肤，注意保暖。

（2）清醒患者嘱其深呼气，使苯从呼气中迅速大量排出，症状可逐渐消失；如为昏迷患者则应保持其气道通畅并辅助其增加呼吸力度。

（3）心搏、呼吸停止，首先进行心肺复苏术。表现为低氧血症则需紧急气管插管、呼吸机辅助呼吸。

（4）抽搐或肌肉痉挛者可以使用镇静剂。烦躁不安可用异丙嗪肌肉注射。抽搐可用苯巴比妥肌肉注射或10%水合氯醛加温水灌肠。保护气道通畅，防止呕吐物误吸。昏迷时间长者监测血氧分压、血清电解质。

（5）昏迷者应积极防治脑水肿，可用50%葡萄糖或20%甘露醇静脉注射，2～3次/d。

（6）眼灼伤应以温水彻底冲洗，用诺氟沙星滴眼液和可的松滴眼液滴眼。

（7）白细胞减少的患者可用鲨肝醇、维生素B_4、肌苷。口服者尽早催吐、洗胃。

（8）苯中毒目前无特效解毒剂，血液透析无效，毒物大量进入体内者可尝试血液灌流。

四、汽油中毒

汽油为麻醉性毒物，主要作用于中枢神经系统，引起神经功能紊乱，低浓度引起人体条件反射的改变，高浓度可致人体呼吸中枢的麻痹。并且汽油在体内对脂肪代谢有特殊作用，引起神经细胞内类脂质平衡失调，血中脂肪含量波动及胆固醇磷脂的改变。劳动环境的高温，加速汽油蒸发，使毒性增加，汽油与一氧化碳同时进入人体；人直接吸入液态汽油引起中毒死亡。

【诊断要点】

（1）急性中毒：①轻度中毒表现为轻度麻醉作用，眼结膜有刺激感，流泪、流涕、眼结膜充血、咳嗽、头晕、剧烈头痛、心悸、四肢乏力、视力模糊、恶心、呕吐、步态不稳、四肢震颤。②重度中毒极为少见，多发生在汽油蒸发浓度极高的环境下，引起意识突然丧失，呼吸反射性停止而致死亡。吸入较高浓度的汽油蒸气后，出现昏迷，四肢抽搐、眼球运动障碍或斜视、眼球震颤、瞳孔散大、对光反应迟钝或消失。部分患者面色潮红、心音微弱、脉搏加速或减慢、呼吸速而浅、嘴唇发绀，先有寒战、体温下降，继而体温升高可达$40℃$。

（2）吸入性肺炎：汽油吸入性肺炎，原因：一是司机用口吸堵塞的油管将汽油吸入肺内；二是汽油站工人跌入油槽，使汽油直接被吸入呼吸道，引发的支气管炎、大叶肺炎甚至肺水肿及渗出性胸膜炎。

（3）慢性中毒：①神经衰弱综合征：患者头痛、头晕、精神不振、全身乏力、记忆力减退、睡眠障碍，多表现为食欲不振、心悸、四肢肌肉酸痛等。②多发性周围神经炎：患者四肢发冷、麻木、不能走远路、湿毛巾拧不干等，检查手、足，呈手套、袜子型浅感觉障碍。③汽油性癔症：患者思想多不集中，幻听幻觉，恐惧易激动，哭笑无常，呈癔症样发作，严重者表现淡漠、语言迟钝，出现类似精神分裂症的症状。④部分患者由于汽油中含芳香烃量较多，可引起贫血及白细胞总数减少。⑤皮肤损害：因为汽油对皮肤有去脂作用，所以汽油接触者皮肤干燥、破裂、角化、慢性湿疹和指甲（趾）黄染、变厚、下凹；有的引起急性皮炎和毛囊炎，出现红斑、丘疹等皮肤损害。

根据吸入高浓度汽油蒸气或长期吸入汽油蒸气以及皮肤接触汽油的职业史，出现中枢神经或周围神经受损为主表现，结合现场卫生学调查和空气中汽油浓度的测定，排除其他病因引起的类似疾病后方可诊断。

【急救措施】

（1）急性中毒：患者要迅速移离现场，静卧在空气新鲜处，将患者腰带、纽扣松开，保持呼吸道畅通，用肥皂及清水清洗皮肤、头发等。眼睛污染者可用2%碳酸氢钠溶液冲洗，硼酸眼药水滴眼。误服汽油者可灌入牛奶或植物油，然后催吐、洗胃、导泻。

（2）心脏骤停：可行心脏复苏术，禁用肾上腺素，以免引起心室颤动；吸入性肺炎，可给予肾上腺皮质激素及抗生素以控制感染；癫症样症状者给予镇静药物。

（3）慢性中毒：可采用中医中药，亦可给予维生素类及氯氮等药物，亦可用小剂量胰岛素低血糖疗法。有类似精神分裂症状者，可按一般精神分裂症治疗。皮肤有红肿、水疱者可用3%硼酸溶液湿敷。皮肤角化、皲裂可用100%尿素软膏，干燥者可用蛤蜊油等。

（4）汽油吸入性肺炎：可给予短程糖皮质激素治疗及对症处理。

（王　玲　王丽南）

第十四章

皮肤系统急症

第1节　急性荨麻疹

荨麻疹（urticaria）是由于皮肤、黏膜小血管扩张及渗透性增加而出现的一种局限性水肿反应。发作时间少于6周为急性荨麻疹。临床上分为与免疫有关的荨麻疹及非免疫机制的荨麻疹。前者主要由Ⅰ型变态反应引起。其抗体通常是IgE，吸附于肥大细胞，当再次接触抗原后在这些细胞表面发生抗原抗体反应，从而引起组胺及其他药理活性物质自肥大细胞释出而形成风团。输血引起荨麻疹为Ⅱ型变态反应。血清病样荨麻疹为Ⅲ型变态反应。饮酒、发热、受冷、运动、情绪紧张直接作用于小血管和通过内源性激素的改变而作用于肥大细胞释放介质也能加剧荨麻疹的发生。

【诊断要点】

周身风团时起时消，伴有瘙痒，皮疹不超过24h。

【急救措施】

本病的根本治疗是去除病因，如不能去除则应该减少各种促进发病的因素，特别是在物理性荨麻疹时。同时应避免加重皮肤血管扩张的种种因素。即使许多患者不能发现病因，药物也常能使疾病得到控制或治愈。

（1）抗组胺药物H_1-受体拮抗剂及H_2-受体拮抗剂的联合应用，对于某些荨麻疹比单独应用效果好。

（2）降低血管通透性的药物如维生素C、维生素P、钙剂，常与抗组胺类药物同用。

（3）拟交感神经药物肾上腺素用于严重荨麻疹，尤其是过敏性休克或喉头水肿时。

（4）皮质类固醇适用于严重的急性荨麻疹。

（宋丽新）

第2节　血管性水肿

血管性水肿（angioedema）又名血管神经性水肿或Quincke水肿或巨大荨麻疹。本病主要由真皮深部和皮下组织小血管受累，组织胺等介质导致血管扩张、渗透液自血管进入疏松组织中形成局限性水肿。

【诊断要点】

（1）急性局限性水肿，多见于皮下组织疏松处，如眼睑、口唇、包茎及肢端、头皮、耳郭、口腔黏膜、舌、喉亦可发生。可单发或在同一部位反复发生，常合并急性荨麻疹。

（2）水肿处皮肤张紧发亮，境界不明显，为非凹陷性水肿，自觉痒或不痒或有麻木感。

（3）肿胀2~3d消退，消退后一般不留痕迹。

【急救措施】

（1）抗组胺药物治疗。

（2）当有喉头水肿时应立即皮下注射1：1000肾上腺素0.5~1.0mL，必要时每30~60min皮下注射0.5mL，同时静脉滴注氢化可的松，静脉注射氨茶碱或麻黄素，吸氧。若上述处理无效而有窒息危险时，应该立即做气管切开术。

（宋丽新）

第3节　血清病及血清病样反应

一、血清病

血清病（serum sickness）是一种临床综合征，可由首次接触异种抗血清或药物而产生的循环免疫复合物导致。如果再次接触，可在2~4d后发生。

【诊断要点】

患者临床表现为发热、淋巴结肿大、关节痛、蛋白尿、皮肤损害，皮疹可为荨麻疹样或麻疹样，沿手、足、四肢伸侧发展。

【急救措施】

参见血清病样反应。

二、血清病样反应

血清病反应（serum sickness-like reactions）是药物的一种不良反应，与血清病症状相似，但该反应没有发现免疫复合物参与。

【诊断要点】

（1）表现为发热、淋巴结肿大、关节痛、蛋白尿、皮肤损害，皮疹可为荨麻疹样或麻疹样，沿手、足、四肢伸侧发展。

（2）可以是黄蜂毒素免疫治疗、链激酶治疗、静脉注射丙种球蛋白和应用抗生素如青霉素、米诺环素、利福平、头孢罗齐和头孢克洛等的并发症。

【急救措施】

（1）停止可疑药物治疗。

（2）给予抗组胺药物治疗：氯雷他定10mg/d，西替利嗪10mg/d。

（3）必要时给予糖皮质激素治疗。

（宋丽新）

第4节　药疹

药疹（drug eruption）是药物通过注射、吸入、内服等途径进入人体后引起的皮肤黏膜反应。临床分为荨麻疹及血管性水肿型、猩红热样或麻疹样发疹型、剥脱性皮炎或红皮病型、大疱性表皮松解萎缩坏死型、固定性药疹、多形红斑型、紫癜、湿疹样型、光敏皮炎型、扁平苔藓样皮疹、痤疮样疹、血管炎型、泛发性脓疱型。常见的致敏药物如解热镇痛药，以水杨酸盐制剂和吡唑酮类为多。磺胺类，以长效磺胺为多。安眠镇静药，以巴比妥类较多。抗生素类，以青霉素多见。

【诊断要点】

（1）急救措施：对骤然发生于治疗过程中的全身性、对称性分布的皮疹要有所警觉，耐心询问各种形式的用药史，特别注意交叉过敏以及以隐蔽形式出现的药物过敏。

（2）在熟悉各种药疹类型的基础上，排除类似的内科、皮肤科疾病。与一般药疹颜色较类似的皮肤病鲜艳，而且瘙痒感重于其他传染病，通常药疹在停用致敏药物后较快好转或消退，而传染病及某种皮肤病则各有一定的病程。

【急救措施】

1. 早发现、早治疗

严重药疹可危及生命，因此必须防止和及早发现药疹的发生。

（1）对药物的应用要严加控制：必须根据适应证来决定，尽可能减少用药品种，杜绝滥用药物，以求减少药物过敏反应发生的机会，即使发生药物过敏也易确定是哪种药物过敏，以便于更换或停用。

（2）用药前应详细询问过敏史：对于药物过敏者，应尽量避免再度应用此药物，对于化学结构相似的药物也应避免使用，以防止交叉感染的发生。对个人或家庭成员中有变态反应性疾病史者应特别注意。

（3）注意药疹的前驱症状：如发热、瘙痒、轻度红斑、胸闷、气喘、全身不适等症状，以便及早发现、及时停药，避免严重反应的发生。

（4）某些药物如青霉素、普鲁卡因、抗血清等，在使用前严格遵照操作规程进行划痕或皮内试验。

2. 药物治疗

（1）一般性治疗：①停用或更换可疑药物；②多饮水或静

脉输液以促进体内药物排泄；③抗组胺、维生素C、钙剂药物治疗；④皮质类固醇治疗：泼尼松20~40mg/d，当病情好转后逐渐减量以致停药。

（2）重症药疹的治疗：①大量皮质类固醇静脉滴注：用氢化可的松200~400mg、维生素C 1~2 g，加入5%~10%葡萄糖液1000~2000mL，缓慢滴注，1次/d，最好维持24h不停，直至病情稳定后，逐渐减量，改泼尼松口服。必要时采用大剂量皮质类固醇冲击治疗；②防止继发感染：因表皮大片剥脱，加之皮质类固醇的大量应用，易引起全身性感染，故应采取严格消毒隔离措施，如对房间、床单等做无菌消毒，护理人员的无菌操作，以尽可能地减少感染机会。如已经发生感染，则应选用适当的抗生素；③补液及维持电解质平衡：防止低钾、补充液体外还需要补充胶体，必要时输血或血浆；④加强护理：对于眼部的护理及早防止后遗症的产生，每日用3%硼酸水冲洗，如角膜受累，可每2~3h用皮质类固醇类药水滴眼1次，并用含有抗生素的眼药膏保护。口腔损害要注意保持口腔清洁，经常含漱2%碳酸氢钠溶液。

（3）过敏性休克的治疗：①立即皮下或肌肉注射1：1000肾上腺素0.5~1.0mL，病情严重者可考虑静脉给药；②由呼吸困难者给予吸氧，静脉注射氨茶碱，缓慢注入。如有呼吸道梗阻症状者则考虑气管插管，必要时做气管切开；③注意血压：血压持久偏低（收缩压低于80mmHg）时，除给予输液外，可给予去甲肾上腺素或升压药物静脉滴注；④皮质类固醇：如氢化可的松100mg加入25%葡萄糖40mL静脉推注或地塞米松5mg肌肉注射或静脉注射。

（宋丽新）

第5节　接触性皮炎

接触性皮炎（contact dermatitis）是皮肤或黏膜单次或多次接触外源性物质后，在接触部位甚至以外的部位发生的炎症反应，表现为红斑、肿胀、丘疹、水疱，甚至大疱。接触性皮炎的发生原因，可分为原发性刺激和变态反应两种。引起接触性皮炎的物质有动物性、植物性、化学性3种。它们中有的引起刺激性接触性皮炎，有的可引起变态反应性接触性皮炎。临床上分为原发性刺激性接触性皮炎和变态反应性接触性皮炎。前者接触物对皮肤有很强烈的刺激性，任何人接触后均可发生皮炎，这种刺激称为原发刺激或毒性刺激。原发性刺激又可分为两种：一种是刺激性很强，接触后在短时间内发病，如强酸、强碱等化学物质引起的皮炎；一种是刺激性很弱，由较长时间接触后发病，如肥皂、有机溶剂等引起的皮炎。后者接触物基本上是无刺激的，少数人在接触该物质致敏后，再次接触该物质，经过12~48h在接触部位及其附近发生皮炎。

【诊断要点】

（1）根据接触史。

（2）在接触部位或身体暴露部位突然发生境界清晰的急性皮炎，皮疹多为单一形态，除去原因后皮损很快消退。

【急救措施】

（1）寻找致敏原因，当原因去除后，再给予适当处理，则能痊愈。

（2）以后尽量避免接触已知的过敏源，不宜直接接触高浓度的药品或化学物质，慎用易致敏的外用药物。

（3）当接触致敏物质或毒物后，立即用大量清水将接触物洗去，病程中避免搔抓、肥皂水洗及热水烫洗，不使用可能产生刺激的药物，以利于皮损及早康复。

（4）外用疗法：轻度水疱、丘疹、红肿而无渗液时用炉甘石洗剂。急性皮炎而有明显渗液时可用3%硼酸液冷湿敷；急性皮炎红肿、水疱、渗液不多时可外用锌氧油。当皮炎至亚急性阶段，则可用2%~5%糠馏油、鱼石脂的乳剂或糊剂，还可以应用各种皮质类固醇霜剂。

（5）内用药物以"止痒、脱敏"为主。内服抗组胺药物、维生素C；静脉注射10%葡萄糖酸钙溶液。对于重症泛发患者可短期应用皮质类固醇口服或静脉注射。有并发感染者则加用抗生素类药物。

（宋丽新）

第6节　猩红热样红斑

猩红热样红斑（scarlatiniform erythema）是一种全身性红斑。发疹前有发热、咽喉疼痛等前驱症状。其发病与以药物过敏（汞剂、奎尼丁、水杨酸盐类等）为主，其次为病毒、链球菌、葡萄糖球菌等感染后过敏或其毒素的作用。

【诊断要点】

皮疹常常突然出现细小密集，鲜红色，发展快，数小时至2~3 d内即发展至高峰。皮疹弥漫全身，呈现大片鲜红色，酷似猩红热皮疹，自觉瘙痒，病程1~3周。

【急救措施】

（1）抗阻胺药类药物、钙剂、维生素C注射。

（2）药物过敏者停用可疑致敏药物。

（3）严重者给予糖皮质类固醇治疗。并发感染时，选用抗生素。

（宋丽新）

第7节　中毒性红斑

中毒性红斑（toxic erythema）为多种原因引起的全身弥散性红斑，常见于儿童和青年。该病常为食物过敏（鱼、虾、蟹、可可、草莓等），其次为药物过敏（磺胺、巴比妥、颠茄、血清制剂）和内科疾患（风湿热、单核细胞增多症、疟疾、肺炎、链球菌性咽峡炎、肠伤寒、脑脊髓膜炎等）。

【诊断要点】

（1）孤立的小红斑，迅速扩展，融合成片，颜色由鲜红色转为暗红色。皮疹分布于躯干、四肢，重症者波及全身黏膜。

（2）自觉瘙痒，伴有发热、关节疼痛等全身症状。

【急救措施】

（1）除去病因和对症治疗。

（2）应用抗阻胺药物、维生素C。

（3）必要时应用皮质类固醇内服或静脉滴注。

（宋丽新）

第8节　过敏性紫癜

过敏性紫癜（ananphylactoid purpura）又称henoch-schonlein紫癜。是侵犯皮肤或其他器官的毛细血管及细小动脉的一种过敏性血管炎，多发生于男性儿童。特点是血小板不减少性紫癜，常伴有腹痛及关节痛。该病病因不明，多有上呼吸道感染等症状。与链球菌感染、药物、食物、病毒感染、虫咬或其他变应原有关。物理因素如寒冷也可引起。

【诊断要点】

（1）皮肤黏膜紫癜，并有发热、头痛、不适及食欲不振。

（2）胃肠道症状可有绞痛、呕吐、出血或肠道套叠，甚至穿孔。

（3）关节痛是常见症状，关节肿胀，多侵犯膝关节及踝关节。

（4）病程4～6周，但常复发，因此整个病程可达几个月甚至

1～2年。

【急救措施】

（1）去除致病因素。

（2）单纯给予复方芦丁片、钙剂、维生素C、抗组胺制剂。

（3）关节型紫癜可给予糖皮质激素。

第9节　白塞病

1937年Behcet首先报道了本病，又称眼、口、生殖器综合征（oculo-oral-genital syndrome），本病是口、外生殖器溃疡和虹膜炎三联综合征，也可出现多系统病变。

【诊断要点】

详见表14-9-1。

表14-9-1　白塞病诊断标准（日本，1972）

1.主要症状	2.次要症状
（1）反复发作的口腔溃疡	（1）关节炎
（2）皮肤病变	（2）胃肠道病变（阑尾炎样腹痛、便等）
①结节性红斑	
②皮下血栓性静脉炎	（3）附睾炎
③皮肤针刺反应阳性	（4）血管病变
（3）眼部病变	（5）中枢神经系统病变
①复发性前房积脓性虹膜睫状体炎	①脑干综合征
②脉络膜视网膜炎（视网膜血管炎）	②脑膜炎综合征等
（4）生殖器溃疡	
分型：①完全型：皮肤、口腔、生殖器和眼4个主要症状全部出现；②不全型：出现3个主要症状；③可疑型：出现2个主要症状；④可能型：出现1个主要症状	
一般认为4个主要症状中具备2个以上或是主要和次要症状相结合可行诊断	

【急救措施】

（1）皮质类固醇有以下指标者可用：①急性发作性眼部病变；②伴有中枢神经系统病变者，特别是脑干型、脑膜炎型和器质性精神错乱；③全身中毒症状严重，伴有高热者；④血栓性大血管炎；⑤口腔和外生殖器溃疡面积大而深，疼痛剧烈者。一般口服泼尼松30～60mg/d，病情控制后减量，缓解后停用或很小量维持。进行性严重神经和眼病变可考虑冲击治疗。

（2）免疫抑制剂：皮质类固醇疗效差或无效者，改用或加用免疫抑制剂，如环磷酰胺、硫唑嘌呤和苯丁酸氮芥。

（3）非甾体抗炎剂：如吲哚美辛、保泰松、阿司匹林等具有消炎、镇痛、退热作用。

（4）免疫调节剂：可用转移因子、左旋咪唑、中药黄芪。亦可输新鲜血或γ球蛋白，多次小剂量输入新鲜血，即1~2次/周，100~200mg/次，可减轻症状，延迟复发。

（5）改善微循环的药物：对血栓性静脉炎患者，可应用低分子右旋糖酐、链激酶、双嘧达莫、阿司匹林等。

（6）局部和对症治疗：口腔溃疡剧烈疼痛者，口服止痛药，局部外涂苯唑卡因。外用四环素族制剂可加速口腔溃疡愈合。外阴溃疡可给予高锰酸钾溶液局部清洗，然后涂抗生素软膏。眼和口部轻型损害可局部用皮质类固醇制剂。

（宋丽新）

第10节　晒斑

晒斑又称为日晒伤（sunburn）、紫外线过敏。为正常皮肤过度照射日光中的UVB后，使人体局部皮肤发生的急性光毒性反应。

【诊断要点】

（1）有日晒史。

（2）局部皮肤出现红肿或水疱或呈现黑色素沉着晒斑，与季节有明显关系。

（3）自觉烧灼感或疼痛。

【急救措施】

（1）2.5%吲哚美辛溶液（纯乙烯醇、丙二醇、二甲基乙酰胺，其比例19：19：2）外搽可减轻日晒后皮肤的红、热和痛。

（2）有全身症状时应给予对症治疗。

（宋丽新）

第11节　植物-日光性皮炎

植物-日光性皮炎（phytophotodermatitis）是患者过多服食或接触灰菜或其他有光感的植物，并经过长期日晒后所引起的急性光毒性炎症反应，好发于面部及手背等露出部位。局部皮肤高度红肿、瘀斑、丘疹、水疱、血疱或坏死等。本病的发生与体质、有关植物和长久日晒三者同时作用有关。患有肝肾疾病、内分泌障碍、代谢异常、贫血或营养不良等患者多在服食或接触某种植物之后，再遭受强烈的日光暴晒则易发病。

【诊断要点】

（1）发病前有服食过多的或接触有关的植物和强烈日光暴晒史。

（2）有水肿和瘀斑，好发于暴露部位。

（3）夏季多见，女性多于男性。

（4）有自觉症状和全身症状。

【急救措施】

（1）避免过多服食和接触有关植物。

（2）不得经受强烈日光暴晒。

（3）给予口服维生素B_1、维生素C和烟酸等。

（4）严重者给予皮质类固醇激素，如泼尼松3次/d，10mg/次。

（宋丽新）

第12节　带状疱疹

带状疱疹（herpes zoster）祖国医学称为"缠腰火丹"，俗称"蜘蛛疮"。带状疱疹是由水痘-带状疱疹病毒所引起，在无或免疫力低下的人群初次感染病毒后，在临床上表现为水痘或呈现隐形感染，以后此病毒进入皮肤的感觉神经末梢，且沿着脊髓后根或三叉神经节的神经纤维向中心移动，持久地潜伏于脊髓后根神经节的神经元中。在各种诱发刺激的作用下，可使之再次活动，生长繁殖，使受侵犯的神经节发炎、坏死，产生神经痛。同时，再活动的病毒可沿着周围神经纤维而移动到皮肤，在皮肤上产生带状疱疹所特有的节段性水疱。也有病毒散布到脊髓前角细胞及运动神经根，引起肌无力或相应地区的皮肤发生麻木。

【诊断要点】

（1）成簇水疱。

（2）沿神经分布。

（3）排列成带状，单侧性。

（4）有明显的神经痛。

【急救措施】

（1）止痛：给予镇痛剂，如阿司匹林、安乃近等；各种安定类药物对于后遗症神经痛有效，如阿米替林与奋乃静合并使用，多在1~2周内缓解疼痛；西咪替丁可加速疾病痊愈和缓解疼痛。

（2）抗病毒制剂：泛昔洛韦0.25g，口服，3次/d，早期应用可抑制病毒及阻止其播散。

（3）维生素及免疫疗法：维生素B_1、维生素B_6、维生素B_{12}

等内服或注射。

（4）局部治疗：2%甲紫溶液外涂。若有继发感染，可用新霉素软膏外涂。眼部带状疱疹可用0.1%～0.5%碘苷（疱疹净）溶液滴眼。

（宋丽新）

第13节　Kaposi水痘样疹

Kaposi水痘样疹（Kaposi's varicelliform eruption）是首先由Kaposi于1854年所描述，其特点为在异位性皮炎或某种皮肤病损害的基础上突然发生脐窝状水疱性皮疹。本病大多是发生在异位性皮炎的基础上，偶尔可发生在脂溢性皮炎、脓疱疮、疥疮、落叶性天疱疮、鱼鳞病样红皮病、Darier病或其他炎症性皮肤病等的基础上。病毒随血行进入皮肤，由原发部位自家接种。

【诊断要点】

（1）在炎症性皮肤病的基础上发病。

（2）突然发生多数脐窝状水疱和脓疱。

（3）有单纯疱疹接触史，并伴有全身症状。

【急救措施】

（1）患有异位性皮炎等炎症性皮肤病的小儿，应避免与单纯疱疹病毒患者接触。

（2）加强护理，积极进行支持疗法及对症治疗。

（3）全身疗法：用磺胺、抗生素等制剂，以控制感染；严重病例，可用丙种球蛋白或胎盘球蛋白，每日或隔日1次，3~6mL/次。

（4）局部疗法：0.1%依沙吖啶溶液湿敷或1%新霉素霜外用。

（宋丽新）

第14节　皮肤黏膜淋巴综合征（川崎病）

皮肤黏膜淋巴综合征（川崎病）（acute febrila mucocutaneous lymph node syndrom，MCLS）（Kawasaki's disease）是一种急性发热性皮肤黏膜发疹、淋巴结肿大的疾病。病因不明，曾怀疑为病毒或细菌，可能是1个或2个控制基因对于某些致病因子的过敏或免疫反应。

【诊断要点】

除发热外，必须具备以下情况中的4条才能确诊。

（1）不明原因发热，持续5d或更长时间。

（2）球结膜充血。

（3）口腔黏膜改变：口唇潮红、皲裂、结痂，口腔及咽部黏膜弥散性潮红，杨梅舌。

（4）肢端改变：手足硬肿、潮红、指（趾）尖端脱屑，甲横沟。

（5）多形性发疹，无水疱或结痂。

（6）淋巴结肿大。

【急救措施】

（1）以对症治疗为主：阿司匹林，每日30~50mg/kg，分3次口服，热退后减量至3~5mg/（kg·d），维持2个月。

（2）大剂量静脉滴注丙种球蛋白，1g/（kg·d），连用2d，5~10h用完。

（宋丽新）

第15节　葡萄球菌性烫伤样皮肤综合征

葡萄球菌性烫伤样皮肤综合征（staphylococcal scalded skin syndrome，SSSS），曾称为新生儿剥脱性皮炎（dermatitis exfoliativa neonatorum）或葡萄球菌型中毒性表皮坏死松解症（staphylococcal toxic epidermal necrolysis，STEN）。本症是以全身泛发性红斑、松弛性大疱及大片表皮剥脱为特征的急性皮肤病。大多见于婴儿。

【诊断要点】

（1）发病于1~5周的婴儿。

（2）在红斑的基础上发生松弛性大疱及表皮大片剥脱。

（3）细菌培养阳性。

【急救措施】

（1）加强护理：注意保暖，必要时可用保温箱。及时清除支气管分泌物，注意眼、口腔护理。

（2）全身治疗：及早使用抗生素。抗生素的选择最好参照药敏试验。某些耐青霉素株可采用半合成耐青霉素的新型青霉素或广谱半合成青霉素如新青霉素Ⅱ、Ⅲ，氯唑西林和氨苄西林等及先锋霉素、红霉素等；注意水、电解质平衡和补充营养。

（3）局部治疗：使用无刺激性并有收敛、消炎和杀菌作用的药物，如0.5%~1%新霉素乳剂外涂。

（宋丽新）

第16节　丹毒

丹毒（erysipelas）是A族B型溶血性链球菌由破损的皮肤或黏膜侵入，局部出现水肿性红斑，境界清楚，表面紧张灼热的感染性皮肤病。病原菌为A族B型溶血性链球菌。多由破损的皮肤或黏膜侵入，足癣和鼻炎常是引起小腿和面部丹毒的主要诱因，其他如营养不良、酗酒、丙种球蛋白缺陷以及肾性水肿，皆为本症的促发因素。

【诊断要点】

（1）急性发病。

（2）境界清楚的水肿性红斑。

（3）畏寒、发热等全身症状。

【急救措施】

（1）注意休息：避免过度劳累，积极治疗足癣及鼻炎。

（2）全身治疗：以青霉素疗效最高，一般用药2~3d后体温能恢复正常，但仍需要持续应用2周左右。青霉素过敏者选用红霉素或磺胺类药物。

（3）局部治疗：患肢抬高，可用0.1%依沙吖啶溶液冷敷。

（宋丽新）

第17节　昆虫性皮肤病

一、桑毛虫皮炎（euproctis similis dermatitis）

桑毛虫是桑毒蛾的幼虫，又称金毛虫、狗毛虫、桑毒蛾、纹白毒蛾，亦称全毛虫，它的毒毛刺入皮肤引起的皮肤损害称为桑毛虫皮炎。这种昆虫在我国浙江、江苏、安徽、湖北、广东、贵州、四川等蚕桑及果园地区多见。桑毛虫生活史分为卵、幼虫、蛹、成蛾4个时期，老熟的幼虫全身有32个黑斑，每个黑斑上均有毛瘤和毒毛，1只老熟的幼虫全身有毒毛200万~300万根，在结茧成蛹时，毒毛可粘在茧丝上或脱在蛹内，因此接触它的毒壳和蜕皮易引起发病。毒毛可从毛囊口或皮肤上刺入皮肤棘层，少数可刺入真皮及皮下组织，引起原发性刺激性皮炎。每年6—10月为桑毛虫的盛发期。

【诊断要点】

（1）根据流行地区。

（2）发病季节。

（3）临床表现为毒毛刺入皮肤数小时后局部皮肤剧烈瘙痒，随即出现绿豆大至黄豆大鲜红色水肿性红斑。

【急救措施】

（1）透明胶纸及胶布去皮损处的毒毛，反复进行多次。

（2）局部外搽1%薄荷或酚炉甘石洗剂。

（3）全身症状重可用抗组胺类药物及糖皮质类固醇激素。

（4）避免热水冲洗。

二、刺毛虫皮炎（caterpilar dermatitis）

刺毛虫是刺蛾的幼虫，俗称"八角毛""洋辣子"。刺毛虫的毒毛刺入皮肤引起的皮炎称刺毛虫皮炎。每年6—9月是刺毛虫的盛发期。刺毛虫喜生于树木、草地上，长5~8cm，呈褐黑色。它的生活史分为卵、幼虫、成虫、蛹4个时期。幼虫全身有无数的大量毒刺，毒刺为空心的导管，内含有毛虫毒素，当刺伤皮肤后，其刺中的毒液即可进入皮肤而引起皮肤损害。另一种方式是毒毛污染其他物品，如晒洗的衣服、床单、被褥、尿布，当人接触这些粘有毒毛的物品时，可间接引起皮肤损伤。

【诊断要点】

（1）发病前有在树荫下纳凉或接触树上的刺毛虫棘虫茧的病史。

（2）刺伤后皮肤瘙痒，不久外痒内痛。

（3）皮疹中央处用放大镜检查常可发现刺毛。

【急救措施】

（1）用透明胶带或胶布反复数次粘去皮肤上的毒毛。

（2）止痛：①外搽1%酚或薄荷炉甘石洗剂或1%~2%的明矾溶液冷湿敷；②用1%依米丁溶液3mL在患处的近心端皮下注射可立即止痛。有心脏病、肝肾功能不全者及孕妇、幼儿禁用。

（3）症状严重，给予抗组胺药物或止痛剂及皮质类固醇类药物。

三、蚊虫叮咬

蚊虫属于昆虫纲，是小型昆虫。蚊有特殊的翅脉和典型的刺吸型口器，它不仅吸血刺伤皮肤，妨碍人的休息，而且可传染丝虫病、疟疾、脑炎、登革热等传染病。蚊虫一生经历卵、幼虫、成虫3个时期，对人体的危害主要是成虫，以细长而又尖锐的啄刺入皮肤吸取血液。雄虫不吸血，雌虫吸血，在吸血的同时分泌唾液，一般在交配后雌虫必须吸血才能使卵巢发育。

【诊断要点】

刺伤部位出现疼痛性水肿性红斑、丘疹、风团，在损害中央有一针头大暗红色的瘀点，在疼痛周边出现苍白圈。

【急救措施】

（1）局部外涂各种止痒剂如1%酚或薄荷炉甘石洗剂。

（2）瘙痒严重或皮疹严重者酌情应用抗组胺药物。

（宋丽新）

第18节　海蜇皮炎

海蜇皮炎（Jellyfish dermatitis）是次胞动物引起的皮炎，次胞动物包括海蜇、水蛭、珊瑚和海葵。它们都是呈辐射状的水生物，多生活在海洋中，与游泳者的皮肤接触时其毒素通过小刺释放。其发病主要是海蜇刺伤后引起的迟发性和持续性损害，其海蜇综合征与持久的过敏与特定的抗海蜇免疫球蛋白相关。

【诊断要点】

（1）接触海蜇病史，皮损表现为红斑、荨麻疹样皮疹。

（2）全身症状可能有严重呼吸困难、虚脱、恶心、腹部痉挛、流泪和肌痛。

【急救措施】

（1）刺伤的伤口应该泡在5%乙酸中。

（2）全身症状的治疗：必要时给予肾上腺素、糖皮质激素、抗组胺药物等治疗。

（宋丽新）

第19节　淋病

淋病（gonorrhea）是由淋球菌引起的最常见的性病，人类是淋球菌唯一的天然宿主，主要通过性接触而传染。淋球菌上行蔓延时，男性可并发前列腺、精囊、输精管及附睾的炎症；女性可并发子宫内膜、输卵管及盆腔腹膜的炎症。炎症消退后黏膜组织由结缔组织代替可导致尿道狭窄、男性输精管阻塞及女性输卵管阻塞，产生不育及宫外孕；淋球菌也可入血，引起败血症及播散性淋病。

【诊断要点】

（1）患者有不洁性生活史。

（2）男性尿道分泌物、女性宫颈取材查到革兰阴性淋球菌。

【急救措施】

（1）淋菌性尿道炎（宫颈炎）：氧氟沙星400mg（女性600mg），1次/d，口服；或环丙沙星500mg，1次/d，肝肾功能障碍、孕妇、18岁以下少年及小儿禁忌；或头孢曲松250mg，1次/d，肌肉注射；为预防同时存在的沙眼衣原体感染，单用头孢菌素治疗不可靠，可继续按淋菌性尿道炎（宫颈炎）治疗方案用药，多西环素100mg，口服，2次/d，共7d。

（2）淋菌性眼炎：成人：头孢曲松肌肉注射，1次/d，共5次；分离出的淋球菌对青霉素敏感，可用水剂青霉素G 1000万U静脉滴注，1次/d，共5次。在以上治疗时，用渗盐水冲洗眼部，1次/h，冲洗后再用0.5%红霉素眼膏点眼。

（3）淋菌性咽炎：头孢曲松250mg，1次/d，肌肉注射；或氧氟沙星400mg，1次/d（氨苄西林、阿莫西林及大观霉素对本品无效）。

（4）淋菌性直肠炎：头孢曲松250mg，1次/d，肌肉注射；或氧氟沙星400mg，1次/d（氨苄西林、阿莫西林及大观霉素对本品无效）。

（5）儿童淋病：体重45kg以上的儿童按成人治疗方案；体重在45kg以下按以下方案：用头孢曲松125mg，1次/d，肌肉注射；如分离淋球菌对青霉素敏感，可用普鲁卡因青霉素G 10万U/kg，1次/d，肌肉注射；或阿莫西林50mg/kg，1次/d。应同时口服丙磺舒25mg/kg。

（6）妊娠期淋病：头孢曲松250mg，1次/d，肌肉注射，为同时预防存在衣原体感染，可口服红霉素500mg，4次/d，共7d。

（7）有淋病并发病（包括淋菌性输卵管炎和附睾炎）：头孢曲松250mg，1次/d，肌肉注射，共10d；或氧氟沙星200mg，2次/d，共10d（肝肾功能障碍者、孕妇、儿童禁用）。

（8）播撒性淋病：头孢曲松1.0g，每12h静脉注射1次，5d后改为250mg，肌肉注射，1次/d，共7d。出现脑膜炎或心内膜炎，使用头孢曲松1~2g，静脉滴注，每12h 1次。脑膜炎治疗2周，心内膜炎治疗至少4周。

治愈标准：治疗结束2周内，无性接触的情况下符合以下标准：症状、体征全部消失；治疗结束4~7d从患病部位取材做涂片和培养阴性。

（宋丽新）

第十五章

麻醉系统急症

第1节　心肌缺血

当冠状动脉狭窄或阻塞时，冠状动脉血流不能满足心肌代谢需要，此种情况称为心肌缺血。心肌需氧量取决于心率、血压、左室容量、室壁厚度和心肌收缩力，其中心率、心肌收缩力和心室内压是影响心肌耗氧量的3个主要因素。心肌氧供和氧耗严重失衡且治疗不及时可导致心肌梗死而危及生命。

【诊断要点】

（1）症状及体征：清醒患者表现为胸痛、呼吸困难、头晕、呕吐、出汗、肩或颌骨痛。

（2）心电图改变：①S-T段下移大于1mm或抬高超过2mm；②T波低平、倒置或双向；③心律失常；④传导异常；⑤出现Q波，R波进行性降低。

（3）其他表现：低血压，经食道超声心动图可见局部心室壁活动异常。

（4）麻醉期间引起心肌缺血的原因：①患者精神紧张、疼痛，交感神经兴奋，心率加快；②血流动力学不稳定：血压过高或过低均影响心肌供血；③麻醉药的影响：抑制心肌使心排出量减少，回心血量减少；④麻醉期间氧供不足或缺氧；⑤其他原因引起的心律失常。

【急救措施】

（1）纠正低氧血症和贫血。

（2）β-受体阻滞剂：美托洛尔1~3mg/次，静脉注射；或普萘洛尔0.5~1.0mg/次，静脉注射；或艾司洛尔5~10mg/次，静脉注射。

硝酸甘油：按25~50μg/（kg·min）开始静滴，或舌下含服0.15mg。

（3）纠正低血压：去氧肾上腺素10~40μg/min，静脉注射；或去甲肾上腺素2~20μg/min，静脉注射。

（4）改善心功能：当发生心源性休克时，应用正性肌力药，如多巴胺5~20μg/（kg·min），静脉注射；或多巴酚丁胺5~20μg/（kg·min），静脉注射；或主动脉球囊反搏。

（5）其他：阿司匹林、肝素、溶栓疗法，血管成形术和冠状血管再通术在某些患者中可以应用。

（杜 薇　张铁铮）

第2节　术中心跳骤停

术中心跳骤停主要有3种类型，包括心搏停止、心室纤颤和电机械分离。心搏停止是指心脏处于静止状态，心肌张力低，ECG呈水平线；心室纤颤指心室呈不规则蠕动，分为粗颤和细颤；电机械分离，也称无效收缩，ECG仍有低幅心室融合波，但心脏收缩无力，心排血量接近于零。

【诊断要点】

（1）清醒患者神志突然丧失，呼吸停止或呈叹息样呼吸。

（2）患者面色苍白或青紫，唇色发绀，大动脉搏动消失，瞳孔散大，对光反应消失。

（3）手术创面血色变紫、渗血或出血停止。

（4）ECG呈一条水平直线、心室颤动波或电机械分离。

（5）血压骤降。

（6）心音消失。

（7）脉搏氧波形及数值消失；血气检测血氧饱和度骤降甚至测不出。

（8）呼气末二氧化碳分压骤降。

（9）病因：①心源性：冠状动脉硬化或痉挛引起心肌短暂性缺血；②非心源性：麻醉诱导不当、低氧血症、急性气道梗阻或呼吸停顿、快速大失血或其他原因引起血容量不足、酸碱平衡失调、电解质紊乱等。

【急救措施】

（一）成人急救措施

（1）呼叫帮助/启动应急响应。

（2）立即行CPR（同时给氧，连监护仪，准备除颤器）：①CPR顺序：循环—气道—呼吸（CAB）；②CPR要点：胸外心脏按压频率为100~120次/min，深度为5~6cm，按压通气比为30∶2（单人/双人）；③开放气道：仰头抬颏法（颈椎损伤者除外）；④高级气道：CPR实施4~5min后考虑建立声门上气道装置或气管插管；监测呼气末二氧化碳（$PetCO_2$）；呼吸频率8~10次/min。

（3）除颤：①尽早除颤；②每次除颤后立即行CPR，每次CPR 2min后尝试除颤；③电击能量：双向200J，单向360J。

（4）药物：①尽早建立经静脉用药（IV）/经骨髓内给药（IO）途径；②复苏期间可使用以下血管升压药：肾上腺素 IV/IO剂量：1mg，每3~5min重复；胺碘酮IV/IO剂量：首次300mg，二次150mg。

（5）去除心脏骤停原因：低血容量，缺氧，低钾血症，高钾血症，低体温，心脏压塞，张力性气胸，中毒，肺栓塞，冠脉栓塞。

（二）小儿急救措施（不包括新生儿）

与成人急救措施的主要不同点：

（1）婴儿脉搏<60次/min时，应立即行胸外按压。

（2）小儿按压深度为胸廓前后径1/3，婴儿（<1岁）约4cm，儿童(1~8岁)约5cm。

（3）小儿按压通气比：单人为30∶2，双人为15∶2。

（4）除颤电击能量：首次为2J/kg，二次为4J/kg，继之为≥4J/kg，最大为10J/kg或成人剂量。

（5）药物：①经骨髓内给药（IO）更易建立；②肾上腺素 IV/IO 剂量：0.01mg/kg，每3~5min重复，经气管内给药剂量为0.1mg/kg；③胺碘酮IV/IO剂量：5mg/kg，可重复给药2次。

（6）心脏骤停原因：心源性比例少于成人，气道原因多于成人，气道异物阻塞占一定比例。

（杜薇　张铁铮）

第3节　心脏压塞

心脏压塞是由于心包腔血液、血凝块（心脏切开术后、心脏穿孔、主动脉夹层动脉瘤、创伤和抗凝治疗）、渗出性物质（恶病质、感染性心包炎、特发性心包炎）、非渗出性物质（尿毒症、系统性红斑狼疮、风湿性关节炎、特发性和放射性因素）和空气的聚集而引起心脏显著受压。不论心包内实际容量如何，局限或整体心包腔压力增高到一定程度就可以发生心包压塞。临床上发生心脏压塞，心包腔压力相对于心房内压和心室内压显著增高，每搏量进行性下降从而导致系统低血压和心源性休克。

【诊断要点】

（1）临床诊断：对于存在低血压、颈静脉怒张、奇脉、心动过速、气促或严重呼吸困难的患者，应考虑心包填塞的可能性。其他症状包括 QRS 低电压、电交替现象及胸部 X 线检查心界扩大。

（2）影像学诊断：对于疑似心包填塞的患者，心脏超声是首选诊断方法，应立即进行；CT 及 CMR 并不属于常规检查，但可以用于排除大量心包积液患者可能存在的纵隔或肺部伴发病。

（3）鉴别诊断：需与缩窄性心包炎、充血性心力衰竭及肝硬化肝病晚期进行鉴别。

【急救措施】

（1）急需行心包引流或穿刺术，紧急心包引流术或心包穿刺术适用于多数心包填塞或血流动力学异常引起的休克患者。行此种治疗方案需考虑患者临床表现和血流动力学情况，并且评估手术利弊及心脏超声结果。外科手术为解决心包压塞的根本办法。

（2）对症治疗：心包压塞患者表现为呼吸窘迫时应当吸氧，监测动脉血气，如未心脏停搏或未准备好手术应尽量避免正压通气。持续性少尿或无尿可能与心排出量降低和血管收缩引起肾性（急性肾小管坏死）或肾前性肾功能不全有关。血流动力学好转会改善肾功能，应尽量避免使用利尿剂。避免循环衰竭，积极应用血管活性药物或加快输液来治疗低血压。对患者进行标准的有创监测，麻醉诱导必须在手术团队及患者完全准备好后才能开始。

（李佳男　张铁铮）

第4节　低血压

低血压是指血压降低幅度超过麻醉前的20%或收缩压低于80mmHg，可能与心功能、外周血管阻力、静脉回心血量减少或心律失常等因素有关。

【诊断要点】

（1）心肌收缩力下降：①麻醉药：大多数麻醉药，包括吸入麻醉药、巴比妥类和苯二氮䓬类药具有直接的剂量依赖性心肌抑制。阿片类药物在临床常用剂量时不引起心肌抑制；②心血管药：（β受体）阻滞剂、钙通道拮抗剂和利多卡因均可抑制心肌；③急性心功能障碍：心肌缺血或心肌梗死、低钙血症、严重酸中毒或碱中毒、低温、迷走神经反射或局麻药全身中毒。

（2）外周血管阻力降低：①麻醉期间应用的多种药物可引起外周血管阻力下降；②交感神经阻滞，常发生于脊麻和硬膜外麻醉中，可导致外周血管阻力降低；③脓毒血症：可导致介导低血压的血管活性物质的释放；④血管活性代谢产物：如肠道操作或松开止血带后可导致低血压；⑤变态反应；⑥严重低氧血症；⑦肾上腺功能不全。

（3）静脉回流不足：①低血容量：可能由于失血、不显性失水、术前匮乏（如无法进食、呕吐、腹泻、鼻胃管引流、肠道准备）或多尿（源于利尿剂、糖尿病、尿崩症、梗阻后利尿）；②腔静脉受压：可能由于手术操作、妊娠子宫或腹腔镜致腹压增加所致；③静脉容积增加：如交感神经阻滞，直接血管扩张（使用硝酸甘油），使用引起组胺释放药物，降低交感神经张力的药物；④胸膜腔内压增加：机械通气期间潮气量过大，呼气末正压、自主PEEP会影响静脉回流；⑤中心静脉压升高：张力性气胸、心包压塞等。

（4）心律失常：①快速心律失常：可使心脏舒张充盈时间缩短，从而导致低血压；②房颤、房扑和交界性心律：由于心房收缩功能丧失，心脏舒张期充盈不足导致低血压；③缓慢型心律失常：当前负荷储备能力不足以维持每搏量代偿性增加时可导致低血压。

【急救措施】

针对潜在病因，包括：

（1）减浅麻醉深度。

（2）扩容。

（3）血管收缩药：增加血管阻力或减少静脉容积，增加每搏量。

（4）纠正机械因素：如减轻心包压塞，气胸放置胸导管，减少或停用PEEP，降低平均气道压，缓解腔静脉梗阻（如使孕妇的子宫向左侧移位）。

（5）抗心律失常或抗局部缺血药物治疗：包括β-受体阻滞剂、钙通道拮抗剂和胺碘酮。

（6）正性肌力药支持心肌收缩力：如使用多巴酚丁胺、多巴胺、去甲肾上腺素、肾上腺素。

（李佳男　张铁铮）

第5节　高血压

高血压是指血压升高超过麻醉前的20%或血压升高达160/95mmHg以上，血压过高是指血压升高超过麻醉前30mmHg。

【诊断要点】

麻醉期间发生高血压的原因有：

（1）儿茶酚胺过量：见于麻醉不充分（尤其在喉镜操作、插管、切皮或意外情况下），缺氧，高碳酸血症，患者焦虑、疼痛及长时间使用止血带。

（2）基础疾病：如原发性高血压或嗜铬细胞瘤。

（3）颅内压升高。

（4）血管收缩药的全身吸收：如肾上腺素、去氧肾上腺素。

（5）主动脉阻断。

（6）反跳性高血压：见于可乐定、β-受体阻滞剂的停药反应。

（7）药物之间相互作用。

（8）膀胱膨胀。

【急救措施】

治疗高血压应纠正潜在的病因，包括：

（1）改善氧合，纠正通气异常。

（2）加深麻醉。

（3）使焦虑患者镇静，排空膀胱。

（4）药物治疗。①β-肾上腺素能阻滞药：拉贝洛尔，每次5~10mg，静脉注射；普萘洛尔，0.5~1.0mg/次，静脉注射；艾司洛尔，5~10mg/次，静脉注射；②血管扩张药：如肼屈嗪，2.5~5mg，静脉注射；硝酸甘油，开始以30~50μg/min速度静脉点滴，根据效果调整剂量；硝普钠以30~50μg/min速度静脉点滴，根据效果调整剂量；③钙通道拮抗剂：维拉帕米，2.5~5mg，静脉注射；地尔硫䓬，5~10mg，静脉注射。

（李佳男　张铁铮）

第6节　喉痉挛

喉痉挛（laryngospasm）指喉部肌肉反射性痉挛收缩，使声带内收，声门部分或完全关闭而导致患者出现不同程度的呼吸困难甚至完全性的呼吸道梗阻，是麻醉急性并发症之一。

【诊断要点】

（1）轻度：吸气性喉鸣声调低（鸡啼样喉鸣），无明显通气障碍。SpO_2可保持在90%。

（2）中度：吸气性喉鸣声调高、粗糙，气道部分梗阻，呼吸"三凹征"（锁骨上凹，胸骨上凹，肋间凹），SpO_2在80%~90%。

（3）重度：具有强烈的呼吸动作，但气道接近完全梗阻，无气体交换，发绀，意识丧失，瞳孔散大，心跳微弱甚至骤停，SpO_2在50%以下。

【急救措施】

（1）面罩加压纯氧吸入。

（2）轻提下颌可缓解轻度喉痉挛。

（3）立即停止一切刺激和手术操作。

（4）立即请求他人协助处理。

（5）加深麻醉可缓解轻、中度喉痉挛。常用方法：静脉注射诱导剂量20%的静脉麻醉药或增加吸入麻醉药浓度。

（6）暴露并清除咽喉部分泌物，保持呼吸道通畅。

（7）对重度喉痉挛，紧急情况下可采用16号以上粗针行环甲膜穿刺给氧或行高频通气。

（8）对重度喉痉挛亦可应用琥珀胆碱1.0～1.5mg/kg，静脉注射或4.0mg/kg肌肉注射后行气管插管。

（刘　熹　张铁铮）

第7节　支气管痉挛

支气管痉挛在临床麻醉中较为常见，是一种危急状态，常表现为双肺广泛的哮鸣音，其严重程度与气道阻塞程度无关。

【诊断要点】

呼吸困难，哮喘，缺氧，严重时可以窒息死亡。

【急救措施】

（1）面罩加压纯氧吸入。

（2）停止一切刺激和手术操作，尽量少吸痰并缩短吸痰时间。

（3）加深麻醉。①丙泊酚1～2mg/kg静脉注射，舒张支气管平滑肌；②利多卡因诱导前1～2mg/kg静脉注射，直接作用于气管平滑肌，降低其对乙酰胆碱的反应性。

（4）同时给予吸氧、支气管扩张药和糖皮质激素。①沙丁醇胺2.5～5mg间断雾化吸入，15～20min/次；或10～15mg/h持续雾化吸入；②异丙托溴铵0.5mg雾化吸入，可与沙丁醇胺合用；③甲强龙40～250mg静脉注射。

（5）去除病因。

（刘　熹　张铁铮）

第8节　气道梗阻

【诊断要点】

（1）气道不完全梗阻：患者可有咳嗽、喘气或咳嗽微弱无力，呼吸困难，皮肤、甲床和口腔黏膜、面色青紫发绀。

（2）气道完全阻塞：较大的异物堵住喉部、气管处，患者面色灰暗青紫，不能说话、不能咳嗽、不能呼吸，失去知觉，窒息，很快陷入呼吸停止，听诊呈"寂静"肺。

【急救措施】

（1）立即进行清醒表麻、保留自主呼吸喉镜直视下插管。如有异物，及时清除，成功后行机械通气。

（2）若声门上途径无法建立人工气道，可行环甲膜穿刺置管，用于供氧和连接高频通气。

（3）以上方法无效，可行紧急气管切开，进行人工通气。

（刘　熹　张铁铮）

第9节　低氧血症

低氧血症是指血液中含氧不足，动脉血氧分压（PaO_2）低于同龄人的正常下限，主要表现为吸空气时，$SpO_2 < 90\%$，$PaO_2 < 60mmHg$ 或吸纯氧时 $PaO_2 < 90mmHg$。PaO_2 是诊断低氧血症的唯一指标。

【诊断要点】

（1）呼吸加深加快，胸廓呼吸动度加强，胸内负压增大。

（2）呼吸功能障碍：呼吸困难、咳嗽、血性泡沫痰、肺部湿性啰音、皮肤黏膜发绀等；PaO_2 过低可直接抑制呼吸中枢，使呼吸抑制，肺通气量减少，导致呼吸衰竭。

（3）心排出量增加、血压升高：缺氧作为一种应激原，可使交感神经兴奋和儿茶酚胺释放增多，从而使心率加快、心肌收缩力增强。同时静脉回流的增加、血液的再分布，也可使心排出量增加、血压升高。

（4）血液系统：促红细胞生成素（EPO）分泌增多，骨髓造血功能增强。

（5）神经系统的损伤：严重缺氧及酸中毒可使脑微血管通透性增高引起脑间质性水肿，这些损伤常常在几分钟内发生，且不可逆。脑血管扩张、脑细胞及脑间质水肿可使颅内压增高，由此引起头痛、呕吐、烦躁不安、惊厥、昏迷，甚至死亡。

（6）慢性低氧血症：可使肺动脉压升高、心肌做功增加，导致肺源性心脏病的发生；同时亦可使呼吸氧耗增加，导致慢性营养不良。

【急救措施】

（1）麻醉机故障、氧气供应不足可引起吸入氧浓度过低；气管内导管插入一侧支气管或脱出气管外，以及呼吸道梗阻均可引起低氧血症，应及时纠正。

（2）氧疗：目前常用的氧疗形式有3种，即简易面罩、有创机械通气、无创机械通气。氧疗目的在于提高动脉血氧分压、氧饱和度及氧含量以纠正低氧血症，确保对机体组织的氧供，缓解组织缺氧。

（3）高压氧治疗。

（4）解除病因。

（叶　敏　张铁铮）

第10节　高碳酸血症

高碳酸血症是因通气不足或CO_2产生增加所致，可导致呼吸性酸中毒，肺动脉压和颅内压升高。诊断标准为$PaO_2 < 60mmHg$且$PaCO_2 > 50mmHg$。肺泡通气不足时$PaCO_2$升高，CO_2潴留。通常由阻塞性通气不足（呼吸道阻塞或狭窄，气道阻力增加）和限制性通气不足（吸气时肺泡的扩张受限引起）所引起。

【诊断要点】

（1）CO_2蓄积早期：血压升高，脉搏增速，呼吸加深、加快，肌紧张度增加，同时毛细血管扩张，面部潮红。如同时伴有缺氧，发绀更加明显；当CO_2迅速排出后，血压可突然下降或偶有呼吸暂停现象。

（2）严重缺氧与CO_2蓄积：呼吸不规则，血压下降，脉搏减慢，且有心律失常，可导致呼吸心搏骤停。

【急救措施】

针对病因处理，包括：

（1）增加分钟通气量。

（2）改变气管导管位置。

（3）吸痰。

（4）处理支气管痉挛或放置胸腔引流管。

（叶　敏　张铁铮）

第11节　误吸

误吸是指胃内容物受重力作用，或因腹内压、胃内压增高，胃内容物逆流进入咽喉腔及气管内、肺内。

【诊断要点】

（1）急性呼吸道梗阻，呼吸急促。

（2）90%以上患者会出现发热症状。

（3）咳嗽、发绀，30%~40%的患者肺部出现啰音及喘鸣。

（4）Mendelson综合征：发生在误吸后2~4h，少量高酸性（pH<2.5）胃液引起的急性吸入性肺水肿，呈急性哮喘样发作，明显发绀，甚至死亡。

【急救措施】

（1）立即将患者置于头低位，并将头转向一侧，同时将口咽腔及气管内呕吐物和反流物吸出。

（2）给予一定剂量的支气管解痉药、皮质类激素及抗生素。

（3）给予必要的呼吸支持，如果出现呼吸衰竭时，往往有肺不张及肺泡塌陷，故应给予呼气末正压（PEEP）通气。

（4）对于严重病例，可在气管内插管后用0.9%生理盐水进行气管灌洗。

（叶　敏　张铁铮）

第12节　气胸

气胸（pneumothorax）是指气体进入密闭的不含气体的胸膜腔造成胸膜腔积气状态。此时胸膜腔内压力升高，甚至负压变成正压，使肺部压缩，静脉回心血流受阻，产生不同程度的肺、心功能障碍。

【诊断要点】

全麻期间发生气胸，患者胸闷气短、脉速等临床表现可能被机械通气等麻醉因素所掩盖，患者可能表现为SpO_2下降，血压降低，心律失常；积气量较多时，患者胸廓饱满，肋间隙变宽，叩诊呈鼓音，听诊可发现患侧胸部呼吸音减弱或消失等。全麻期间发生气胸可能由以下因素造成：

（1）麻醉因素：深静脉穿刺，臂丛神经阻滞，机械正压通气或术中胀肺压力过大造成肺泡内压力增大等均易导致麻醉期间气胸形成。

（2）手术因素：胸科开胸手术，心外科心脏不停跳搭桥手术造成的人为气胸等外科因素导致的气胸。

（3）患者自身因素：肺部先天性发育不良，继发于肺部病变如肺结核、COPD、肺癌、肺脓肿、尘肺等发生的气胸。

（4）特殊类型气胸：妊娠合并气胸，老年人自发性气胸等麻醉期间也需特别注意。

【急救措施】

（1）肺压缩<20%的患者，无须处理，嘱患者卧床休息，气胸即可自行吸收；肺压缩>20%麻醉后症状明显者，应胸腔穿刺抽气。肺仍不复张者，可行胸腔闭式引流排气或加用负压持续吸引。

（2）开胸手术等造成的人为气胸，关胸前胀肺使肺部充分膨胀，减少胸腔内气体聚集，放置胸腔引流，排出胸腔内气体、液体。

（3）妊娠合并气胸，应采取硬膜外麻醉下产钳或吸引器将胎儿引出，避免气胸复发。

（张　浩　张铁铮）

第13节　肺栓塞

肺栓塞（PE）是以各种栓子阻塞肺动脉系统为其发病原因的一组疾病或临床综合征的总称，包括血栓栓塞（PTE）、脂肪栓塞综合征、羊水栓塞、空气栓塞等。PTE为PE最常见的类型，占PE中的绝大多数，通常所称的PE即指PTE。

【诊断要点】

（1）麻醉评估有发生PE的危险因素存在，如既往有血栓栓塞病史，存在促进血液瘀滞的因素，如卧床、充血性心力衰竭或活动减少；血管内皮损伤，如下肢手术或创伤，高凝状态，恶性肿瘤，脊髓损伤，肝素诱导的血小板减少症等。

（2）麻醉期间患者表现为血压下降、心率增快、呼吸增快、发绀、气道压升高、SpO_2下降、$ETCO_2$下降、PaO_2下降、$PaCO_2$分压升高、低氧血症、碳酸血症、呼吸性碱中毒、中心静脉压增高；心电图显示T波改变、右束支传导阻滞、房性心律失常；双肺湿啰音或哮鸣音，偶可闻及肺血管杂音，P_2亢进或分裂，三尖瓣收缩期杂音。

【急救措施】

对于麻醉期间患者发生SpO_2降低、$ETCO_2$下降和血压下降，应检查气管导管是否脱落、呼吸回路是否有误、麻醉药是否过量。排除麻醉因素后，对于可疑肺栓塞患者应立即进行复苏、术中胀肺、使用PEEP、提高吸氧浓度、使用血管活性药物支持和纠正呼吸与循环衰竭；积极抗休克治疗；使用抗凝药物。术后若SpO_2、血压仍然较低，应考虑留置气管导管，呼吸机辅助转入ICU治疗。

【预防措施】

急性肺栓塞一旦发病，救治特别困难，主要是预防。

（1）避免术前长期卧床：下肢静脉曲张患者，应用弹力袜以促进下肢血液循环。手术后要改变长时间的静止状态，加强静脉回流，减少静脉血栓。

（2）纠正心力衰竭。

（3）血细胞比容高者应实施血液稀释。

（4）应用抗凝药物：对于有血栓性静脉炎患者，可预防性应用抗凝药物。

（5）麻醉中保持良好体位，减少下肢静脉血回流，避免应用下肢静脉进行输液输血。

（张　浩　张铁铮）

第14节　肺水肿

肺水肿是指由于某种原因引起肺内组织液的生成和回流平衡失调，使大量组织液在很短时间内不能被肺淋巴和肺静脉系统吸收，从肺毛细血管内外渗，积聚在肺泡、肺间质和细小支气管内，从而造成肺通气与换气功能严重障碍。

【诊断要点】

在临床上表现为极度的呼吸困难，端坐呼吸，发绀，大汗淋漓，阵发性咳嗽伴大量白色或粉红色泡沫痰，双肺布满对称性湿啰音。患者常感到胸闷、恐惧、面色苍白、呼吸急速、心动过速；全麻患者可表现呼吸道阻力增加和发绀，经气管导管喷出大量粉红色泡沫痰；双肺湿啰音，血压下降。血气分析结果$PaCO_2$偏高和（或）PaO_2下降，pH偏低，表现为低氧血症和呼吸性酸中毒。

【急救措施】

及时发现，迅速降低肺静脉压及维持足够的血气交换，是治疗成功的关键。

（1）调整患者体位：调节手术床成头高脚低位，以减少静脉回流。

（2）麻醉期间严格控制输液总量，减少肺水肿形成。

（3）利尿：静脉快速滴注利尿剂，减少回心血量。

（4）强心：缓慢静注毛花苷C（西地兰）0.2~0.4mg。

（5）血管扩张剂：降低前后负荷。

（6）氨茶碱：解除支气管痉挛，稀释后缓慢静注。

（7）糖皮质激素：减少毛细血管通透性，降低周围血管阻力。

（张　浩　张铁铮）

第15节　困难气道

困难气道指受过正规训练的5年以上临床经验麻醉医师所经历的面罩通气困难和气管内插管困难。

一、已预料的困难气道

【诊断要点】

术前评估气道时：

（1）病史：困难气道史，颈椎骨折，下颌外伤，风湿性关节炎，强直性脊柱炎等。

（2）面罩通气困难危险因素：年龄大于55岁，打鼾，络腮胡，无牙，肥胖，BMI大于26。

（3）常用指标：① Mallampati分级为2~3级；②张口受限：张口度3cm或小于两横指；③甲颏距离<6cm或小于3横指；④颞颌关节活动度：上下齿不能对齐；⑤头颈部活动度：下颏不能接触胸骨或不能伸颈。

【急救措施】

（1）保留自主呼吸的前提下，给予镇静、充分的局麻下或浅麻醉下行气管内插管。

（2）气管插管的工具可根据患者具体情况、手术情况以及麻醉医师熟练程度选择非紧急无创方法，主要分为喉镜、经气管导管和声门上工具。

二、未预料的困难气道

（一）面罩通气困难（紧急气道）

有经验的麻醉医师在无他人帮助的情况下，经过多次或超过1min的努力，仍不能获得有效的面罩通气。

【诊断要点】

麻醉前血氧饱和度90%的患者，麻醉医师无他人帮助，用100%氧气正压面罩通气，血氧饱和度不能维持90%以上。

【急救措施】

（1）采用口咽和（或）鼻咽通气道配合单手扣面罩的方法，或采用双手托下颌扣面罩同时机械通气的方法。

（2）以上方法仍不能维持良好通气，需要立即请求帮助，在嗅物位下置入口咽和（或）鼻咽通气道，由双人四手，用力托下颌扣面罩行双人加压辅助通气。

（3）行一次可视喉镜下气管插管或使用喉罩、喉管气管联合导管，环甲膜穿刺置管或经气管喷射通气，保证患者氧合。

（4）仍通气失败行紧急有创通气方法即环甲膜切开。

（二）非紧急气道

仅有困难气管插管而无困难面罩通气的情况。患者能够维持满意的通气和氧合。

【诊断要点】

受过正规训练的麻醉医师，采用常规喉镜插管3次以上方获成功或操作超过10min方获成功。

面罩通气可以保证氧合。

【急救措施】

（1）运用声门上工具如面罩、口咽通气道、喉罩和喉管等能保证氧合前提下，运用可视喉镜、探条、光棒、纤维支气管镜引导等方法试插小于2次。

（2）插管失败者应运用声门上工具保证氧合直至患者自主呼吸恢复；若插管失败后，又需急症手术者或声门上工具无法满足通气时行环甲膜穿刺置管或经气管喷射通气，保证患者氧合。仍通气失败行紧急有创通气方法行环甲膜切开术或气管切开术。

（张　婕　张铁铮）

第16节　胆心反射

胆心反射指胆道手术中，由于牵拉胆囊或探查胆道引起心率减慢、血压下降，甚至因反射性冠脉痉挛导致心肌缺血、心律失常、心脏骤停。

【诊断要点】

（1）常见于胆道手术。

（2）轻者恶心呕吐，重者心率减慢、血压下降、心肌缺血等改变，甚至心脏骤停。

【急救措施】

（1）暂停手术。

（2）单纯心动过缓者给予阿托品纠正。

（3）伴血压下降者给予麻黄碱。

（4）加深麻醉，纠正低氧或高二氧化碳血症等，利多卡因表面局麻、腹腔神经丛阻滞。

（张　婕　张铁铮）

第17节　眼心反射

眼心反射指眼球在摘除、受压或眼肌牵拉时受机械性刺激引起迷走神经过度兴奋，导致心律失常、心动过缓者，称为眼心反射。

【诊断要点】

（1）常见于牵拉眼肌，扭转压迫眼球的手术。

（2）在浅麻醉、缺氧、高二氧化碳血症时易诱发。

（3）表现为心动过缓甚至心脏骤停。

【急救措施】

（1）暂停手术。

（2）单纯心动过缓者用阿托品纠正。

（3）伴血压下降者用麻黄碱。

（4）加深麻醉，增加利多卡因局麻。

（张　婕　张铁铮）

第18节　苏醒延迟

苏醒延迟指停止麻醉后30min呼唤患者仍不能睁眼和握手，对痛觉刺激亦无明显反应称为苏醒延迟。

【诊断要点】

（1）脑电双频指数（BIS）低于85。

（2）术前用药半衰期长；吸入全麻药时间长、浓度高；麻醉性镇痛药抑制呼吸中枢机械通气；肌松药用量过大，未及时足量拮抗。

（3）呼吸抑制：低CO_2血症；高CO_2血症；低钾血症（血钾低于3mmol/L,出现明显肌无力症状）；输液过量致肺间质水肿，影响吸入麻醉药排出；手术并发症（气胸肺萎缩致缺氧及CO_2蓄积）；严重代谢性酸中毒。

（4）术中发生严重并发症：长期低血压或颅内动脉瘤破裂、脑出血、脑栓塞、长期低体温。

【急救措施】

（1）首先考虑麻醉药作用，针对可能原因，逐一进行处理。即加大通气使吸入麻醉药尽快呼出，新斯的明拮抗非去极化肌松药作用。

（2）根据SaO_2、PCO_2、血气、血电解质及肌松监测情况分析呼吸抑制原因。

（3）脑水肿、颅内压高致呼吸功能不全的患者，应给甘露醇或呋塞米行脱水治疗。

（4）对低体温患者应适当升高体温；体温维持在34℃以上。

（5）对术中长期低血压患者，除维持良好的血压水平、SaO_2在96%、血糖在4.5～6.6mmol/L外，尚应给大剂量糖皮质激素、行头部轻度降温及轻度脱水治疗，以促进脑功能恢复。

（6）术前并存脑部疾病的患者，麻醉期间应维持良好血压水平，使血气分析的各项指标始终保持正常，做好脑保护。麻醉药及辅助药用量均应明显减少，以免加重术后苏醒延迟。

（王　梅　张铁铮）

第19节　术后谵妄

术后谵妄是急性认知功能改变，表现为随时间波动的意识改变和注意力不集中，可伴性格、情绪和行为改变，甚至出现妄想和幻觉（通常出现幻视），一般发生术后24～72h。在诊治谵妄患者时，尤其要注意与照料者沟通，询问患者平日基本情况并与现状进行比较。

【诊断要点】

（1）苏醒期谵妄：发生在全麻患者苏醒阶段，持续几分钟至几小时。

（2）术后谵妄：发生在手术结束后24~72h。若老年人发生术后谵妄，有可能发展为术后认知功能障碍。

（3）苏醒期谵妄的临床表现：患者在清醒期经历精神恍惚、定向力障碍、意识淡漠或嗜睡或发生精神躁动、肢体无意识动作、床上翻滚不合作，甚至做出有害的行为。

（4）术后谵妄的临床表现：活动增多型表现为：易唤醒、多语、运动增多或刻板动作或反应敏捷，甚至出现攻击行为。活动减少型表现为：脸面无表情、说话缓慢、运动迟缓、反应迟钝、精神萎靡，此型表现常被忽视。

【急救措施】

（1）首先要识别发生谵妄的可能原因，同时保证患者镇静，避免用束缚带。

（2）对一些危及患者生命的情况（如低氧血症、严重高二氧化碳血症、低血钾、低血糖、颅内压升高等）应及时纠正。

（3）非药物治疗：去除常见诱因（如尿潴留、导管刺激等）；排除疼痛原因。

（4）避免应用具有抗胆碱能药物，哌替啶是术后发生谵妄的独立危险因素。

（5）药物治疗：丙泊酚或咪达唑仑镇静，使用非阿片类镇痛药。右美托咪定0.05~0.4μg/（kg·h）持续静注，可控制谵妄症状。

（6）褪黑激素可用于治疗和预防术后谵妄。

（王　梅　张铁铮）

第20节　局麻药中毒

局麻药中毒指血液中局麻药的浓度超过一定水平而引起中枢神经系统（CNS）和心血管系统（CVS）的异常反应。

【诊断要点】

患者常有嗜睡、眩晕、多语、唇舌麻木、寒战、耳鸣、惊恐不定、定向障碍、躁动等症状。也有的患者无上述症状而神志突然消失，相继出现面部和四肢的肌肉震颤，继而发生抽搐或惊厥。患者心率增快、血压上升，同时可因呼吸肌痉挛、缺氧导致呼吸心跳停止而致死。

（1）兴奋型：表现兴奋，如多语、不安、紧张、呼吸及心率加快、血压增高、严重的谵妄、惊厥，甚至心搏骤停。

（2）抑制型：表现抑制，如嗜睡、呼吸及心率减缓、血压下降、昏迷，甚至心跳、呼吸骤停。抑制型较少见，多数为先兴奋后抑制。

【急救措施】

三原则：快速、连续、有效。

（1）立即停用局麻药。

（2）面罩给氧，保持呼吸道通畅，必要时行气管插管和人工呼吸。

（3）轻度兴奋者，可静脉注射咪达唑仑0.05~0.1mg/kg，或地西泮0.1~0.2mg/kg。

（4）惊厥发生时可静脉注射丙泊酚1~2mg/kg；也可静脉注射地西泮或咪达唑仑制止惊厥。

（5）出现循环抑制时，应快速有效地补充血容量，同时根据具体情况酌情使用血管活性药物以维持血流动力学稳定。

（6）发生呼吸心搏骤停者，应立即进行心、肺、脑复苏。

（伊小婷　张铁铮）

第21节　全脊麻

行硬膜外阻滞时，如穿刺针或硬膜外导管误入蛛网膜下隙而未能及时发现，超过脊麻药量数倍的局麻药误注入蛛网膜下隙而产生的异常广泛的阻滞，称为全脊麻。

【诊断要点】

全脊麻的主要特征是注药后迅速发展的、广泛的感觉和运动神经阻滞。由于交感神经被阻滞，最常见的表现即为低血压；如果C_3、C_4和C_5受累，可能出现膈肌麻痹，加上肋间肌麻痹，可能导致呼吸衰竭，甚至呼吸停止；随着低血压及缺氧，患者可能很快意识不清、昏迷。如用药量过大，症状典型；当用药量较少时，可能仅出现异常高平面麻醉。

【急救措施】

全脊麻的处理原则是维持患者循环及呼吸功能。患者神志消失，应行气管插管人工通气，加速输液以及滴注血管收缩药升高血压。若能维持循环功能稳定，30min后患者可清醒。全脊麻持续时间与使用的局麻药有关，利多卡因可持续1~1.5h，而丁哌卡因持续1.5~3.0h。尽管全脊麻来势迅猛，危及患者的生命安全，但只要诊断和处理及时，多数患者均能恢复。

（伊小婷　张铁铮）

第22节　硬膜外麻醉时异常广泛阻滞

指硬膜外麻醉时注入常规剂量的局部麻醉药后，出现异常广泛的脊神经阻滞现象，其特点是阻滞范围虽广，但仍为节段性。骶神经支配区域甚至低腰部仍然正常。

【诊断要点】

（1）临床上表现为延缓发生的高平面阻滞，多出现在注入首次剂量后20～30min，常有前驱症状，如胸闷、呼吸困难、说话无声及烦躁不安，继而发展至严重通气不足甚至呼吸停止。血压可大幅度下降或并无明显改变，脊神经阻滞常达C_2～C_5节段。

（2）与全脊麻鉴别诊断：全脊麻一般不表现为节段性，且多在给药后几分钟内或立即发生。

【急救措施】

处理原则是维持患者循环呼吸功能稳定，防止因低血压或缺氧导致重要脏器损害。心搏骤停者立即行心肺脑复苏。

（1）注意麻醉前准备，避免异常广泛阻滞发生：选择合适的麻醉器具，穿刺过程谨慎从事，重视注入试验剂量后的平面测量，试验剂量不宜超过3～5mL，密切观察阻滞范围及生命体征，如果注入少量麻醉药后平面扩散过广，立即停止给药。对易于发生阻滞广泛的患者提高警惕：婴幼儿患者，老年伴有动脉粥样硬化的患者，妊娠、腹腔巨大包块及腹水的患者，病情危重、极度衰竭、恶病质及内环境紊乱者。

（2）发生异常广泛的迅速处理：①维持循环稳定：低血压通常为广泛阻滞的首发症状。轻度低血压可快速灌注500～1000mL晶体或胶体；血压下降明显在补液同时兼用血管活性药。麻黄碱较为常用，5～10mg静脉注射；②呼吸支持：出现呼吸抑制时，面罩通气。呼吸困难时可气管插管。

（李佳男　张铁铮）

第23节　颅内高压

正常人平卧位颅内压约为10mmHg。当脑组织肿胀、颅内占位性病变或脑脊液分泌过多、吸收障碍、循环受阻或脑血流灌注过多导致颅内压持续保持在15mmHg以上时称颅内高压。

【诊断要点】

（1）头痛：是颅内高压最常见的症状。颅内压愈高，头痛愈明显，多为弥散性钝痛。疼痛好发于晨起时，常呈持续性或阵发性加重。任何引起颅内压增高的因素，如咳嗽、排便等均可使疼痛加剧。呕吐或过度换气可使头痛减轻。急性颅内压增高头痛剧烈，坐立不安，往往伴有喷射性呕吐。

（2）呕吐：一般与饮食无关，呕吐前有或无恶心，常呈喷射性，且多伴有剧烈头痛、头昏，头痛剧烈时呕吐症状也较重。

（3）视力障碍：表现为一过性黑蒙，逐渐发展为视力减退甚至失明。眼底检查可见视盘水肿，静脉扩张、出血。压迫时可表现复视。

（4）意识障碍：烦躁、淡漠、迟钝、嗜睡，甚至昏迷。

（5）癫痫或肢体强直性发作。

（6）生命体征变化：血压升高，脉搏慢而洪大，呼吸慢而深，即库欣（Cushing）三主征。严重颅内压升高者脉搏可在50/min以下，呼吸10/min左右，收缩压可达180mmHg以上。此为脑疝的先兆征象。

（7）脑疝的表现：颅内压升高到一定程度，部分脑组织发生移位，挤入硬脑膜的裂隙或枕骨大孔压迫附近的神经、血管和脑干，产生一系列症状和体征。

常见脑疝有两种：①小脑幕切迹疝（颞叶沟回疝）：同侧动眼神经麻痹，表现为眼睑下垂，瞳孔扩大，对光反射迟钝或消失，不同程度的意识障碍，生命体征变化，对侧肢体瘫痪和出现病理反射；②枕骨大孔疝（小脑扁桃体疝）：后颈部及枕部疼痛，颈肌强直，强迫头位嗜睡，意识障碍，大、小便失禁甚至深昏迷，双侧瞳孔散大，对光反射迟钝或消失，呼吸深慢或突然停止。

【急救措施】

（1）卧床休息：头部抬高15°~30°，保持呼吸道通畅。控制输液量，输液总量为24h尿量（>600~800mL）+500mL，以输平衡液辅以胶体液为主，可输少量5%葡萄糖液。

（2）过度通气：其疗效取决于脑血管对二氧化碳的敏感性。当脑血管麻痹时，过度通气对治疗颅内高压往往难以奏效。

（3）脱水治疗：①20%甘露醇1~2mL/kg，静脉快速滴注，3~4次/d；②呋塞米20~40mg，静脉注射，1~2次/d；③30%尿素转化糖或尿素山梨醇200mL静脉滴注，2~4次/d；④20%白蛋白，20~40mL，静脉滴注；⑤浓缩2倍血浆，100~200mL，静脉滴注。

（4）激素应用：①地塞米松，5~10mg，静脉或肌肉注射，2~3次/d；②氢化可的松，100mg，静脉注射，1~2次/d；③泼尼松，5~10mg，口服，1~3次/d。

（5）其他治疗：包括巴比妥类药物、抗生素治疗以及冬眠疗法等。

（伊小婷　张铁铮）

第24节　休克

休克是机体有效循环血容量减少、组织灌注不足、细胞代谢紊乱和功能受损的病理过程，是一种由多种病因引起的综合征。休克的分类方法很多，但都具有共同的病理生理基础，即有效循环血量锐减、组织灌注不足，以及炎性介质的释放。其本质为氧供给不足和需求增加。因此，治疗休克的关键在于重新建立组织细胞的氧供需平衡。

【诊断要点】

（1）对于严重创伤、大量出血、重度感染、过敏患者以及有心脏病史者，应尤其注意预防及治疗休克。

（2）对于有出汗、兴奋、心率加快、脉压小或尿少〔（尿量少于0.5mL/（kg·h）〕等症状的患者，应警惕休克的可能。若患者出现神志淡漠、反应迟钝、皮肤苍白、呼吸浅快、收缩压降至90mmHg以下及尿少，标志患者已进入休克期。

（3）对于全身麻醉的患者，休克早期的临床表现可能被掩盖。通常认为收缩压<90mmHg、脉压<20mmHg是休克的表现。尿少通常是早期休克和休克复苏不完全的表现。

【急救措施】

（1）复苏目标：MAP≥65mmHg，CVP 8~12mmHg，尿量≥0.5mL/（kg·h），SvO_2≥70%，HCT>30%。

（2）积极处理引起休克的原发病，及早建立通畅的外周或中心静脉通路，维持血压，吸氧，保温。

（3）补充血容量：使用晶体液或胶体液补充血容量的绝对或相对不足，恢复组织灌注。足量的液体复苏比液体种类的选择更重要。即使是心源性休克有时也不能过于严格地控制入量，可在连续监测动脉血压、尿量和CVP的基础上，结合患者皮肤温度、末梢循环、脉率及毛细血管充盈时间等情况，判断补充血容量的效果。必要时可进行成分输血。动态观察十分重要。

（4）血管活性药的使用：在充分容量复苏的同时可能需要使用血管活性药以维持足够的脏器灌注压。

1）缩血管药物：以短期维持重要脏器灌注为目的，也可作为休克治疗的早期应急措施，不宜长久使用，用量也应尽量减小。常用的药物有间羟胺、去氧肾上腺素、去甲肾上腺素等。

2）扩血管药物：主要扩张毛细血管前括约肌，以利于组织灌流，适用于扩容后CVP明显升高而临床征象无好转，临床上有交感神经活动亢进征象，心排出量明显下降，有心力衰竭表现及有肺动脉高压者。常用的药物有酚妥拉明、酚苄明、妥拉唑啉、阿托品、山莨菪碱、东莨菪碱、硝普钠、硝酸甘油、硝酸异山梨酯、氯丙嗪等。扩血管药物可与缩血管药物同时使用，以兼顾重要脏器的灌注水平。

3）正性肌力药：接受了足够液体复苏而心排出量仍低的患者可使用多巴酚丁胺，同时合并低血压则联合使用血管活性药。

（5）皮质类固醇的应用：可用于感染性休克和其他较严重的休克。具有改善微循环、增强心肌收缩力、减轻酸中毒等作用。

（6）纠正酸碱平衡紊乱：酸性内环境对心肌、血管平滑肌和肾功能均有抑制作用。但按照血红蛋白氧合解离曲线的规律，酸性环境有利于氧与血红蛋白解离，从而增加组织供氧。目前对酸碱平衡的处理多主张宁酸勿碱。

（梁肖楠　张铁铮）

第25节　羊水栓塞

羊水栓塞是指在分娩过程中羊水中的有形物质（胎儿毳毛、角化上皮、胎脂、胎粪）和促凝物质突然进入母体血液循环引起急性肺栓塞、过敏性休克、弥散性血管内凝血、肾衰竭或猝死的严重的分娩期并发症。

【诊断要点】

发生于胎膜破裂后、分娩时或分娩后，以及在催产素静滴引产等情况下，产妇突然烦躁不安、寒战、呕吐、呛咳、呼吸困难、发绀、昏迷、休克、难以纠正的产后出血及呼吸心跳停止。

【急救措施】

（1）积极复苏治疗：①立即面罩给药或气管插管、机械通气，并建立多个静脉通路以供大量静脉液体复苏、输注血液制品及抽血送检；②抗过敏：及时应用大量皮质激素；③抗休克：补充血容量，必要时同时应用血管活性药物。可能需要使用肺血管扩张剂和正性肌力药，包括必要时行主动脉内球囊反搏或心肺旁路术。纠正心力衰竭及酸中毒和电解质紊乱。

（2）治疗DIC：羊水栓塞初期血液呈高凝状态可短期谨慎使用抗凝药。抗凝药使用时机不对或过量时可增加出血。补充凝血因子，可选用新鲜冰冻血浆、纤维蛋白原等。使用抗纤溶药物，酌情使用氨甲环酸、氨基己酸、氨甲苯酸等药物。尽早请血液内科医师和血库会诊有助于对凝血功能障碍的治疗。

（3）预防肾衰竭及感染：密切观察尿量变化，出现少尿（呋塞米＜30mL/h）时可选用呋塞米20~40mg静脉注射或20%甘露醇250mL快速静脉滴注。

（4）产科处理：在进行抢救的同时要及时进行产科处理。

（梁肖楠　张铁铮）

第26节　仰卧位低血压综合征

仰卧位低血压综合征又称妊娠后期仰卧循环性虚脱、姿态性休克、妊娠晚期下腔静脉综合征等。由妊娠子宫压迫主动脉及下腔静脉所致。仰卧位时，下腔静脉及主动脉均受到子宫压迫，股动脉压力下降，股静脉和下腔静脉压力升高，静脉回心血量减少，每搏排出量及心排出量下降，并出现代偿性心动过速和低血压、子宫和下肢血流减少。

【诊断要点】

产妇在仰卧位时出现血压急骤下降，伴随头晕、恶心、胸闷、出冷汗、打哈欠、脉率加快、面色苍白等症状。

【急救措施】

监测血压。产妇进入手术室后尽量采用左侧倾斜30°体位，或垫高产妇右髋部，使之向左倾斜30°，也可在产妇平卧时将产妇增大的子宫推向身体左侧，以减轻子宫对腹腔后大血管的压迫。常规开放上肢静脉进行预防性输液扩容，输注10~20mL/kg乳酸林格液，必要时可给予血管活性药。严重时应避免使用脊麻。

（梁肖楠　张铁铮）

第27节　恶性高热

恶性高热是一种高代谢综合征，具有遗传易感性的患者接触到可诱发的麻醉药之后发生。诱发麻醉药物包括强效吸入麻醉药和琥珀胆碱。可导致肌肉持续收缩，产生高代谢综合征，包括心动过速、酸中毒、高碳酸血症、肌肉强直、呼吸过快、低氧血症、高热。恶性高热的最初症状常发生在手术室内，但可能直至患者到达麻醉后恢复室或甚至术后病房才表现出来。

【诊断要点】

（1）无法解释的心动过速。

（2）在机械通气患者中发生高碳酸血症或自主呼吸的患者呼吸过快。

（3）代谢性酸中毒。

（4）即使应用神经肌肉阻滞药肌肉仍强直，应用琥珀胆碱后咬肌痉挛与恶性高热有关，也并不是所有咬肌痉挛的患者均发展成恶性高热。

（5）低氧血症。

（6）高钾血症。

（7）发热是晚期体征。

（8）肌红蛋白尿。

（9）混合静脉血与动脉血CO_2张力之间的巨大差异证实恶性高热的诊断。

【急救措施】

（1）一旦发生立即请求帮助，停用所有可能诱发恶性高热的麻醉药，使用纯氧过度通气。

（2）尽快结束手术，如有可能应更换麻醉机。

（3）静注丹曲林2.5mg/kg，若症状仍继续，重复给药直至总量达10mg/kg或更多。这是已知特异性治疗恶性高热的唯一办法。

（4）依据pH和CO_2分压的测定来应用碳酸氢钠溶液。

（5）高钾血症：使用胰岛素和葡萄糖纠正。预防高代谢状态纠正后发生低钾血症。避免使用钙剂。

（6）心律失常：常在解除高代谢状态时缓解，持续性心律失常可应用普鲁卡因胺治疗。

（7）静注药理剂量的皮质激素，缓解肌强直及降低体温。

（8）物理方法积极治疗高热。

（9）在保持足够中心充盈压时使用呋塞米和甘露醇维持尿量2mL/（kg·min），避免肌红蛋白造成肾小管损伤。

（10）丹曲林治疗并在发生后持续观察48~72h，防止复发、DIC及急性肾小管坏死。

（王凯利　张铁铮）

第28节　过敏反应

过敏反应是指某种物质触发的威胁生命的全身反应，多为突发和偶发，难于预测，病情变化迅速，重者死亡率为3%~6%。麻醉手术期间，引起过敏反应的主要药物为肌松药（首先是琥珀胆碱和罗库溴铵，其次为泮库溴铵、维库溴铵、米库氯铵、阿曲库铵和顺阿曲库铵），其他药物或物质分别是：乳胶、抗生素、明胶、脂类局麻药、血液制品和鱼精蛋白、抑肽酶等。女性发生率为男性的2~2.5倍。

【诊断要点】

（1）出现可疑临床症状时，应除外全脊麻、全麻过深、肺栓塞、气胸、心包填塞、气道高敏感（支气管哮喘）和失血性休克等情况。

（2）麻醉中接触某种药物或物质后出现上述典型症状，取血测定类胰蛋白酶、组胺水平和特异性抗体，6周后完成所接受的药物或物质的皮肤试验如为阳性，即可确定为过敏反应。

（3）组胺：过敏反应时血清组胺浓度显著增高（$>9 \times 10^{-6}$），其阳性诊断率为75%。但其半衰期仅为30~60min，临床上难以常规检测。

（4）类胰蛋白酶：出现过敏反应使 α-肥大细胞溶解和 β-肥大细胞激活后15min～1h血中即达到峰值，其半衰期2h。因此应在出现临床症状1h、2h和24h取血测定之，如果其血中浓度超过24μg/mL或基础值3倍即为阳性，其阳性诊断率为92%。

（5）特异性IgE抗体：能够测到某种药物或物质的特异性IgE抗体，即可明确诊断对该药物或物质的过敏反应。

（6）皮肤试验：过敏反应时消耗大量的肥大细胞和嗜碱粒细胞，应在过敏反应发生后4～6周，机体恢复正常后完成可疑药物或物质的皮肤点刺或皮内注射试验，以确定具体的过敏源。皮肤试验假阳性率较高，有诱发全身严重过敏反应的潜在风险，但对判定过敏原有较高价值。

【急救措施】

（1）立即停止可疑药物输注，并保留残留的可疑药物和包装。

（2）稳定循环：①快速输注电解质溶液；②及时静注小剂量肾上腺素，可静注30~50μg，5~10min重复，必要时静注1~10μg/min；③必要时输注去氧肾上腺素、去甲肾上腺素、血管加压素和胰高血糖素。

（3）缓解支气管痉挛。

（4）吸入纯氧，必要时气管内插管，机械通气。

（5）吸入沙丁胺醇或溴化异丙托铵。

（6）可静注氨茶碱5~6mg/kg。

（7）给予吸入麻醉药，加深麻醉。

（8）静注肾上腺皮质激素，琥珀酸氢化可的松1~2mg/kg，可6h后重复给予，24h不超过300mg。

（9）抗组胺药物的联合应用：异丙嗪+雷尼替丁。

（10）过敏反应可在数秒或数分钟出现急性期症状，需及时发现，果断处理；晚期症状通常持续4~6h，也有延续达24h，始终需要在重症监护室实时监测，随时调整治疗方案，持续维持生命体征正常。

（11）患者痊愈后4~6周应该完成皮肤试验，确定过敏源，并将结果告知患者和家属，同时填写过敏反应警示卡记录在案。

（宋春雨　张铁铮）

第29节　骨水泥植入综合征

骨水泥植入综合征（bonecement implantation system，BCIS），是指人工关节置换过程中将骨水泥植入机体后，骨水泥对心血管系统作用而产生低血压、缺氧、心律失常、弥漫性肺微血管栓塞、休克甚至心搏骤停、死亡等临床表现的一种综合征。

骨水泥是由甲基丙烯酸酯与苯乙烯共聚粉剂及甲基丙烯酸甲酯液态单体组成的室温自凝黏固剂。骨水泥植入综合征发生原因可能为：①骨水泥单体的毒性作用；②骨水泥单体吸收入血激活凝血系统；③组胺释放导致外周血管广泛扩张；④骨髓内压急剧上升导致空气、脂肪、骨髓内碎片等入血形成肺栓塞。

【诊断要点】

（1）骨水泥植入综合征的临床表现：①一过性的血压下降，其特点为下降早、速度快、幅度大。植入后3~5min血压下降最明显，以舒张压降低为主；10min后一般可以恢复，有的患者表现为血压明显下降。心率在血压降低后明显增快，亦有患者表现为心动过缓，持续时间较长；②心电图显示心律失常，以期前收缩为主，有ST-T的变化；③多数患者有不同程度的不适，如恶心、呕吐、头痛、头晕等；④可有SpO_2和SaO_2的降低和胸闷、气急、呼吸困难等表现；⑤急性肺水肿：有粉红色泡沫痰，双肺听诊可闻及湿啰音；⑥支气管痉挛：有过骨水泥接触史的患者，即使皮试阴性，但再次接触骨水泥仍可引起支气管痉挛。

（2）骨水泥植入综合征的诊断：①在骨水泥植入过程中，患者表现为突发的肺栓塞综合征，即低氧血症、肺水肿、一过性低血压或明显的血压降低、一过性心动过速或过缓、高热以及快速进行性贫血；②血流动力学监测显示肺动脉压增高、肺血管阻力增加；③经食道超声心动图对各种栓塞物存在的诊断有一定帮助，但并不常规应用。

【急救措施】

（1）保证组织的氧合，术中常规给氧，提高氧分压。血氧饱和度下降时应采取机械通气，必要时行气管插管，予PEEP通气，按肺栓塞治疗。

（2）维持血流动力学稳定，适当地扩容和给予血管活性药，保证有效的组织灌注，维持心、脑、肾等重要脏器的功能。

（3）治疗心律失常或昏迷。

（4）预防性措施包括：放置下腔静脉过滤器；植入骨水泥前静注糖皮质激素；嘱手术医师彻底清理骨髓腔，灌注时注意降低髓腔压力。

（迟浍元　张铁铮）

第30节　甲状腺功能亢进危象

甲状腺功能亢进危象（hyperthyroidism crisis）是指甲状腺功能亢进患者长期未经治疗或治疗不当，或在未控制病情时遇到某种应激情况，致甲状腺素合成和分泌加速，释放入血过多，引起高热、失水、衰竭、休克、昏迷等危重状态。

【诊断要点】

（1）有甲亢病史、出现高热、心动过速，可伴有其他心律失常、充血性心力衰竭、休克、呕吐、腹泻、烦躁不安、昏迷等。

（2）危象前期：体温在39℃以下，脉率120～140/min，恶心、腹泻、多汗、烦躁或嗜睡。

（3）危象时：高热，体温≥40℃，脉率140~160/min，出现各种心律失常及心力衰竭、肺水肿和水电解质紊乱。

【急救措施】

（1）肾上腺素能阻滞剂：可选用利舍平1~2mg肌注或胍乙啶10~20mg口服。前者用药4～8h后危象可有所减轻；后者在12h后起效。还可用普萘洛尔5mg加5%或10%葡萄糖溶液100mL静脉滴注以降低周围组织对肾上腺素的反应。

（2）碘剂：口服复方碘化钾溶液，首次为3~5mL，或紧急时用10%碘化钠5～10mL加入10%葡萄糖溶液500mL中静脉滴注，以降低血液中甲状腺素水平。

（3）氢化可的松：200~400mg/d，分次静脉滴注，以拮抗过多甲状腺素反应。

（4）镇静剂：常用苯巴比妥钠100mg，或冬眠合剂Ⅱ号半量，肌肉注射每6～8h 1次。

（5）降温：用退热药、冬眠药物和物理降温等综合方法，保持患者体温在37℃左右。

（6）静脉输入大量葡萄糖溶液补充能量。吸氧以增加组织氧供。

（7）心力衰竭者加用洋地黄制剂。

（孙　佳　张铁铮）

第31节　TURP综合征

经尿道前列腺电切（TURP）综合征，又称稀释性低钠血症。是指机体由于吸收了大量的冲洗液所引起的一系列与神经系统和心血管系统有关的症状和体征，可发生在早期（直接从血管内吸收）和数小时之后（从腹膜后间隙和精索周围间隙吸收）。手术时间长、灌洗压力高是主要因素。

【诊断要点】

椎管内麻醉患者主要临床表现为神志模糊或烦躁不安、视物模糊不清、心率明显增快、血压先高后低、脉搏细弱、呼吸急促困难、发绀、肺水肿、氧饱和度明显下降等。全麻患者的临床表现可能被掩盖，典型者可出现血压升高、脉搏减慢、中心静脉压升高等。血钠降至120mmol/L以下时，负性肌力作用表现为低血压和ECG改变，如QRS波增宽和室性异位节律。实验室检查可发现血红蛋白明显降低、血钠下降甚至在120mmol/L以下、酸中毒等。

【急救措施】

（1）立即面罩加压给氧或气管内插管辅助呼吸。

（2）保持低压灌洗下尽快结束手术。

（3）静脉推注呋塞米40~100mg。

（4）应用强心药维持心功能。

（5）给予大剂量糖皮质激素。

（孙　佳　张铁铮）

第十六章

心肺复苏

第1节　心搏骤停

【概述】

　　心搏骤停(CA)是指各种原因引起的、在未能预计的情况和时间内心脏突然停止搏动，从而导致有效心泵功能和有效循环突然中止，引起全身组织乏氧、无氧代谢、细胞内代谢产物堆积并造成器官的永久性损害，如不及时抢救即可立刻失去生命，临床上又叫循环骤停或心跳突然停止。心搏骤停不同于任何慢性病终末期的心脏停搏，若及时采取正确有效的复苏措施，患者有可能被挽回生命并得到康复。

【心搏骤停的临床表现】

　　（1）急性意识丧失及喘息后呼吸停止。

　　（2）桡动脉、股动脉或颈动脉搏动消失，血压测不出。

　　（3）心音消失。

　　（4）急性苍白或发绀。

　　（5）出现痉挛性强直。

　　（6）瞳孔急性无力性散大（心脏停搏后30s开始）。

　　（7）脑电图波低平。

　　（8）心电图（ECG）改变：①心搏骤停：心脏大多处于舒张状态，心肌张力低，无任何动作，ECG呈一直线；②心室纤颤：心室呈不规则蠕动而无排血功能。凡张力弱、蠕动幅度小者为"细纤颤"，张力强、幅度大者为"粗纤颤"。前者ECG呈不规则的锯齿状小波，后者波幅高大；③无脉性电活动：即电机械分离，心电图仍有低幅的心室复合波，而心脏并无有效的搏血功能。

【心搏骤停的原因】

　　引起心搏骤停的原因很多，大体可分为心源性（心脏本身）的原因和非心源性（心脏以外）的原因两类，临床常见于以下几种情况：

　　（1）心源性疾病：包括冠心病、心肌病、瓣膜病、先心病、心肌梗死、心肌炎等。冠心病患者心搏骤停的发生率较高，有些首次症状即是心搏骤停。

　　（2）血流动力学的急剧变化：如休克、急剧改变体位、腹腔突然减压、血管扩张药的应用以及其他严重低血压、肺栓塞、心室流出道或瓣口阻塞、大血管扭折等。

　　（3）气体交换异常：各种原因所引起的缺氧及（或）二氧化碳蓄积、窒息、呼吸抑制、一氧化碳中毒、呼吸肌麻痹等。

（4）血液电解质与酸碱异常：血清钾、镁、钙的浓度过低或过高，酸中毒或碱中毒等。

（5）迷走神经不良反射：缺氧及（或）二氧化碳蓄积使迷走神经的兴奋性增强、反射亢进。此时刺激迷走神经的分布区域，如气管插管、气管内吸引、气管镜检查、压迫眼球或颈动脉窦以及牵拉内脏器官等，可引起冠状血管痉挛、心肌收缩力减弱、心脏传导障碍，以致心脏停搏。

（6）药物中毒、过敏与过量：如洋地黄、奎尼丁、局麻药、催眠药、麻醉性镇痛药、有机磷或锑剂等中毒均可致心搏骤停。青霉素、链霉素、碘制剂或血清制品所引起的严重过敏反应，可导致心搏骤停。具有心肌负性变力性作用的药物（如β-受体阻滞剂、钙通道阻滞剂等），若给予过量、过快或患者耐受性较低，也可引起心搏骤停。

（7）严重心律失常：频发室性早搏（尤其RonT现象）、室性心动过速、Q-T间期延长综合征、伴低血压的心动过缓以及Ⅲ度房室传导阻滞。

（8）麻醉与手术意外：全身麻醉过深、氟烷麻醉时应用肾上腺素，截瘫或严重创伤患者全麻时应用琥珀胆碱以及全脊髓麻醉等。

（9）意外电击：按触电量大小可分为大电击（macroshock）和微电击（microshock），当然电流强度愈大对人体损害也愈重，但小量电流通过人体也不应忽视。如心导管检查时，仅150μA电流通过心脏即可引起室颤。

（10）其他：溺水、过度高热与意外低温（成人低于28℃，小儿低于26℃）等

其实，心搏骤停的原因还不只这些，凡直接或间接作用于以下基本环节之一者即可诱发心搏骤停。有些因素可同时作用于两个或两个以上环节，并且各环节间可彼此影响、相互促进、互为因果而致心搏骤停。

【心肺复苏】

心肺复苏术（CPR）是针对呼吸心跳停止的急症危重患者所采取的抢救关键措施，即胸外按压形成暂时的人工循环并恢复自主搏动，采用人工呼吸代替自主呼吸，快速电除颤转复心室颤动，以及尽早使用血管活性药物来重新恢复自主循环的急救技术。心肺复苏的目的是开放气道、重建呼吸和循环。心肺复苏的标准方法，分为相互密切联系的3个阶段：①初期复苏处理或称基础生命支持（basic life support, BLS），基本措施包括疏通呼

吸道、同时建立人工呼吸和人工循环,以及自动体外除颤仪的使用。其目的是尽快提供组织和器官的氧合血灌注,为进一步治疗奠定基础;②二期复苏处理或称高级生命支持(advanced cardiac life support, ACLS),它是心搏骤停的确定性治疗(definiteve therapy),其措施包括气管内插管、电除颤和药物治疗,目的是促进心跳和心律恢复;③心搏骤停后处理或持续生命支持(prolonged life support, PLS),是在心跳恢复后所采取的一些措施,目的是纠正体内代谢紊乱,促进重要器官功能恢复。重点是脑复苏,争取恢复智力和劳动能力。

【心肺复苏成功的指征】

(1)心音及大动脉搏动恢复。

(2)自主呼吸恢复。

(3)瞳孔缩小、光反射恢复。

(4)肤色转红润。

(5)收缩压大于60mmHg。

【生存链】

生存链是指在心肺复苏中,提高患者生存率的一系列措施(环节),特别强调时间对复苏成功的极端重要性。生存链分为院前生存链和院内生存链。院前生存链包括5环5步。5环包括:识别与启动应急反应系统;高质量CPR;早除颤;基础与高级院前急救;高级生命支持与骤停后治疗。5步是:民众急救者;院前急救组;急诊科;重症监护室;实施生命支持和复苏后处理。院内心搏骤停生存链5环4步。5环是监测与预防;识别与呼叫;高质量CPR;早除颤;高级生命支持与骤停后治疗。4步是一线急救;二线团队急救;导管室;重症监护室。

第2节　基础生命支持

基础生命支持是指治疗、稳定及急救心跳或呼吸停止患者的一系列措施。包括心肺急症或脑卒中的辨识、急救系统的启动、心肺复苏、自动体外除颤仪的使用、呼吸道异物梗阻的解除。

【确认现场安全】

急救员到达现场应确认患者环境安全,迅速扫视患者位置及周围环境,确认有无物理因素威胁如毒物或触电。

【即刻识别突然心搏骤停与呼叫急救系统】

旁观者(民众急救者)发现无反应成人时,应立即呼叫当地急救中心。医务人员发现无反应患者时,应请临近人帮助呼叫急救系统，并应立即进行抢救，同时评估患者呼吸与脉搏。所有急救调度员要制订急救方案，必要时指导民众急救者检查呼吸及做CPR。当调度员询问旁观者患者是否有呼吸，旁观者常把叹息样呼吸与异常呼吸误认为正常呼吸，此类错误信息可使调度员不能确定可能的心脏骤停。一个重要的征象就是短暂的全身抽搐可为心脏骤停的首发表现。医务人员检查脉搏的时间不应超过10s，以免延误胸外按压。理想的是，检查脉搏的同时检查有无呼吸及叹息样呼吸，以缩短检查心脏骤停时间，尽快开始CPR。民众急救者不检查脉搏。

【胸外按压】

识别心搏骤停后尽快开始胸外按压。

（1）按压期间手的位置：急救者手位置的不同可改变胸外按压的机制，并影响其质量与效果。对成人心搏骤停，胸外按压手的位置在胸骨下半部是合理的。

（2）胸外按压速度：对成人心搏骤停患者，做100~120次/min的胸外按压是合理的。按压与放松的时间各占50%。

（3）胸外按压深度：徒手CPR期间，急救者对一般身材成人做胸外按压的深度至少5cm，同时避免过深，即>6cm。急救者对成人心搏骤停在按压之间避免依靠胸壁以允许完全反弹，产生相对负胸膜腔内压促进静脉回流与增加心脏血流。

（4）胸廓完全反弹：在胸外按压的放松期，胸骨回到自然及中性位置，则为完全反弹。不完全反弹使胸膜腔内压增加，静脉回流、冠状动脉灌注压、心肌血流下降，并可能影响复苏结果。

（5）减少胸外按压中断：成人心搏骤停，除颤前、后胸外按压暂停应尽量缩短。接受CPR无高级气道的成人心搏骤停，暂停<10s以做2次吹气是合理的。急救者对成人心搏骤停在按压之间避免依靠胸壁以允许完全反弹是合理的。

（6）按压–通气比：成人心搏骤停为30：2的按压–通气比是合理的。成人心搏骤停者，民众急救员把只按压CPR作为传统CPR另一选择是合理的。对成人心搏骤停，培训民众急救员把通气加入胸外按压中是合理的。

【气道处理】

通气前即开始胸外按压（C–A–B程序）。

（1）开放气道：医务人员对无头、颈损伤的患者采用仰头举颏法，抢救者将一手掌小鱼际（小拇指侧）置于患者前额，下压使其头部后仰，另一手的食指和中指置于靠近颏部的下颌骨下方，将颏部向前抬起，帮助头部后仰，气道开放。必要时拇指可轻牵下唇，使口微微张开。注意：食指和中指尖不要深压颏下软组织，以免阻塞气道；不能过度上举下颏，以免口腔闭合；头部后仰的程度是以下颌角与耳垂间连线与地面垂直为正确位置；口腔内有异物或呕吐物，应立即将其清除，但不可占用过多时间；开放气道要在3~5s内完成，而且在心肺复苏全过程中，自始至终要保持气道通畅。对于怀疑脊髓损伤的患者，采用双手抬颌法，患者平卧，抢救者用双手从两侧抓紧患者的双下颌并托起，使头后仰，下颌骨前移，即可打开气道。此法适用于颈部有外伤者，以下颌上提为主，不能将患者头部后仰及左右转动。

（2）人工呼吸：患者口上垫纱布，用按于前额的拇指、食指捏紧患者鼻孔，将患者的口完全包于操作者口中，连续吹2口气，患者胸部上抬；一次吹气完毕后，松手、离口，面向患者胸部观察胸廓有无下陷，紧接着做第二次吹气。有条件时应用简易呼吸器，将简易呼吸器连接氧气，流量8~10L/min，一手以"EC"法固定面罩，另一手挤压呼吸囊，每次送气400~600mL，频率10~12次/min。在无高级气道的CPR期间，使用30:2的按压-通气比。

（3）高级气道通气：CPR期间，安置高级气道的患者，急救员不再给30次按压与2次通气（即不再中断按压，给予通气），而是每6s给1次通气（每分钟通气10次），同时做持续胸外按压。

【电除颤】

院内3min或者呼救EMS（同时进行高质量的CPR）后5min内除颤是决定复苏是否成功的关键，因为室颤是成人心搏骤停的主要原因。公用除颤程序使得一线救护人员可以便捷的使用自动体外除颤仪（AEDs）。AED通过分析心电图信号的频率、振幅和斜率发出建议，或是"适合点击"或是"不适合点击"。AEDs需人工触发而不会自动为患者进行除颤。目前AEDs也配置了小儿电极系统更适合小儿复苏除颤。<8岁或<25kg的小儿应该减少除颤功率。对于婴幼儿如果没有相应的低功率AED应该采取手动除颤。

【再次评估】

除颤后应立即接着进行CPR（不用检查脉搏和节律），5组CPR（如已建立高级气道，则大约为2min）后再检查心律。参与复苏的人员应注意，如证明有可灌注节律出现，应通过检查脉搏来判定是否恢复自主循环。每5组CPR后如无可除颤节律或无脉搏，应继续复苏。

【复苏成功的关键】

复苏成功的关键是心搏骤停后迅速恢复自主循环，对室颤或无脉室速进行除颤，迅速建立有效的循环，最低限度中断胸部按压以维持心脑灌注，避免可引起回心血量减少而导致血压下降的过度通气。

第3节　高级生命支持

心肺复苏的高级生命支持是在基础生命支持基础上，应用药物、辅助设备和特殊技术恢复并保持自主呼吸和循环。包括：给药和输液，心电监测，CPR期间吸氧浓度，高级气道装置，CPR期间生理监护，CPR期间预后判断，心室纤颤治疗，抗心律失常药物与升压药等手段，为自主心脏复跳和脑复苏提供有利条件。

【CPR辅助措施】

（1）CPR期间吸氧浓度。心肺复苏即刻目的是恢复心脏能量状态，以使其重新做机械功与维持大脑能量状态，减少缺血性损伤，故适当给氧是必要的。如供氧方便，CPR期间给最大可行吸入氧浓度是合理的。目前支持予最大吸入氧浓度。

（2）急救员到达现场应确认患者环境安全，迅速扫视患者位置及周围环境，确认有无物理因素威胁如毒物或触电。

（3）CPR期间监护生理参数。尽管尚无临床研究表明CPR期间监护生理参数逐渐改进复苏工作，改善生理参数而改善预后。不过，如有条件，可使用生理参数（二氧化碳定量波形图、动脉压与中心静脉氧饱和度）提高CPR质量、指导升压药治疗与检查自主循环恢复是合理的。但至今未能明确CPR期间这些参数的精确目标数值。

（4）CPR期间超声检查。对CPR患者应用超声有助于评估心肌收缩与确认可能治疗心脏骤停病因。尽管超声检查有效性尚未确定，但处理心脏骤停期间超声检查（心脏或非心脏）是可考虑的。如有合格人员，超声检查又不干扰心脏骤停抢救，作为患者评估辅助工具，可考虑使用超声检查。

【气道控制与通气辅助工具】

（1）面罩与高级气道：心搏骤停时急救人员必须确定最佳方式支持通气与氧合作用，首选方式包括面罩通气与置入高级气道，后者包括气管内导管和声门上气道装置。在面罩更换为高级气道装置过程中，应避免过长时间中断胸外按压。如面罩通气不足或要进一步处理气道，则由技术熟练人员放置高级气道。CPR期间为氧合与通气，在院内或院外均可使用面罩或高级气道。为培训医务人员使用，气管内导管和声门上气道装置均可作为开始高级气道使用。选择面罩或高级气道取决于急救人员的技术与经验，应经过初步培训并掌握技能，同时继续提高置入气道的技能，以便能尽可能短的中断胸外按压，确定正确的位置。

（2）气管导管位置临床判断：CPR期间气管插管可发生错位或移位，并长时间中断胸外按压。培训不当、缺乏经验、患者体格（肺血流量低、气管导管内有胃内容物及气道堵塞）及患者活动可导致导管错位。纠正位置后，还可发生移位或梗阻。成人心搏骤停时，为证实插管成功，除肺与胃的听诊外，已经提出二氧化碳波形图、食管探查装置、气管超声、纤维气管镜几种方法的证据总结。除临床评估外，推荐连续二氧化碳波形图为确定与监护气管导管位置的最可靠方法。

（3）插入高级气道后通气。正压通气增加胸膜腔内压，降低静脉回流与心排血量，特别是低血容量与气道阻塞患者推荐插入高级气道后，每5～6s予1次通气，同时连续胸外按压。

【药物】

CPR给药的目的主要在于：①增加心肌血灌流量、脑血流量和提高脑灌注压和心肌灌注压；②减轻酸血症或电解质失衡；③提高室颤（VF）阈值或心肌张力，为除颤创造条件，防止VF复发。

CPR给药途径：①静脉给药：静脉给药安全、可靠，为首选给药途径。但在复苏时必须从上腔静脉系统给药，因下腔静脉系统（尤其是小腿静脉）注射药物较难进入动脉系统。如有中心静脉导管，经中心静脉导管注药其药物起作用的速度，约3倍于周围静脉注射者；②气管内滴入法：静脉不明显或已凹陷者，不要浪费时间去寻找穿刺，可快速由环甲膜处行气管内注射。已有气管内插管行机械通气者更好。一般用一细塑料管，尽量插入气管深部将含有药物的10mL生理盐水，从塑料管注入，然后用大通气量进行通气，把药吹入远端，让其扩散。其用量可2.5～3倍于静脉注射者，如有需要，可隔10min注射1次。已知可经气管内滴入的药有肾上腺素、利多卡因、溴苄胺、阿托品；③心内注射：是给药与药物对心脏起作用最快的方法，但由于缺点多，现已很少使用。因在操作时须行间断胸外心脏按压，穿刺时有伤及胸廓内动脉、冠状动脉撕裂及损伤肺造成出血与气胸的危险，若把药物误注入心肌内，有导致心肌坏死或诱发室性心律失常的可能。目前仅在开胸进行心内心脏按压时直视下注药。

（1）肾上腺素。就心脏复苏而言，该药被公认为是最有效且被广泛使用的首选药物。肾上腺素在CPR中的作用机制主要是：①激动外周性α受体，使周围血管收缩，从而提高主动脉收缩压和舒张压，而使心脑灌注压升高；②兴奋冠状动脉和脑血管上的β受体，增加心脑的血流量。此外，肾上腺素虽有导致心室纤颤的副作用，但它也可促使心肌细颤转变成粗颤，从而增加电除颤的成功率。推荐标准剂量为1mg静注，若初量无效，每3～5min可重复注射1次，直至心搏恢复。近年来文献中报道用大剂量肾上腺素（0.10～0.20mg/kg）能明显地提高心脏复苏成功率，但也有报道大剂量肾上腺素尽管能提高心脏复苏成功率，但不能提高患者的存活率以及改善中枢神经的效果。因此，不提倡大剂量肾上腺素的推广应用。发生不可除颤心搏骤停后，尽快给予肾上腺素是合理的。但需要注意的是，无论使用哪种血管加压药物，在心搏骤停后的救治中，应避免和立即纠正低血压。使得收缩压不低于90mmHg，平均动脉压不低于65mmHg，否则会造成患者死亡率增加和功能恢复率降低。儿童心脏骤停过程中可以给予肾上腺素。自主循环恢复后，应使用输液和正性肌力药/血管加压药，使得收缩压维持在患者年龄段的第五百分位以上。

（2）血管加压素。血管加压素作为心搏骤停肾上腺素替代药物并无优势。血管加压素联合肾上腺素代替心搏骤停中标准量肾上腺素并无优势。在成人心搏骤停治疗流程图中血管加压素已被删除。

（3）糖皮质激素应用。尚无证据支持或反对院内心搏骤停患者常规单独使用糖皮质激素推荐意见。对院外心搏骤停患者，CPR期间使用糖皮质激素尚无肯定益处。糖皮质激素是把双刃剑，既具有抗炎、抗休克及抗过敏三大药理作用，同时又有免疫抑制作用。指南虽有提到使用糖皮质激素用于心脏骤停，但未指出具体品种及用法。对于常规治疗无反应时，可酌情使用糖皮质激素。临床上常用氢化可的松注射液，若不希望有盐皮质激素活性，则可以选用甲强龙。氢化可的松用法：1次100～200mg稀释于生理盐水或葡萄糖注射液（5%或10%均可）500mL中，混匀后静脉滴注，可并用维生素C注射液500～1000mg，以减轻氢化可的松的不良反应。甲强龙用法：推荐剂量为30mg/kg，静脉注射至少30min。根据临床需要，可于48h内每隔4～6h重复1次。需要注意的是，糖皮质激素在感染性休克中的作用一直存在争议，因此使用需谨慎。

（4）碳酸氢钠。心跳呼吸停止可导致乳酸酸中毒和呼吸性酸中毒，致使血pH明显降低，在心脏按压过程中，低灌注状态，使代谢性酸中毒进一步加剧，酸中毒使室颤阈值降低，心肌收缩力减弱，机体对心血管活性药物（如肾上腺素）反应差，只有纠正酸中毒，除颤才能成功。因此，积极合理地应用碳酸氢钠纠正酸中毒无疑对提高复苏成功率有意义。但在应用碳酸氢钠的前提是保证有效的通气，尽管碳酸氢钠能有效地提高血液中的pH，但碳酸氢根不能通过血脑屏障，纠正脑脊液中的低pH，而且输入的碳酸氢根进一步缓冲H^+后，可再离解成CO_2，CO_2可自由地通过血脑屏障，使脑组织和脑脊液的pH进一步降低，因此强调，在给碳酸氢钠液时，需作过度通气。碳酸氢钠首次静注量1mmol/kg，然后根据动脉血pH及BE值，酌情追加。不合理的应用大剂量碳酸氢钠会有潜在的危险，如碱血症，使血红蛋白的氧离曲线左移，氧释放受到抑制，加重组织缺氧，还可出现高钠、高渗状态，对脑复苏不利。

（5）纳洛酮。对于已知或疑似阿片类药物成瘾的患者，救治同时可以给予患者肌内注射或鼻内给予纳洛酮。同时给出了纳洛酮的用法，即纳洛酮2mg滴鼻或0.4mg肌注。并可根据患者反应情况，在4min后重复给药。

（6）阿司匹林。明确只有在有迹象或症状显示患者出现心肌梗死，且对阿司匹林无禁忌证的情况下，急救人员可鼓励胸痛的患者咀嚼1份成人剂量或2份低剂量的阿司匹林。且不再限制阿司匹林的剂型，只要是吞咽前咀嚼，使用阿司匹林肠溶片也是可以的。阿司匹林用法：需要注意的是此处为阿司匹林肠溶片的超说明书用法。阿司匹林本身对胃粘膜有直接刺激作用，但在急性心肌梗死的危急关头，这种胃肠道反应，我们暂且搁置。急性心肌梗死时，患者开始可使用高剂量（160～325mg）作为负荷剂量，患者咀嚼后吞咽给药可以使得阿司匹林迅速发挥抗血小板聚集作用。

（7）溶栓治疗。对于急性ST段升高型心肌梗死（STEMI）的患者，新版的指南更加推荐PCI，因其可以减少颅内出血的发生。即使在不能PCI的医院中对STEMI患者进行溶栓治疗，患者也应在溶栓后的最初3～6h，最多24h内进行常规血管造影，以防再梗死的发生。

（8）胺碘酮。胺碘酮是以Ⅲ类药作用为主的心脏离子多通道阻滞剂，兼具Ⅰ、Ⅱ、Ⅳ类抗心律失常药物的作用。静脉使用早期主要表现为Ⅰ、Ⅱ、Ⅳ类作用，即钠通道阻滞、β受体阻滞及钙通道阻滞作用；口服使用负荷量后，以Ⅲ类作用（即钾通道阻滞作用）为主。心肺复苏时给予300mg稀释，快速静注，必要时可再给150mg静注。

（9）利多卡因。可降低心肌应激性、提高室颤阈、抑制心肌异位起搏点。对室性异位起搏点最有效，是目前治疗室性心律失常的首选药物。利多卡因用法：起始剂量1～1.5mg/kg静推（一般用50～100mg，静脉注射2～3min）。根据患者反应，5～10min后可再用0.5～0.75mg/kg静推，1h内最大剂量不得超过300mg。利多卡因易引起除颤后心脏停搏，使用时应予以注意。

【电除颤】

心室纤颤最有效的治疗方法，是用除颤器进行电击除颤，使得全部或绝大部分心肌细胞在瞬时内同时发生除极化，并均匀一致地进行复极，然后由窦房结或房室结发放冲动，从而恢复有规律的协调一致的收缩。影响除颤成败的因素很多，最重要的因素是室颤持续时间的长短。早期，往往是粗颤，易成功，因而及时除颤至关重要。为使除颤易于成功，应使细颤转变为粗颤，为此应使用肾上腺素，或加用碳酸氢钠或抗心律失常药，继而有效的心脏按压，使心肌缺氧有所改善，出现粗颤，然后进行电除颤。

（1）目前常用的为直流电除颤器。除颤仪的两个电极必须使心脏位于电流的路径中心，以确保电流能穿过整个心脏。体外电复律时有4种电极板位置：①前侧位（前尖位或标准位）：一个电极板放在右前壁锁骨下，靠近但不与胸骨重叠，注意，无论如何也不要将电极放在胸骨上，以免明显减弱除颤时放电的能量；另一个电极板放在心尖（左乳头左侧，其中心位于腋中线上），两块电极板之间的距离不应<10cm，这种方式迅速便利，适用于紧急电击除颤；②前-左肩胛位：一个电极板放在右前壁锁骨下，另一个电极板放在背部左肩胛下；③前-右肩胛位（尖后位）：一个电极板放在心尖部，另一个电极板放在患者背后右肩胛角，注意避开脊柱。④前后位：一个电极板放在左肩胛下区，另一个电极板放在胸骨左缘第四肋间水平。

（2）电能选择，胸外除颤成人用200～400J；小儿用20～200J直流电除颤。体内除颤时，成人用10～50J，小儿为5～20J。如有需要，可重复进行。

（3）根据使用双向波除颤器终止心律失常更能成功，治疗心房与心室心律失常，双向波除颤器优于单向波除颤器；对于终止室颤，使用推荐的双向波能量做首次除颤是合理的，如不知推荐能量，则用最大剂量是合理的。

（4）推荐根据除颤器选择固定或递增的能量用于除颤是合理的。若使用递增型手动除颤器，选择较高能量进行第2次和后续除颤是合理的。对于除颤，单次电击策略（相对于叠加电击）是合理的，推荐每次除颤后行2min CPR。

（5）无脉电活动处理。①CPR；②检测心肺复苏质量，如果有创动脉舒张压<20mmHg，ETCO₂<10mmHg，需要改善心肺复苏效果；③如果心律变为可除颤室颤/室速，立即除颤；④发现和处理引起心搏骤停的原因：低血容量、缺氧、张力性气胸、冠状动脉血栓形成、肺栓塞、中毒（如输液）、心脏压塞、低体温、高热及血气分析排除。

（6）不稳定性室上性心动过速处理。不稳定=收缩压<80mmHg，相对的低血压，快速的血压下降，或者急性心肌缺血。发生以下任何1项时更有可能是室上性心动过速：心率>150，不规律，突然发作。①检查脉搏。如果没有脉搏，参见无脉电活动处理；②吸入高流量的纯氧，确保足够的通气和氧合；③确定是不稳定性室上性心动过速，立即同步电复律（使用双向波除颤器）。清醒患者应给予镇静药物；当窄QRS波且规律时：50~100 J；当窄QRS波但不规律时：120~200 J；当宽QRS波且规律时：100 J；当宽QRS波但不规律时需要非同步除颤：200 J；④如果电复律无效时，再次同步电复律，而且逐步增加同步电复律的能量；⑤当准备复律时，如果是窄波而且有规律，考虑从最靠近心脏的部位静脉通道快速静推6mg腺苷，可以给第二剂量腺苷12mg静推。

（7）稳定性室上性心动过速处理。①检查脉搏。如果没有脉搏，参见无脉电活动处理；②吸入高流量的纯氧，确保足够的通气和氧合；③考虑12导联心电图及打印心电图报告，然后根据节律来治疗；④如果任何时候变成不稳定性，参见不稳定性室上性心动过速处理；⑤如果仍然是稳定的性室上性心动过速，可考虑：置入动脉导管；动脉血气分析，电解质检测；⑥考虑心脏科紧急会诊；⑦规律性的窄QRS波：复律：6mg腺苷快速静推，可以追加1次，用量12mg静注（如有哮喘或预激综合征病史则避免使用腺苷）；如果没有复律，可选择β-受体阻滞剂或钙通道阻滞剂控制心率；胺碘酮150mg缓慢静脉注射>10min，可以重复给药1次，第一个6h可以1mg/min静脉输注；⑧不规律的窄QRS波：可选择β-受体阻滞剂或钙通道阻滞剂控制心率；胺碘酮150mg缓慢静脉注射大于10min，可以重复给药1次，第一个6h可以1mg/min静脉输注；⑨规律性的宽QRS波：胺碘酮150mg缓慢静脉注射大于10min，可以重复给药1次，第一个6h可以1mg/min静脉输注。也可以考虑普鲁卡因胺或者索他洛尔；⑩不规律性的宽QRS波（类似于多形性室性心动过速）：准备除颤。

第4节　心搏骤停后治疗

不管何种病因，在心搏骤停期间均发生低氧血症、缺血与再灌注，复苏可引起多器官系统损伤。损伤的严重程度在患者之间及每个患者器官之间是极不相同的。因此，积极的心搏骤停后治疗包括识别与治疗心脏骤停的诱因，评估与缓和多器官的缺血-再灌注损伤。

【心血管系统治疗】

（1）急性心血管系统干预：对心搏骤停后急性心血管干预提出如下推荐意见：①对怀疑有心源性病因或心电图有ST段抬高的成人院外心搏骤停患者，应行急诊冠脉造影（非住院后再做或根本不做）；②对怀疑有心源性病因的成人院外心搏骤停且昏迷的选择性（心电或血流动力学不稳定）患者，但心电图呈非ST段抬高，冠脉造影是合理的；③对心搏骤停后患者，无论昏迷抑或清醒，只要有进行冠脉造影指征，冠脉造影即为合理的。

（2）血流动力学目标：心搏骤停后患者常伴有血流动力学的不稳定，这是由骤停的基础病因及骤停所致的缺血-再灌注损伤造成的。复苏后避免低血压（收缩压<90mmHg，平均动脉压<65mmHg），立即纠正低血压是合理的。尽管发表的治疗方案提出目标为平均动脉压>65mmHg，收缩压>80mmHg，但尚未确定某一平均动脉压或收缩压值作为复苏后干预中集束治疗的一部分。

【目标体温管理】

（1）诱导性低体温：对心搏骤停后自主循环恢复的昏迷成人，施行目标体温管理（TTM），在TTM期间维持恒定体温在32～36℃之间。值得注意的是，可将患者体温控制在32～36℃范围内的任何一点。对较低体温的患者可能提示某种危险（如出血），应首选较高温度；对较高温度易使病情恶化的患者（如抽搐、脑水肿），宜首选较低温度。对不可除颤心律与院内心搏骤停患者强烈推荐TTM，首选TTM为36℃，以减少对不良反应的担忧。TTM达到目标体温后维持24h是合理的。

（2）院外低温治疗：现有证据提示患者未能从院前静脉输注冷液体中获得益处，甚至可能有某些害处，尽管总病死率未见增加。

（3）避免高体温：心搏骤停患者体温维持在32～36℃之间，可预防早期高体温。推荐TTM后昏迷患者主动预防发热。心搏骤停后最初24～48h未发热，此时予TTM治疗。完成长时间高体温预防最简单的方法是保留用于TTM的装置。

【抽搐的处理】

无证据表明何种药物或何种联合用药为治疗心搏骤停后癫痫活动的最佳药物。关于抽搐的检查与处理的推荐意见：

（1）为诊断抽搐，应迅速行脑电图检查，而心搏骤停循环恢复后昏迷患者应经常或持续用脑电图监护。

（2）心搏骤停后可考虑使用治疗其他病因引起的癫痫持续状态的抗癫痫方案。

【呼吸治疗】

（1）通气：将$PaCO_2$维持在正常生理范围，考虑体温校正值是合理的。潮气末CO_2 30～40mmHg或$PaCO_2$ 35～45mmHg是合理的，除非患者因素提示需要更个体化的治疗。对特殊患者的其他$PaCO_2$目标值亦可容忍，如高$PaCO_2$对急性肺损伤或高气压患者是允许的。同样，可把轻度低碳酸血症作为治疗脑水肿的短暂措施，但高通气量既可引起脑血管痉挛，亦可纠正代谢性酸中毒，要衡量两者的利弊。应注意，体温低于正常时的$PaCO_2$报告值可能高于患者的实际值。

（2）氧合作用：对氧合的管理提出如下的推荐意见：①心搏骤停后循环恢复成人避免低氧血症，在测定SaO_2或PaO_2前，吸入较高浓度氧是合理的；②如吸氧后检测SaO_2为100%，降低吸入氧浓度是合理的，维持SaO_2为94%或稍高。心搏骤停循环恢复后短时间内，患者有外周血管收缩，使得测定脉搏SaO_2较困难，此时需要根据动脉血气调整吸入氧浓度。

（曹惠鹍）

第十七章

附录

附录一　危急症心电图值

一、心房颤动伴极速型心室率

【心电图特征】

心房颤动时P波消失，代之以形态不同、振幅大小不等、波形时间不等、波间无等电位线的F波，频率在350～600bpm，R-R间期极不规则。凡F波下传的心室率在180bpm以上者，称为心房颤动伴极速型心室率（图17-1-1）。

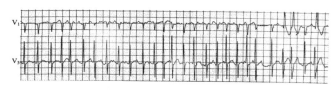

图17-1-1　心房颤动伴极速型心室率

二、心房扑动伴快速心室率

【心电图特征】

1. 典型心房扑动

典型心房扑动包括逆钟向和顺钟向两种类型：逆钟向心房扑动，Ⅱ、Ⅲ、AVF导联F波直立。心电图特点如下。

F波：波形相同、波幅相等、间期均匀、波间无等电位线、呈三角形的锯齿状F波，F波振幅高达0.30mV左右，可达0.60mV以上，F波频率250～350bpm。

FR间期：FR间期固定也可不固定。

QRS波群：F波下传的QRS波形与窦性QRS波群相同，部分QRS-T波群伴时相性室内差异传导或束支蝉联现象、合并束支阻滞及其分支阻滞、伴完全性或不完全性预激综合征。

心室率：心室率多在60～180bpm，活动或白天清醒状态，多在2∶1或3∶1下传心室，当出现1∶1下传时，心室率快速。一般夜间睡眠或白天卧床休息时，房室传导比例增大，可转变为4∶1、5∶1、6∶1，甚至更多的F波因干扰而不能下传心室，心电图上出现较长间歇（图1-2）

2. 非典型心房扑动

非典型心房扑动少见，F-F间有等电位线，F波频率350～450bpm。此型心房扑动不易被心房快速起搏终止。

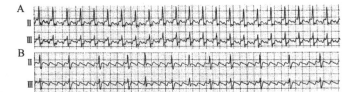

A. 难以定性窄QRS心动过速的性质；B. 房室传导比例增大以后，显示出心房扑动波，房室传导比例3:1～4:1，证明图A为心房扑动，房室传导比例2：1

图17-1-2　心房扑动房室传导比例2：1～4：1

三、心室颤动

【心电图特征】

1. 基本特征

发生室颤时，心电图上P-QRS-T波群消失，呈现振幅、时距完全不相等的快速心室颤动波，频率180～500bpm。电击复律的成功多发生在室颤的2min以内，如不能得到及时有效治疗，室颤持续一段时间后会由粗波型室颤转为细波型心室颤动，直至全心停搏。

2. 先兆性心律失常

心室颤动发作前、后可见RonT现象室性早搏，多源多型成对室性早搏、室性心动过速或心室扑动等（图17-1-3、图17-1-4）

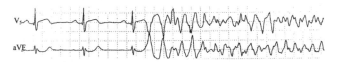

图17-1-3　窦性心动过缓，室性早搏的RonT现象诱发心室颤动

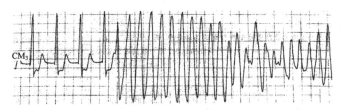

图17-1-4　缺血性ST段下降者出现室性早搏RonT现象诱发心室颤动猝死

【分型】

根据心电图上心室颤动波粗细与频率、临床上循环功能情况而进行分型。

1. 根据心室颤动波粗细而分型

（1）粗波型心室颤动：心室颤动波幅≥0.5mV。应立即进行电击除颤，预后相对较好（图17-1-5）。

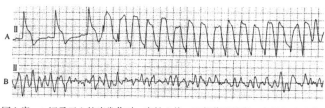

冠心病。A.记录于心绞痛发作时，窦性心律，ST损伤型抬高，室性心动过速；B.转为心室颤动。

图17-1-5　急性心肌损伤型ST抬高，阵发性粗波型心室颤动

（2）细波型心室颤动：室颤波幅<0.5mV。常由粗波型心室颤动演变而来（图17-1-6）。电击除颤疗效差，不宜立即电击除颤。应先心脏按压、吸氧、心内注射肾上腺素等，使心室颤动波转为粗波型后再予以电击除颤，预后极其严重。

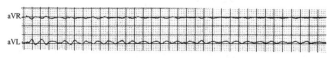

图17-1-6　细波型心室颤动

2. 根据心室颤动波频率而分型

（1）快速型心室颤动：心室颤动波频率≥100bpm。电击除颤可望转复窦性心律，预后相对较好。

（2）缓慢型心室颤动：心室颤动波频率<100bpm。多为濒死表现，继之而来的多数是全心停搏，预后较差。

3. 根据心室颤动发生前的循环功能状态分型

（1）原发性心室颤动：又称非循环衰竭性心室颤动。发生前无血压下降、心力衰竭、呼吸衰竭等。心室颤动发生与心肌梗死等急性病有关。循环功能相对较好。心室颤动常由室性早搏、短阵室性心动过速诱发，也可在完全性房室传导阻滞的基础上发生。

（2）继发性心室颤动：又称循环衰竭性心室颤动，发生前常有明显血压下降、心力衰竭、呼吸衰竭、电解质紊乱、药物中毒等因素，多数电击除颤无效，预后极差。

（3）特发性心室颤动：心室颤动发生前、后未发现明显器质性心脏病，发病突然，来不及电击复律，多因心室颤动猝死，极少数自行终止而幸存，属于单纯的心电紊乱性疾病。Brugada综合征等属于这一情况。

（4）无力型心房颤动：又称临终前心室颤动。临终前患者1/2以上为心室颤动。心室颤动波幅小、频率慢、电击后常出现全心停搏。

【对策】

医院内发生的心室颤动，最有效的方法是电击复律（俗称电除颤）。

四、心室扑动

【心电图特征】

（1）QRS波群、ST段与T波相连，三者难以区别。

（2）心室波形规律、快速、连续、幅度大，呈"正弦曲线"波形。其形状与心房扑动波相似，但比心房扑动的F波振幅更大，时间更宽，其间不再有QRS–T波群。

（3）心室率频率200～250bpm（图17–1–7）

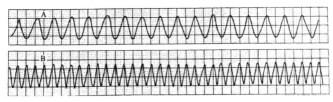

A. 为慢频率心室扑动，频率150/min；B.为高频率心室扑动，频率300/min

图17–1–7　心室扑动

【对策】

急性冠脉综合征、严重电解质紊乱时易发生心室扑动，应立即电击复律，在对原发疾病进行治疗。

五、心电停搏

【心电图特征】

1. 窦性停搏

窦房结在一定时间内不能形成并发放激动。窦房结自律性丧失，或其自律性强度属于0级，称为窦性停搏。

（1）短暂性窦性停搏：发生于窦性节律基础上的窦性停搏，心电图上突然出现一大于2倍以上的窦性P-P间歇，又不是基本窦性P-P周期的倍数。若出现多个长P-P间歇，它们之间的时距又互不相等，也无最大公约数（图17–1–8）。

（2）永久性窦性停搏：心电图上窦性P波永久性消失。窦房结心电图记录不到窦房结的电活动。

2. 心室停搏

交界性停搏与室性停搏同时存在者称为心室停搏。此时心室的生物电活动和心室的机械性收缩完全停止。血液循环中断。心室停搏可根据以下心电图特征而得到明确诊断：①窦性心律伴三度房室传导阻滞，QRS波群消失（图17-1-9）；②房性逸搏心律、房性心动过速、心房扑动或心室颤动合并三度房室传导阻滞，QRS波群消失；③交界性心律消失以后，QRS波群消失。

心室停搏是致命性心律失常，必须及时明确诊断，实施紧急心脏按压、人工呼吸、心室起搏。

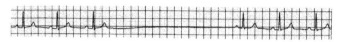

窦性心律，心率60bpm，P-R间期0.20s，长间歇4.1s，不是基本窦律的倍数，为窦性停搏

图17-1-8　窦性停搏

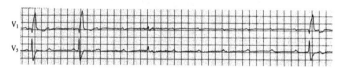

图17-1-9　窦性心律、右束支传导阻滞、异常Q波、阻滞型心室停搏

3. 全心停搏

窦房结、心房、房室交界区及心室同时丧失自律性，心房与心室机械性舒缩停止，心电图上P-QRS-T波群消失，描记出一条直线（图17-1-10）。

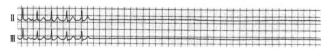

图17-1-10　全心停搏

【对策】

心室停搏、全心停搏是各类中最严重的两种致命性心律失常。一旦发生全心停搏，电击复律是无效的，必须采取人工呼吸和有效的心脏按压术。住院的严重心脏停搏患者，可考虑植入心脏起搏器。

六、急性心肌缺血

【心电图特征】

急性心肌缺血发作前后心电图可以是正常或基本正常，也可在慢性心肌缺血的基础上发生新的缺血或缺血的程度加重。

1. 损伤型ST段改变

急性心肌缺血发作时，心电图上出现一过性损伤型ST段移位，心肌损伤因素解除以后，心电图迅速恢复原状。

（1）ST段下降：ST段下降见于冠状动血流量减少或心肌氧耗量突然增加，ST段形态呈水平型、下斜型及低垂型。ST段下降≥0.10mV，持续时间在1min以上。QX/QT≥50%，R-ST夹角≥90°（图17-1-11）。详细还包括：①原有ST段下降者，在原有基础上再下降大于0.10mV；②原有ST段抬高者，急性心肌缺血发作时，可暂时回至基线，或下降的幅度较小，不足以达到判定心肌缺血的标准；③ST段下降至少出现在2个或2个以上相邻的导联上；④急性前间壁内膜下心肌损伤，V1～V3导联ST段下降；

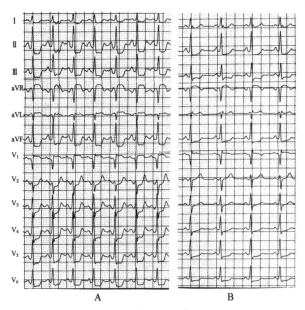

冠心病。A.记录于运动时，窦性心动过速，心率110bpm，I、Ⅲ、aVF、V2～V6导联ST段下降0.10～0.275mV之间，aVR导联ST段抬高0.20mV；B.记录于心绞痛缓解后，前壁及下壁导联仍显示有缺血性ST-T改变，冠脉造影前降支中段弥漫性狭窄80%，右冠状动脉弥漫性狭窄50%

图17-1-11　运动诱发急性下壁、前壁与前侧壁缺血型ST段下降

⑤急性前壁内膜下心肌损伤，V3～V5导联ST段下降，多在V4导联下降最明显；⑥急性前侧壁内膜下心肌损伤，V4～V6或V5、V6导联ST段下降；⑦急性广泛前壁内膜下心肌损伤，Ⅰ、aVL、V1～V6导联ST段下降，以V3、V4导联下降最明显；⑧急性下壁心内膜下心肌损伤，Ⅱ、Ⅲ、aVF导联ST段下降。ST段下降的程度Ⅲ＞aVF＞Ⅱ；⑨一般将ST段下降的幅度＞0.2mV者列为心肌缺血的强阳性。冠状动脉造影常显示多支病变，ST段下降的程度愈重。

（2）损伤型ST段抬高：急性心肌缺血引起的ST段抬高的同时有严重的心绞痛发作是冠状动脉血流中断的。ST段抬高的程度多在0.20～2.0mV之间。缺血缓解后，ST段立即回至基线。原有ST段抬高者，变异型心绞痛发作时，ST段可进一步显著抬高；原有ST段下移者，可出现伪性改善，即ST段暂时回至基线（图17-1-12），详细包括：①ST段抬高的导联上T波高耸、QRS振幅增大，QRS时间延长，常有心律失常；②ST段抬高有时也可伴有T波倒置或正负双向，ST段呈凸面向上，与急性心肌梗死充分发展期的图形相类似；③ST段抬高见于下壁导联，更多的见于前壁导

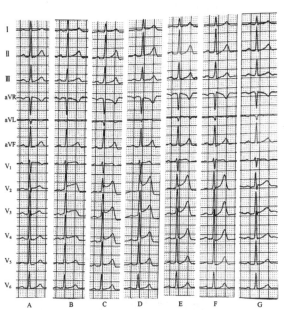

冠心病。变异型心绞痛。A.对照心电图正常；B.记录于心绞痛发作1min；C.心绞痛2min；D.心绞痛3min时的心电图；V2～V5，导联ST段损伤型抬高的程度逐渐加重。心绞痛缓解过程中记录图E～图G，ST段逐渐复位，心电图恢复正常

图17-1-12　一过性、急性前壁心肌损伤

联，与前降支阻滞有关（表17-1-1）。

表17-1-1　急性前壁心肌损伤和左前降支阻塞的心电图定位

心电图特征	阻塞部位
V1 ST段抬高≥0.25mV	第1穿隔支近端
右束支阻滞	第1穿隔支近端
aVR ST段抬高	第1穿隔支近端
V5 ST段抬高	第1穿隔支近端
aVL的q或Q波	第1对角支近端
下壁导联ST段压低≥0.10mV	第1穿隔支近/第1对角支近端
V5 Q波	第1穿隔支近端
aVL ST段压低	第1对角支近端
无下壁导联ST压低	第1穿隔支/第1对角支近端

3. 缺血T波改变

急性心肌缺血引起的缺血性T波改变呈现一过性。缺血缓解后，T波又很快恢复原状。

（1）急性缺血型高耸T波：缺血部位的导联上T波异常高尖，两支对称，基底部变窄，是急性冠状动脉闭塞的早期心电图表现（图17-1-13）。

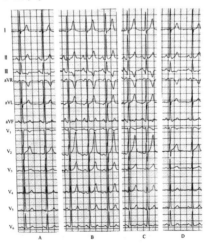

A. 对照心电图；B. 心肌缺血时1min时的心电图，T波在V2~V4导联高耸；C. 症状缓解过程中，增高的T波下降；D. 症状缓解后，心电图恢复原状

图17-1-13　急性心肌缺血性高耸T波

（2）急性缺血型T波倒置：缺血区的导联上T波倒置，呈冠状T波（图17-1-14）。

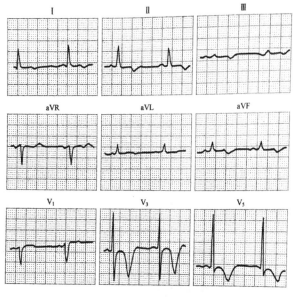

图17-1-14　缺血型T波改变（冠状T波）

（3）缺血性J波　见于一部分急性心肌缺血患者（图17-1-15）。

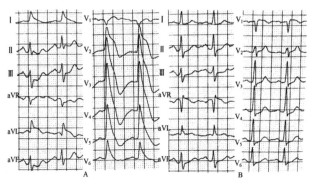

A图记录于心绞痛发作时，窦性心律，心率90bpm，I、AVL、V2～V5导联ST段抬高0.15~0.60mV，V2~V6导联出现缺血性巨大J波，心绞痛缓解后记录B图，ST段复位，J波消失

图17-1-15　急性缺血性巨大J波

4. 巨R波综合征

心肌缺血发作时，R波增高、增宽和明显抬高的ST段融合呈同向改变，酷似巨大的R波，称之为巨R波综合征。心电图表现如下。

（1）R波增高、增宽，S波减小、消失，ST段明显下斜型抬高，R波降支与ST-T融合成一斜线下降，酷似"巨大的R波"，心率快时（P在T中）易误诊为室速。

（2）巨R波出现在损伤型ST段抬高的导联；在ST段压低的导联酷似宽大的S波（图17-1-16），在ST段改变不明显的导联可分辨QRS-ST。

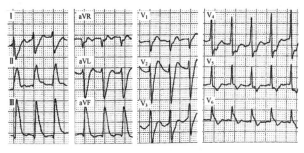

图17-1-16　巨R波心电图

巨R波出现在急性心肌梗死的早期，还可见于变异型心绞痛、PCI术中等。

5. U波改变

急性心肌缺血引起的U波改变，U波由直立转为倒置；U波直立振幅增大，时限增宽。U波倒置提示前降支或左主干严重病变。

6. 出现一过性急性心肌梗死波形

严重心肌缺血，可使损伤区心肌暂时丧失除极能力，出现一过性异常Q波或QS波。持续时间短者只有数十分钟，长者可达数日。Q波的产生机制是损伤区心肌处于电静止状态，供血改善后，心肌梗死心电图波形消失。

7. 出现一过性心律失常

（1）窦性心律失常：出现一过性窦性心动过速、窦性心动过缓、窦性停搏、窦房阻滞。

（2）室性心律失常：多为室性早搏，可为单形型、多形性或多源性，此时发生的RonT现象室性早搏有诱发扭转型室性心动过速或心室颤动的危险性。急性心肌缺血时发生的无脉室性心动过速及心室颤动，是缺血性猝死的常见原因。

（3）房性心律失常：急性心肌缺血发作时出现一过性房性期前收缩、短阵房性心动过速、阵发性心房扑动或心房颤动等房性快速型心律失常。

（4）房室阻滞：一度房室阻滞表现为PR间期延长，急性心肌缺血后缓解后，一度房室阻滞消失；二度房室阻滞少见，常为一过性；三度房室阻滞，急性心肌缺血，可伴发一过性完全性及不完全性左、右束支阻滞，左束支分支阻滞、双束支阻滞、双支阻滞。发生束支阻滞者，病变部位在近端，病死率较高。

七、急性心肌梗死

【临床要点】

急性冠状动脉综合征（ACS），包括ST段抬高的心肌梗死（STEMI）和非ST段抬高的心肌梗死（NSTEMI）。

急性ST段抬高型心肌梗死（ST-segmentelevation-myocardialinfarction，STEMI）是在冠状动脉病变基础上发生的急性心肌缺血、损伤性坏死。心电图特征出现损伤型ST段抬高、坏死型Q波及缺血性T波演变。

【心电图特征】

1. 基本演变

（1）ST段损伤型抬高：ST抬高>0.2mV，常达0.3mV以上，溶栓再通或PCI再通，ST段迅速回落>50%，或回至基线上（图17-1-17）。

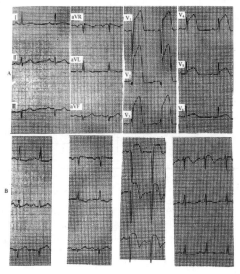

图17-1-17　急性前间壁及前壁心肌梗死溶栓后ST回落

（2）发展成为Q波心肌梗死：ST段开始回落至基线上。这一过程可持续长达数日或数月。如有室壁瘤形成，ST段可持续抬高。

（3）缺血型T波演变：典型的T波演变过程表现为T波直立高耸，坏死型Q波形成以后，T波振幅又逐渐降低，转为双向、倒置。倒置程度逐渐加深，持续数周以后，T波倒置逐渐变浅。但是，也有部分急性心肌梗死患者始终不出现T波倒置。

2. 定位诊断

心电图是心肌梗死定位诊断的方便、快捷的可靠方法（表17-1-2）。

急性心肌梗死，A.记录于发病后5h，溶栓治疗前，V1、V2呈QR型，STV1~V6抬高0.1~1.70mV，QT间期0.38s；B.记录于发病后6h，溶栓后冠状动脉再通，抬高的ST段明显下降，TV1~V2迅速转为倒置。

表17-1-2　心肌梗死心电图定位诊断

梗死部位	导联
前间壁	V1、V2或V3
前壁	V2、V3、V4、V5
前侧壁	V4、V5、V6
广泛前壁	V1、V2、V3、V4、V5、V6、I、aVL
高侧壁	I、aVL
下壁	II、III、aVF
心尖部	II、III、aVF、V3、V4、V5
后壁	V7、V8、V9、V1、V2的R波增高
右室	V3R、V4、V5R

3. 图形分期

从心电图的角度来看，急性心肌梗死的发生及演变过程可以归纳为以下4个主要时期：①超急性损伤期；②急性期；③演变期；④陈旧性期（图17-1-18）。其中超急性损伤期是冠状动脉阻塞后即刻出现的图形改变。

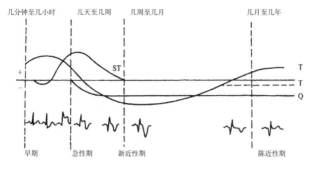

图17-1-18　心肌梗死图形分期

4. 超急性损伤期特点

（1）T波增高尖：胸痛发生时，在缺血区的导联上T波增高变尖，为心内膜下心肌缺血的表现。它是心肌缺血的最早期改变。几分钟内T波形态及振幅即可发生剧烈变化。例如前壁内膜下心肌缺血，原为倒置的T波立即转为直立，原为直立的T波，变为振幅增大，显得异常高尖。

（2）损伤型ST段斜抬高：心肌损伤一旦开始，ST段便开始逐渐上移，数分钟后可达1.0mV左右。ST段抬高与T波增高几乎同时进行。正常ST段凹面向上，心肌损伤时，抬高的ST段被拉直。ST段抬高呈斜形向上，与直立T波上升肢融合在一起，难以分辨两者的结合处。

（3）急性损伤阻滞：急性损伤区的心肌组织传导延缓，激动通过损伤区的传导时间延长，此种传导延缓的现象，称为急性损伤阻滞。下述表现出现于坏死型Q波出现之前，T波倒置之前，能定位诊断。①QRS波群时限延长：QRS波群时限可达100～120ms。坏死型Q波出现以后，QRS波群时限又恢复正常；②QRS振幅增大：受损区心肌除极时，健康心肌已除极结束，所产生的QRS向量不再被对侧心肌所抵销，QRS振幅增大。但持续时间较短，坏死型Q波出现时，R波振幅而减小。因为坏死的心肌组织不再参与除极，心室产生的电力缩小；③缺血性J波：部分超急性损伤期出现大J波，QRS波群–J波–ST段融合在一起；④室壁激动时间延长：受损区心肌组织传导速度降低，除极时间延长，引起室壁激动时间延长至50ms以上（图17-1-19）。

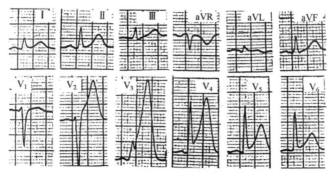

图17-1-19　心肌梗死超急性损伤期

5．其他时期心电图特点

（1）急性期：冠状动脉阻塞引起心肌缺血→损伤→坏死。出现坏死型（q、Q或QS波形）。抬高的ST段开始下降，高耸T波逐渐下降。一般此期持续几小时至几天。此期连续心电监护，严防并发症的发生。

（2）演变过程（充分发展期）：自直立T波转为双向或倒置开始算起，急性心肌梗死已进入充分发展期。损伤型ST段抬高的程度逐渐减轻，并回至基线。T波倒置逐渐加深，数周以后，倒置T波又逐渐变平。以后转为直立。此期持续时间可长达3～6个月。

在临床上，充分发展期的心电图改变是所期望的进展，它反映了急性心肌梗死已经演变到慢性稳定时期。

（3）陈旧性期：坏死型Q波或QS波不再变化，或转为QR、Qr波，部分患者Q波消失，显示一份大致正常心电图或正常心电图。

八、急性肺栓塞
【心电图特征】

心电图改变常能反映肺栓塞病变的严重程度，对于肺栓塞的诊断、鉴别诊断、治疗效果判断具有重要指导意义。

1．肢体导联改变

（1）SI QⅢ TⅢ现象：即Ⅰ导联出现明显的S波，Ⅲ导联出现明显Q波，T波倒置。其发生率为10%～50%。诊断肺栓塞的敏感性50%，并常在2周内消失。SI QⅢ TⅢ型被认为是肺栓塞常见而重要的心电图改变，结合病情及动态观察也有助于诊断。SI QⅢTⅢ型的出现　反映了急性右心室扩张（图17-1-20）。

（2）额面电轴右偏：多数病例电轴位于90°～100°。但电轴左偏也不少见，可能与共存的其他心脏疾病有关。

（3）ST段变化：急性肺栓塞心电图既可出现ST段下移（30%左右），也可出现ST段抬高（10%左右）。Ⅰ、Ⅱ导联ST段轻度下移或抬高，Ⅲ导联ST段轻度抬高，可呈弓背向上，T段下移程度一般较轻，可能与肺栓塞引起的心肌缺血有关。

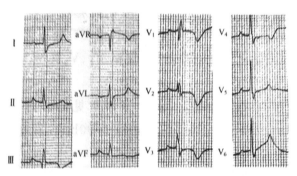

图17-1-20　急性肺栓塞患者SI QⅢ TⅢ现象

急性大块肺栓塞。窦性心律，出现SI QⅢ TⅢ现象，V1呈rsRr型，Ⅲ、V1～V4导联T波倒置

（4）肺型P波及PR段压低：Ⅱ导联P波振幅增高>0.25mV，发生率20%～31%，肺型P波可能由右心房扩大或与心动过速有关。部分肺栓塞患者可出现P-R段压低。

（5）其他：如aVR导联出现终末R波也是肺栓塞的常见表现，并可同时伴有ST段抬高。

2. 胸壁导联改变

（1）T波倒置：胸壁导联T波倒置为急性肺栓塞常见的心电图改变之一（约40%），持续时间至3～6周。最常出现于V1～V3导联（50%），V4、V5导联也可累及(13.6%)胸壁导联T波倒置多呈对称性，一般自右向左逐渐变浅，借此可与冠心病相鉴别。

（2）ST段改变：少数患者出现Vl～V3导联ST段抬高。与急性心肌梗死不同，ST段抬高程度较轻，且无演变。少数患者V5、V6导联可出现轻度ST段下移。

（3）顺钟向转位：移行区左移至V4、V5甚至V6导联。

3. 心律失常

窦性心动过速是急性肺栓塞最常见的心律失常，心率多为100～125bpm，临床上心率>90bpm即对诊断有帮助。

右束支阻滞发生率为25%，是一种非特异性的心电图指标，无确诊意义。V1、V2导联出现rSR′或RSR′型，表现为完全性或不完全性右束支阻滞，持续可达数日至数周。

心房颤动和心房扑动也常见于急性肺栓塞患者，多为一过性，可能与右心房肥大和负荷加重有关。

【对策】

临床上遇到不明原因的呼吸困难、胸痛、烦躁不安、急性右侧心力衰竭患者，应及早反复多次描记心电图，以提高肺栓塞的检出率。及时发现急性肺栓塞，及时报告、及时治疗。

九、QT改变综合征

【临床要点】

心电图QT改变综合征主要有两种类型，即短QT综合征（Short QT Syndrome，SQTS）和长QT综合征（Long QT Syndrome，LQTS）。

【心电图特征】

1. 短QT综合征

（1）QT间期明显缩短（QTc≤300ms），且不随心率变化而变化，胸导联上T波高尖、对称或不对称（图17-1-21）。

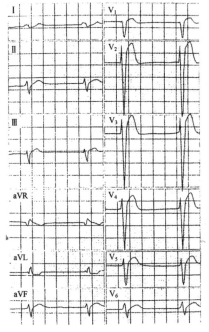

交界性心律，QT间期0.30s

图17-1-21　短QT间期

（2）发病时出现室性心动过速、心室颤动，甚至心源性猝死。

（3）大部分患者具有明显的心悸、晕厥和猝死等家族史，但也有散发病例。

（4）男女均可发病，提示该综合征为一种常染色体显性遗传病。

（5）包括超声、MRI和运动负荷试验在内的现有各种客观检查及尸检均未发现器质性心脏病证据。

（6）电生理检查发现患者心室的不应期明显缩短，心室易损性增加，易于诱发单形性室性心动过速。部分阵发性心房颤动者，心房程序刺激期间可诱发心房颤动。

2. 长QT综合征

（1）QTc男性>470ms，女性>480ms。

（2）可伴发室性心动过速或心室颤动（图17-1-22）。

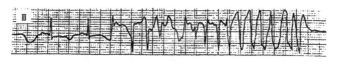

图17-2-22　一低钾血症时QT间期延长

遗传性LQTS通常是根据患者情绪激动或体力劳动时发生晕厥、心搏骤停，发现QT间期延长而做出诊断的。60%～70%的患者有明确的QT间期延长，仅30%～40%患者其QT间期正常或在临界水平。对QT间期正常或在临界水平但又有晕厥、心搏骤停或曾有过猝死抢救成功的患者，应多次不同情形下测量心电图的QT间期，必要时可以做运动心电图、动态心电图检查并测量其QT间期。

【对策】

SQTS患者最致命的危险是心源性猝死。LQTS是一相对较少见的疾病，该病预后差，致命性心律失常、心源性猝死发生率高，可考虑置入ICD起搏治疗。

十、电解质紊乱

【心电图特征】

1. 高钾血症

正常人体血清钾浓度3.5～5.55mmol/L，>5.5mmol/L，称为高钾血症（hyperkalemia）。心电图有如下表现。

（1）血清钾5.5～6.0mmol/L，复极期细胞膜对钾离子的通透性增高，复极3相阶段时间缩短，坡度陡峻，心电图T波高耸，QT间期缩短（图17-1-23）。

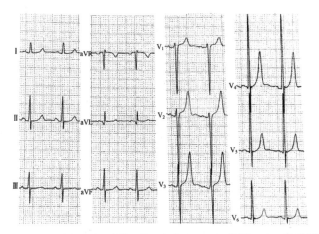

肾功能衰竭、高钾血症。窦性心律，心率80bpm，PR间期0.14s，QRS时限0.10s，V5导联R=3.1mV，V2～V5导联T波高尖呈帐篷状

图17-1-23　高钾血症的帐篷状T波

（2）血清钾6.0～7.0mmol/L，0相上升速度减慢，心电图QRS时限增宽，呈现非特异性心室内传导障碍图形。

（3）血清钾7.0～7.5mmol/L，心房肌受到抑制，P波振幅减小，QRS时限增宽更明显。

（4）血清钾>8.0mmol/L。心房肌丧失兴奋性，但窦房结的起搏功能尚存在，窦性激动经过结间束达到房室结进入心室，心电图P波虽消失，QRS波群规则出现，此时称为窦室传导节律。

（5）血清钾>10mmol/L时，心室肌普遍受到抑制，室内传导异常缓慢，增宽的QRS波群可与T波融合而呈正弦形，出现心室静止。

2. 低钾血症

血清钾浓度<3.5mmol/L时，称为低钾血症(hypokalaemia)。心电图有如下表现。

（1）U波振幅增大，达0.2mV以上，往往超过导联上T波振幅，V2～V4导联U波最明显（图17-1-24）。

（2）T波低平，平坦或倒置。

（3）ST段下降，≥0.05mV。

（4）Q-TU间期延长。

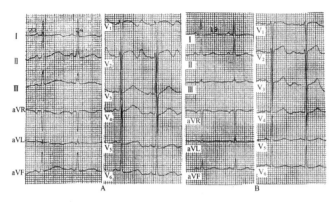

低钾血症。A. 血钾2.7mmol/L时，窦性心律，V1、V2导联U波异常增大，低钾血症治疗以后记录图B；B. U波变小，I、V5、V6导联T波低平

图17-1-24　低钾血症致U波增大

（5）P波增高。

（6）心律失常：严重心律失常致死性心律失常有无脉室性心动过速或心室颤动。

3. 高钙血症

血清钙浓度高于2.75mmol/L，称为高钙血症（hypercalcemia）。心电图有如下表现。

（1）ST段缩短或消失，往往是QRS波群之后即继以T波（图17-1-25）。

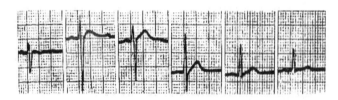

图17-1-25　高钙血症致ST段缩短及短QT间期缩短

（2）Q-T间期缩短，与ST段缩短或消失有关。

（3）T波低平或倒置。

（4）严重高钙血症患者，PR间期延长，QRS波群轻度增宽。

（5）心律失常：各种期前收缩，窦性心动过速、窦性心动过缓、窦性停搏、房室传导阻滞、室性心动过速、心室颤动等。

4. 低钙血症

血清钙离子浓度<2.25mmol/L，称为低钙血症（hypocalcaemia）。

心电图有如下表现。

（1）ST段平坦延长，ST段在等电位而无上下偏移（图17-1-26）。

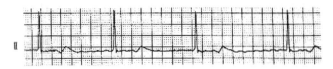

心房颤动，心室率39bpm，QRS时限0.08s，ST段延长致Q-T间期延长至0.70s

图17-1-26　低钙血症ST段延长

（2）QT间期延长，是ST段延长所致，T波时间不延长。

（3）严重低钙血症，T波低平或倒置。

（4）合并低钾血症时，U波增大。

（5）低钙血症可引起各种期前收缩。

（6）低血钙可使迷走神经兴奋性提高，发生心脏停搏。

（7）低钙血症纠正以后，心电图恢复正常。

【对策】

（1）高钾血症的临床表现不具特征性，往往不易引起注意，而心电图的变化有助于高钾血症的诊断与治疗。可用药物治疗缓解病情，严重高钾血症透析。

（2）低钾血症患者应及时补钾。在补钾过程中应给予心电监测，指导治疗，防止过量过快发生心脏停搏，防止补钾后引起高钾血症。

（3）高钙血症患者，停用引起高血钙的药物或从根本上查出引起高钙血症的病因并进行治疗。

（4）低钙血症要及时补钙，查明病因并对原发病进行治疗

十一、高度以上房室阻滞

【临床要点】

房室阻滞根据阻滞程度分为一度、二度、三度，其中二度Ⅱ型以上高度以上房室阻滞，会对患者的血流动力学造成一定影响，甚至危及生命。

【心电图特征】

（1）一度房室阻滞：房室传导时间延长，一般没有影响。

（2）二度房室阻滞：分两型，其中Ⅰ型又称为文氏型，表现为房室传导时间逐步延长，直至心室漏搏结束一次文氏周期，对血流动力学影响不大；Ⅱ型为房室传导时间固定和心室漏搏，可能会对血流动力学有影响。如果半数似上P波因阻滞未下传心室则

称为高度房室阻滞。

（3）三度房室阻滞：又称完全性房室阻滞，指全部室上性激动均因阻滞而不能传到心室。如果偶有P波下传心室，其余P波均能下传心室，但均因阻滞未下传心室，称为几乎完全性房室阻滞。

二度房室阻滞向高度房室阻滞、完全性房室阻滞或三度房室阻滞转变过程中，交界区或心室内逸搏心律又不能及时出现者，将发生心室停搏，严重者发生晕厥（图17-1-27）。

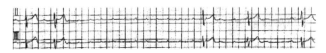

窦性P波顺序发生，心房率63bpm，P-R间期0.28～0.32s，一度房室阻滞，连续3次以上P波均因阻滞未下传心室，高度房室阻滞

图17-1-27　窦性心律、房性心动过速伴高度房室阻滞

【对策】

对于具有危险性的高度以上房室阻滞，应及时报告，针对病因治疗，提高交界性逸搏心律或室性逸搏心律的频率，重症患者进行起搏治疗。永久性高度以上房室阻滞，有发生晕厥的病史，应尽快置入心脏起搏器。

十二、高危性单形室性心动过速

【临床要点】

室性QRS-T波形相同，频率>100bpm的心动过速，称为单形性室性心动过速。

【心电图特征】

单形性室性小动过速的心电图特征：

（1）室性心动过速的QRS时限≥120ms，合并束支传导阻滞、广泛室内传导病变更宽。

（2）心动过速的频率100～250bpm（图17-1-28）。

（3）心动过速常由室性早搏诱发。

（4）单个室性早搏、成对室性早搏波形与室性过速的QRS-T形态完全相同，室性早搏与室性心动过速均起搏于心室内同一起源点或折返点。

（5）多数室性心动过速持续时间短暂，历时1至数秒钟，由3～10个室性QRS波群构成。可为偶发，也可短阵反复发作。

（6）快速的室性心动过速持续8s以上，心室率达250bpm左右

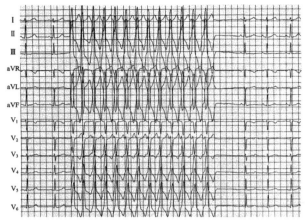

动态心电图上反复发作阵发性宽QRS心动过速，Ⅱ、Ⅲ、aVF、V4~V6呈高大R波，V1、V2呈rS型，心室率130bpm，右室流出道单形性心动过速

图17-1-28　特发性右室流出道心动过速

时可引起晕厥发作，部分患者可发展成为心室颤动。

（7）急性ST段抬高时伴发的室性心动过速，可恶化为心室颤动。

（8）肾上腺素依赖型室性心动过速，常发生于运动心率加快到一定频率时诱发，基本心率减慢以后或夜间睡眠时室性心动过速消失。

【对策】

持续性、频率200bpm以上的单形性室性心动过速危害性大，是目前射频消融术（RFCA）的主要对象。

十三、尖端扭转型室性心动过速

【临床要点】

尖端扭转型室性心动过速(TdP)是一种介于室性心动过速与心室颤动之间的快速型室性心律失常。心动过速发作时，室性QRS主波方向转绕基线进行扭转。同时伴有QRS振幅及频率的变化，持续时间略长即可导致阿-斯综合征，甚至引起猝死。Tdp在QT间期延长的基础上发生。

【心电图特征】

（1）室性QRS-T波群：心动过速的频率160~280bpm。

（2）QRS波群宽大畸形：快速的QRS波群主波方向转绕基线扭转。即由直立逐渐转为倒置，或由倒置逐渐转为直立。QRS振幅不断发生改变，环绕至基线时，QRS振幅逐渐减小，偏离基线时，振幅逐渐增大。每阵TdP持续数秒钟，持续8s以上者，可发生晕厥或阿-斯综合征，或恶化成心室颤动猝死（图17-1-29）。

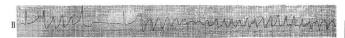

低钾血症。窦性心律的U波高大，TU融合，QTU间期延长，扭转室性心动过速开始于T波降支上，心室率240bpm

图17-1-29 长QT间期伴扭转型室性心动过速

（3）RonT现象室性早搏：TdP由RonT现象室性早搏诱发。

（4）基本心律：TdP多发生于缓慢心律失常的基础上，如窦性心动过缓、窦房阻滞、房室阻滞、缓慢逸搏心律及心室起搏心律等。

（5）QT间期：QT间期明显延长，T波宽大切迹，U波振幅增大。

【对策】

心室复极异常导致的QT间期延长综合征(LQRS)是引起TdP的主要病因。起搏治疗可提高心室率，使QT间期恢复正常，扭转型室性心动过速消失。

十四、高危性房性心动过速

【心电图特征】

1. 房性心动过速

（1）心动过速起源于心房、腔静脉或冠状静脉窦口部，引起心房除极产生的房性P′波形态、方向、电极或时间与窦性P波不同。

（2）心动过速的P′波频率160～250bpm（图17-1-30）。

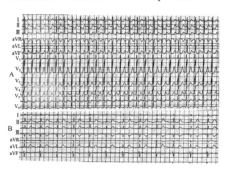

冠心病。A. 窄QRS心动过速，心室率166bpm；B. 房性心动过速，心房率166bpm，2：1下传心室。A图窄QRS心率与B图心房率相同，A图为房性心动过速1：1下传心室

图17-1-30 房性心动过速、房室传导比例1：1～2：1

（3）房性P′-P′间期规则，也可伴有房性心律不齐。

（4）房性P′波形态一致，为单形性房性心动过速，P′波形态至少有两种或两种以上者，为多源性房性心动过速。房性P′波围绕基线上下转动者为扭转性房性心动过速。

（5）房性心动过速的P′R间期可正常或延长。

（6）QRS波群形态与时间多正常。也可伴束支蝉联现象、束支传导阻滞、预激综合征等宽大畸形。

2. 多源性房性心动过速

（1）房性心动过速的频率100～250bpm。

（2）P′波形态至少有3种以上，不含房性融合波（图17-1-31）。

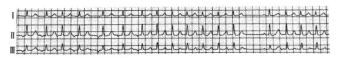

心动过速的P'波形态有多种类型，P'-P'间期不规则，心率123bpm，多源房性心动过速伴不齐。倒数第4个心搏为窦性

图17-1-31　多源性房性心动过速伴不齐

（3）P′-P′间期不等。

（4）P′-P′之间有等电位线。

（5）P′R间期不等，但都>120ms。

（6）心室率快而不规则。

（7）常合并有不同程度房室阻滞。

【对策】

短阵偶发的自律性房性心动过速多见于无器质性心脏病的受检者，慢性持续性自律性房性心动过速可持续数月至数十年。射频消融单源持续性房性心动过速成功率90%以上。多源性房性心动过速最常见于慢性肺源性心脏病、冠心病、高血压、洋地黄中毒等，合并难治性心力衰竭者病死率高达60%。

十五、阿-斯综合征

即心源性脑缺血综合征，是指突然发作的严重的、致命性缓慢性或快速性心律失常，使心排血量在短时间内锐减，产生严重脑缺血、神志丧失和晕厥等症状。

常见以下几种情况：

（1）快速性心律失常：心室率过快伴有器质性病变的室上性、室性心动过速；心室扑动；心室颤动。

（2）缓慢性心律失常：严重窦房传导阻滞、持久性窦性停搏、慢-快综合征、双结病变；高度或完全性房室传导阻滞，当心室率极度缓慢时可发生心源性晕厥。

（3）心脏压塞：如急性心肌梗死所致的心脏破裂。

（刘艳霞　梁春波　邱瑜）

附录二 临床检验正常参考值

序号	项目名称	参考范围	单位
神经系统			
凝血象			
1	凝血酶原时间	11.5 ~ 14.5	s
2	凝血酶原比值		
3	国际标准化比值		
4	活化部分凝血活酶时间	28 ~ 40	s
5	凝血酶时间	14 ~ 21	s
6	纤维蛋白原	2 ~ 4	g/L
7	D-二聚体	0.01 ~ 0.55	mg/L
8	抗凝血酶Ⅲ	80 ~ 120	%
9	血浆纤维蛋白（原）降解产物	0.01 ~ 5.00	mg/L
10	蛋白C活性测定	70 ~ 140	%
11	蛋白S活性测定	52 ~ 130	%
12	S100B蛋白	0 ~ 0.015	ug/L
13	优球蛋白溶解时间	>120	min
14	纤溶酶原活性测定	85.55 ± 27.83	%
红细胞沉降率			
1	血沉	女：0 ~ 20；男：0 ~ 15	mm/h
血脂			
1	血清甘油三酯测定	0.45 ~ 1.7	mmol/L
2	血清总胆固醇测定	2.85 ~ 5.7	mmol/L
3	血清高密度脂蛋白	0.93 ~ 1.81	mmol/L
4	血清低密度脂蛋白	2.07 ~ 3.63	mmol/L
5	脂蛋白a	0 ~ 300	mg/L
6	同型半胱氨酸	0 ~ 15	μmol/L
肝功能			
1	血清总胆红素测定	5.1 ~ 22.2	μmol/L
2	血清直接胆红素测定	0 ~ 8.6	μmol/L
3	血清丙氨酸氨基转移酶	男：9 ~ 50；女：7 ~ 40	U/L
4	血清天门冬氨酸氨基转移酶	男：15 ~ 40；女：13 ~ 35	U/L
5	血清r-谷氨酰转肽酶	男：10 ~ 60；女：7 ~ 45	U/L
6	血清总胆汁酸测定	0 ~ 10	μmol/L

序号	项目名称	参考范围	单位
7	岩藻糖苷酶	0～40	U/L
8	血清碱性磷酸酶	男：45～125；女：50～135（≥50岁）35～100（＜50岁）	U/L
9	血清铜蓝蛋白	男性：0.15～0.30g/L 女性：0.16～0.45g/L	
10	血清维生素A	25～70mg/L	
血清蛋白电泳			
1	αβ白蛋白	55.8～66.1	%
2	α1球蛋白	2.9～4.9	%
3	α2球蛋白	7.1～11.8	%
4	β球蛋白	8.4～13.1	%
5	β1球蛋白	4.7～7.2	%
6	β2球蛋白	3.2～6.5	%
血小板功能检测			
1	二磷酸腺苷诱导	55～90	%
2	花生四烯酸诱导	55～90	%
3	抗血小板膜糖蛋白抗体	阴性	
4	血栓烷B2	12～48	ng/L
5	血浆B-血小板球蛋白	6.6～26.2	ng/mL
6	血小板第4因子	0.9～5.5	ng/mL
脑脊液相关检查			
1	脑脊液颜色	无色	
2	脑脊液透明度	清晰透明	
3	脑脊液潘氏试验	阴性或极弱阳	
4	脑脊液红细胞	0	/mm^3
5	脑脊液白细胞	成人0～8；儿童0～15；新生儿0～30	/mm^3
6	脑脊液葡萄糖定量试验	2.2～3.9	mmol/L
7	脑脊液氯测定	120～132	mmol/L
8	脑脊液蛋白测定	0.15～0.45	g/L
9	脑脊液白蛋白测定	0.139～0.246	g/L
内分泌系统			
1	抗利尿激素	2.3-7.4	Pmmol/L

第十七章 附录

413

序号	项目名称	参考范围	单位
2	泌乳素	男性：2.64～13.13 女性： 绝经前：3.34～26.72 绝经后：2.74～19.64	ng/mL
3	人生长激素	男性：0.003～0.971 女性：0.010～3.607	
4	肾素	立位：4～38　卧位：4～24	pg/mL
5	血清反T$_3$测定	0.260～0.680	ng/mL
6	血促甲状腺激素	0.34～5.88	uIU/mL
7	血游离三碘甲状腺原氨酸	2.14～4.2	pg/mL
8	血游离甲状腺素	0.61～1.23	ng/dL
9	血甲状腺球蛋白抗体	0～4	IU/mL
10	血甲状腺过氧化物酶抗体	0～9	IU/mL
11	促肾上腺皮质激素	7:00—10:00时 1.6～13.9； 16:00—20:00时0.79～6.98;24:00 时 0～6.98	pmol/L
12	皮质醇	7:00—10:00　171～536 16:00—20:00 64～327　24:00 0～127	nmol/L
13	24h尿17酮类固醇	男：5～30；女：2～20	mg/24h
14	24h尿17羟皮质类固醇	男：2～10；女：2～8	mg/24h
15	24h尿香草苦杏仁酸	0～12	mg/24h
16	醛固酮	立位：40～310 卧位：10～160	pg/mL
17	尿促卵泡素	男性：1.27～19.26；排 卵中期：3.85～8.78周期 中期高峰：4.54～22.51 黄体中期：1.79～5.12 绝经后：16.74～113.59	mIU/mL
18	黄体生成素	男性：1.24～8.62 女性 排卵中期：2.12～10.89 周期中期高峰：4.54～22.51 黄体中期：1.2～12.86 绝经后：10.87～58.64	mIU/mL

序号	项目名称	参考范围	单位
19	雌二醇	男性：20～47 女性： 绝经后：20～40 非怀孕（卵泡中期）：27～122 非怀孕（排卵前后）：95～433 非怀孕（黄体中期）：49～291	pg/mL
20	黄体酮	男性：0.10–0.84 女性： 无孕（排卵中期）0.31～1.52 无孕（黄体中期）5.16～18.56 无孕（绝经后）＜0.78 妊娠（头3个月）4.73～50.74 妊娠（中3个月）19.41～45.30	ng/mL
21	睾酮	男性：1.75～7.81 女性：<0.1～0.75	ng/mL
22	绒毛膜促性腺激素	男性：0.5～3.55 未孕女性：0.5～3.86 怀孕0.2～1周：5～50 怀孕1～2周：50～500 怀孕2～3周：100～500 怀孕3～4周：500～10000 怀孕4～5周：1000～50000 怀孕5～6周：10000～100000 怀孕6～8周：15000～200000 怀孕8～12周：10000～100000	mIU/mL
	生长激素	男性：0.003～0.971 女性：0.010～3.607	ng/mL
胰岛功能				
1	胰岛素（空腹）	2.00～28.40	μIU/mL
2	胰岛素（30min）	10～120	μIU/mL
3	胰岛素（60min）	23～160	μIU/mL
4	胰岛素（120min）	20～50	μIU/mL
5	胰岛素（180min）	2～40	μIU/mL
6	C肽（空腹）	1.10～5.00	ng/mL

序号	项目名称	参考范围	单位
7	C 肽（30min）	1.5 ~ 8.00	ng/mL
8	C 肽（60min）	2.10 ~ 10.00	ng/mL
9	C 肽（120min）	3.00 ~ 8.50	ng/mL
10	C 肽（180min）	1.30 ~ 6.70	ng/mL
11	葡萄糖（餐后）	≤ 7.8	mmol/L
12	空腹葡萄糖	3.9 ~ 6.1	mmol/L
13	半小时葡萄糖	无	
14	一小时葡萄糖	无	
15	二小时葡萄糖	<7.8	mmol/L
16	三小时葡萄糖	无	
17	D-3羟丁酸	0.03 ~ 0.3	mmol/L
18	糖化血红蛋白	4.0 ~ 6.0	%
19	糖化血清蛋白	10.8 ~ 17.1	%
骨代谢			
1	甲状旁腺素	15 ~ 65	pg/mL
2	Ⅰ型胶原氨基端延长肽	男：16.89 ~ 65.49；女：15.13 ~ 58.59	ng/mL
3	N端骨钙素	男：24 ~ 70；女：11 ~ 48	ng/mL
4	β胶原降解产物	男：0.016 ~ 0.584；女：0.024 ~ 0.573	ng/mL
5	25-羟基维生素D	11.1 ~ 42.9	ng/mL
血液系统			
1	白细胞	3.5 ~ 9.5	10^9/L
2	中性粒细胞百分比	40 ~ 75	%
3	单核细胞百分比	3 ~ 10	%
4	淋巴细胞百分比	20 ~ 50	%
5	嗜碱性粒细胞百分比	0 ~ 1	%
6	嗜酸性粒细胞百分比	0.4 ~ 8	%
7	中性粒细胞计数	1.8 ~ 6.3	10^9/L
8	淋巴细胞计数	1.1 ~ 3.2	10^9/L
9	单核细胞计数	0.1 ~ 0.6	10^9/L
10	嗜酸性粒细胞计数	0.02 ~ 0.52	10^9/L
11	嗜碱性粒细胞计数	0 ~ 0.06	10^9/L
12	红细胞	女：3.8 ~ 5.1 男：4.3 ~ 5.8	10^{12}/L

序号	项目名称	参考范围	单位
13	血红蛋白	女：115～150 男：130～175	g/L
14	红细胞压积	女：35～45；男：40～50	%
15	血小板压积	女：0.114～0.287；男：0.108～0.272	%
16	红细胞平均体积	82～100	fL
17	平均血红蛋白量	27～34	pg
18	平均血红蛋白浓度	316～354	g/L
19	红细胞分布宽度	11.5～14.8	%
20	血小板	125～350	10^9/L
21	平均血小板体积	6～11.5	fL
22	血小板分布宽度	8～20	fL
23	网织红细胞百分比	0.5～2.5	%
24	网织红细胞计数	0.037～0.072	10^{12}/L
25	未成熟网织红细胞指数	0.21～0.33	
26	平均网织红细胞体积	92～123.25	L
27	异型淋巴细胞百分比	0～2.5	%
28	白细胞碱性磷酸酶	积分：70～120	
溶血检测			
1	血清铁测定	9.17～29.5	μmol/L
2	总铁结合力	男：46.8～82.7；女：47.4～89	μmol/L
3	铁蛋白	女:13～150 男:30～400	ng/mL
4	转铁蛋白饱和度	20～55	%
5	叶酸	3.1～19.9	ng/mL
6	维生素B$_{12}$	正常：180～914 灰色范围：145～180 缺乏范围：≤145	pg/mL
7	游离血红蛋白检测	0～100	mg/L
8	红细胞渗透脆性试验	开始溶血：4.4～4.8 NaCl溶液；完全溶血：2.8～3.2 NaCl溶液	g/L
9	酸化甘油溶血试验	AGLT50>290	S
10	高铁血红蛋白还原试验	>75	%
11	葡萄糖-6-磷酸脱氢酶活性	12.1±2.09	U/g Hb
12	热溶血试验	阴性	

序号	项目名称	参考范围	单位
13	糖水试验	阴性	
14	丙酮酸激酶活性测定	15.0 ± 1.99	U/g Hb
15	Coombs试验	阴性	
细胞免疫相关检测			
1	CD55	<3	%
2	CD59	<3	%
3	CD4	28–58	%
4	CD8	19–48	%
5	NK	7–40	%
6	CD3	55–84	%
7	白细胞介素-6	0–7	pg/mL
血栓与止血			
1	全血黏度200（1/S）	3.39 ~ 6.34	mPa·s
2	全血黏度30（1/S）	4.16 ~ 8.26	mPa·s
3	全血黏度1（1/S）	15.63 ~ 23.35	mPa·s
4	血浆黏度	1.26 ~ 1.66	mPa·s
5	红细胞压积	0.4 ~ 0.5	L/L
6	血沉	男：0 ~ 15	mm/h
7	血沉方程k	0 ~ 77.66	
8	红细胞聚集指数	3.78 ~ 9.9	
9	红细胞电泳指数	7.58 ~ 20.04	
10	全血低切还原黏度	31.94 ~ 50.23	mPa·s
11	全血中切还原黏度	5 ~ 17.5	mPa·s
12	全血高切还原黏度	3.46 ~ 12.7	mPa·s
13	红细胞变形指数TK	0.5 ~ 1.19	
14	红细胞刚性指数	2.08 ~ 10.08	
15	卡松黏度	2.64 ~ 5.12	mPa·s
16	屈服应力	3.91 ~ 15.07	mPa
凝血因子			
1	F V	102.4 ± 30.9	%
2	F Ⅶ	103 ± 17.3	%
3	F X	70 ~ 120	%
4	F Ⅸ	70 ~ 120	%
5	F Ⅷ	70 ~ 150	%

序号	项目名称	参考范围	单位
6	抗Xa活性（低分子肝素）	0～0.1	%
7	抗Xa活性（普通肝素）	0～0.1	%
8	LA1(筛选)	31～44	s
9	LA2（确诊）	30～38	s
10	LA1/LA2比率	0.8～1.2	
11	APTT纠正Rosner指数	<11s提示纠正；>11s提示未纠正	
消化系统/其他检查			
1	幽门螺旋杆菌抗体	阴性	
2	结核抗体	阴性	
3	胃蛋白酶原 I	60～240	μg/L
4	胃蛋白酶原 II	0～27	μg/L
5	血清淀粉酶	23～300	U/L
6	血清脂肪酶	30～110	U/L
7	粪便颜色	黄色、褐色	
8	粪便性状	软便	
9	粪便红细胞	无	
10	粪便白细胞	偶见	
11	寄生虫	未查见	
12	粪便转铁蛋白	阴性	
13	粪便隐血	阴性	
其他检查			
1	维生素A	300～800	ng/mL
2	维生素B_1	1～10	ng/mL
3	维生素B_2	1～19	ng/mL
4	维生素D	30～100	ng/mL
5	维生素K_1	0.13～1.88	ng/mL
6	维生素E	5～18	ng/mL
心血管系统			
1	氨基末端脑钠尿肽	0～75岁：0～125；>75岁：0～450	pg/mL
2	血清肌红蛋白	男：17.4～105.7；女：14.3～65.8	ng/mL
3	肌钙蛋白 I	<0.16	ng/L

序号	项目名称	参考范围	单位
4	血清肌酸激酶同工酶质量	0～4.88	ng/mL
5	超敏TNT	0～0.05	ng/mL
6	血清乳酸脱氢酶	109～245	U/L
7	血清磷酸肌酸激酶	26～140	U/L
8	血清磷酸肌酸激酶同工酶	0～24	U/L
9	同型半胱氨酸	0～15	umol/L
10	c-反应蛋白	0～8	mg/L
11	超敏c-反应蛋白	≤3	mg/L
12	血管紧张素Ⅱ（AngⅡ）	立位：49～252　卧位：25～129	pg/mL
13	抗环胍氨酸肽抗体	0～17	U/mL
14	缺血修饰白蛋白	0～65	U/mL
15	血清钾测定	3.5～5.3	mmol/L
16	血清钠测定	137～147	mmol/L
17	血清镁测定	0.67～1.04	mmol/L
18	血清钙测定	2.08～2.6	mmol/L
19	血清磷测定	0.87～1.45	mmol/L
20	血清氯测定	99～110	mmol/L
21	血清胆碱酯酶测定	5000～12000	U/L
22	血清总胆汁酸测定	0～10	umol/L
23	血清前白蛋白	150～380	mg/L
24	总蛋白测定	65～85	g/L
25	人血白蛋白测定	40～55	g/L
26	白球比	1.2～2.4：1	
血气分析			
1	阴离子间隙	8～18	
2	总渗透压	280～320	mOsm/L
3	pH	7.35～7.45	
4	二氧化碳分压	35～45	mmHg
5	氧分压	83～108	mmHg
6	氧饱和度	95～99	%
7	FO_2Hb	94～98	%
8	FCOHb	0.5～1.5	%
9	FHHb	0～6	%

序号	项目名称	参考范围	单位
10	FMetHb	0 ~ 1.5	%
11	钾	3.4 ~ 4.5	mmol/L
12	钠	136 ~ 146	mmol/L
13	钙	1.15 ~ 1.29	mmol/L
14	氯	98 ~ 106	mmol/L
15	葡萄糖	3.89 ~ 5.83	mmol/L
16	乳酸	0.5 ~ 1.6	mmol/L
肿瘤标志物			
1	甲胎蛋白	0 ~ 10	ng/mL
2	癌胚抗原	0 ~ 6	ng/mL
3	糖类抗原50	0 ~ 25	U//mL
4	糖类抗原199	0 ~ 37	U//mL
5	糖类抗原125	0 ~ 35	U//mL
6	糖类抗原242	0 ~ 20	U//mL
7	糖类抗原15-3	0 ~ 25	U//mL
8	糖类抗原72-4	0 ~ 6.9	U//mL
9	神经元特异性烯醇化酶	0 ~ 16.3	ng/mL
10	细胞角质蛋白19片段	0.1 ~ 3.3	ng/mL
11	总前列腺特异抗原	0 ~ 4	ng/mL
12	游离前列腺特异性抗原	<1.5	ng/mL
13	人表皮生长因子受体-2蛋白	0 ~ 15	ng/mL
14	鳞状细胞癌相关抗原	0 ~ 1.5	ng/mL
药物浓度			
1	环孢素A（谷值）	100 ~ 450	μg/L
2	环孢素A（峰值）	≥500	μg/L
3	丙戊酸	40 ~ 100	μg/mL
4	他克莫司	5 ~ 20	μg/L
5	地高辛	0.8 ~ 2	μg/L
6	卡马西平	4 ~ 12	μg/mL
特种蛋白			
1	免疫球蛋白A	0.68 ~ 3.78	g/L
2	免疫球蛋白M	0.6 ~ 2.63	g/L
3	免疫球蛋白G	6.94 ~ 16.2	g/L
4	免疫球蛋白E	5 ~ 165	IU/mL

第十七章 附录

序号	项目名称	参考范围	单位
5	补体C3	0.88 ~ 2.01	g/L
6	补体C4	0.16 ~ 0.47	g/L
7	抗链球菌溶血素O	0 ~ 100	IU/mL
8	类风湿因子	0 ~ 20	IU/mL
感染免疫			
1	乙型肝炎抗体定量检测	<1.0	S/CO
2	丙型肝炎抗体定量检测	<1.0	S/CO
3	梅毒螺旋体抗体定量检测	<1.0	S/CO
4	人类免疫缺陷病毒抗体定量检测	<1.0	S/CO
5	肺炎支原体抗体滴度	<1:40	
6	抗核抗体滴度	<1:100	
7	革兰阴性菌脂多糖检测	<10	pg/mL
8	真菌（1,3）β-D葡聚糖	<60	pg/mL
9	HA（透明质酸）	0 ~ 120	ng/mL
10	LN（层粘连蛋白）	0 ~ 130	ng/mL
11	Ⅲ型前胶原N端肽	0 ~ 15	ng/mL
12	CⅣ（Ⅳ型胶原）	0 ~ 95	ng/mL
泌尿系统			
尿液分析			
1	尿潜血	阴性	
2	尿胆红素	阴性	
3	尿胆原	阳性	
4	尿酮体	阴性	
5	尿蛋白质	阴性	
6	尿亚硝酸盐	阴性	
7	尿葡萄糖	阴性	
8	尿pH	5.0 ~ 8.0	
9	尿比重	1.010 ~ 1.030	
10	尿微量白蛋白	阴性	
11	尿白细胞（酯酶）	阴性	
12	白细胞WBC	男0 ~ 15.4；女0 ~ 25.8	/μL
13	上皮细胞EC	男0 ~ 5.7；女0 ~ 17.2	/μL
14	红细胞RBC	男0 ~ 18.5；女0 ~ 24	/μL

序号	项目名称	参考范围	单位
15	管型CAST	男0~1.28；女0~1.02	/μL
16	细菌BACT	男0~111.4；女0~358.6	/μL
17	结晶X'TAL	阴性	
18	酵母菌YLC	阴性	
19	黏液丝MUCUS	阴性	
20	精子SPERM	阴性	
21	尿渗透压	600~1000	mOsmol
22	电导率Cond	5~38	mS/cm

精子分析

序号	项目名称	参考范围	单位
1	黏稠度	≤2	cm
2	精子总数	≥39	M/Ejac
3	精液颜色	乳白	
4	(PR+NP)精子百分率	≥40%正常	%
5	pH	7.2~8	
6	形态正常精子率	≥4	%
7	PR前向运动精子数	≥20	M
8	PR前向运动精子率	≥32	%
9	SMI精子活动力指数	≥80	
10	精子平均运动速率	≥5	μm/s
11	精液体积	≥1.5	mL
12	精子(密度)合计	≥15	10^6/mL
13	精液量	2~5	mL
14	精子数	≥40	10^6/mL
15	红细胞	≤5	
16	中性α-葡萄糖糖苷酶总量	≥20	mU/次
17	精浆果糖总量	≥13	μmol/次
18	精浆酸性磷酸酶总量	≥200	U/次
19	精浆锌总量	≥2.4	μmol/次
20	精浆柠檬酸总量	≥52	μmol/次

尿液相关检验

序号	项目名称	参考范围	单位
1	尿肌酐	6.18~54.6	mmol/L
2	尿钾	25~125	mmol/d
3	尿钙	0.13~1	mmol/d
4	尿钠	40~220	mmol/d

序号	项目名称	参考范围	单位
5	尿尿酸	1500～4500	umol/d
6	随机尿肌酐		mmol/L
7	尿磷	12.9～42	mmol/d
8	尿尿素	428～714	mmol/d
9	24h尿蛋白	0.05～0.24	g/d
10	24h尿尿酸	1500～4500	mmol/d
11	24h尿肌酐定量	8840～17680	μmol/d
12	尿轻链kap	0～1.85	Mg/dL
13	尿轻链lam	0～5	Mg/dL
14	尿微量白蛋白	0～1.9	Mg/dL
15	尿转铁蛋白	0～0.2	Mg/dL
16	尿免疫球蛋白G	0～0.8	Mg/dL
17	尿a1微量球蛋白	0～1.25	Mg/dL
18	尿淀粉酶	32～641	U/L
19	尿妊娠	阴性	
20	尿本周-蛋白定性试验	阴性	
21	尿乳糜定性试验	阴性	
22	尿碘		
23	尿肌红蛋白定性试验	阴性	
肾功检查			
1	血清尿素测定	2.9～8.2	mmol/L
2	血清肌酐测定	男：44～133	μmol/L
3		女：45～106	
4	血清尿酸测定	男：208.3～428.4；女：155～357	μmol/L
5	胱抑素C	0～1.03	mg/L
6	β-N-乙酰氨基葡萄糖苷酶	0～12	U/L
7	血β2微球蛋白	0.8～1.8	mg/L
前列腺液常规检			
1	红细胞	<5	/HP
2	白细胞	<10	/HP
3	卵磷脂小体	多量或满视野	/HP
分子生物			
1	乙型肝炎病毒核酸定量检测	$<1.0 \times 10^2$	IU/mL

序号	项目名称	参考范围	单位
2	巨细胞病毒核酸定量检测	$<4.0 \times 10^2$	IU/mL
3	丙型肝炎病毒核酸定量检测	$<2.5 \times 10^1$	IU/mL
4	EB病毒核酸定量检测	$<4.0 \times 10^2$	IU/mL
5	单纯疱疹病毒Ⅱ型核酸检测	阴性	
6	沙眼衣原体核酸检测	阴性	
7	解脲脲原体核酸检测	阴性	
8	淋球菌核酸检测	阴性	
9	肺炎支原体核酸	阴性	
10	耐药突变位点检测	未突变	
11	结核分枝杆菌与非结核分枝杆菌菌种鉴定	阴性	

（杨　波）

参考文献

［1］薛辛东. 儿科学[M]. 北京：人民卫生出版社，2005.

［2］魏克伦，刘春峰. 儿科诊疗手册[M]. 北京：人民军医出版社，2013.

［3］左启华. 小儿神经系统疾病[M]. 2版. 北京：人民卫生出版社，2005.

［4］胡亚美，江载芳，诸福棠. 实用儿科学[M]. 7版. 北京：人民卫生出版社，2002.